图书在版编目（CIP）数据

本草体证录：一名基层老中医 55 年临证用药秘法 . 1/ 周正祎著 . — 北京：中国中医药出版社，2019.10（2020.11重印）

（医门课徒录系列）

ISBN 978 – 7 – 5132 – 5523 – 3

Ⅰ . ①本… Ⅱ . ①周… Ⅲ . ①中草药 – 用药法 Ⅳ . ① R28

中国版本图书馆 CIP 数据核字（2019）第 060415 号

中国中医药出版社出版

北京经济技术开发区科创十三街 31 号院二区 8 号楼

邮政编码 100176

传真 010-64405750

河北品睿印刷有限公司印刷

各地新华书店经销

开本 710×1000 1/16 印张 15.5 字数 269 千字

2019 年 10 月第 1 版 2020 年 11 月第 2 次印刷

书号 ISBN 978 – 7 – 5132 – 5523 – 3

定价 48.00 元

网址 www.cptcm.com

社 长 热 线 010-64405720

购 书 热 线 010-89535836

维 权 打 假 010-64405753

微信服务号 zgzyycbs

微商城网址 https://kdt.im/LIdUGr

官 方 微 博 http://e.weibo.com/cptcm

天猫旗舰店网址 https://zgzyycbs.tmall.com

如有印装质量问题请与本社出版部联系（010-64405510）

前　言

记载、传承药物相关知识之名著，至今不下数百家。作为后之来者，谨怀毕恭毕敬之心，认真拜读，从中汲取所需知识。其中最为紧要者，莫过于熟谙所需药物之酸、苦、甘、辛、咸之味，寒、热、温、凉、平之性，升、降、浮、沉、滑、涩之能，配伍畏、恶、反、忌之审，产地真伪之辨，炮制用量之宜，等等，《神农本草经》《本草纲目》均详有诠释，《中医大辞典》所载内容更为丰富，无论采集、种植、炮制、运用，以及各地使用经验、临床报道等内容，足可满足一般临证医者之所需。

作为临证医者，对于每一味常用药物之性味归经、功能主治、配伍宜忌、产地真伪、炮制用量等内容，皆需认真熟谙，缺一必会影响治病疗效。至于基原、科属及首载于某书等内容，大致了解即可，不必与临证直接需要内容等同对待，以免分散更多精力。

本书所选本草药味，仅介绍个人认识、运用相关药物经过，并举例佐证，予以回眸小结。其中对于性味归经、主治、宜忌、炮制、用量等内容，作为基本介绍。重点介绍个人对此药的认识、理解，并着重小结临证应用经验，末附治验案例以佐证。包括民间习惯使用方法及疗效反应，凡是自己知道的，经过反复观察、整理的，都和盘托出，毫无保留地载于稿中。如能对后之习中医者有所裨益，则我之夙愿已经达到。但由于个人的知识、阅历有限，加之悟性、理解的差异，虽然我一心想把书稿写好，但却时感力不从心。有一点天人可鉴：遵循古圣先贤教诲，诚实行医小结，坦荡无私写书。

个人获得药物相关信息之主要来源，首为先人口授，继而拜读《神农本草经》《雷公炮炙论》《本草纲目》《中医大辞典》等二十余种中药相关专著。然而治病之药甚多，仅就《中华药海》一书记载，品种已逾8000味之巨。本书所选400余味较为常用之药可谓凤毛麟角、沧海一粟，其余常用药味，有待量力后续。但要指出的是，每一味药的作用远不止于此，个人没有用过的，也不能牵强附会，凡经过临证反复验证有效，方予如实记于书内，绝无妄加、保留之为！

年逾七旬之后，觉可回忆者多。故不揣僻陋，不顾才疏学浅、不善写作之难，在应诊之余，略有闲暇之时，将个人识药、用药经历概要梳理小结，吾放在首虑，此亦所带弟子及亲友等人之所望。所选皆为临证屡用实效者，无论是先人传授，还是专著获得，但凡临证运用，总以承之有源、变化因病、用之实效者为据，纳入回味小结。内容不加丝毫妄谈，唯求运用真实。但因整理时间仓促，又无高人指点，闭门造车，仅为一家之言而已，其中疏漏、偏颇之处恐难避免，诚望高明者不吝赐教，欢迎读者们善意指正。

山野中医周正祎

己亥年仲春月于十堰市西苑医院旧宅

目　　录

卷一　解表药

凡能疏解肌表，促使发汗，用以发散表邪、解除表证的药物，称为解表药。解表药多属辛散之品，辛能发散，可使外邪从汗而解，故适用于邪在肌表的病症，亦即《内经》所说的"其在皮者，汗而发之"之义。

解表药的临证应用有以下几方面：感受外邪，具有恶寒、发热、头痛、身痛、无汗、脉浮等表证者；表邪郁闭，麻疹透发不畅者；水肿初期或疮疡初期兼有表证者；以及其他疾病具有表证，需要发汗解表者。

发散风寒药，性味多为辛温，如麻黄、桂枝、紫苏等，发汗作用较强。适用于感冒风寒，症见恶寒发热、头痛脊强、鼻塞清涕、舌苔白润、口不渴、脉象浮紧等寒象比较突出的表证。对于咳嗽气喘、脚气水肿及风湿痹痛等初起具有上述表证的，亦可适证选用。

发散风热药，性味多为辛凉，发散作用较为缓和，如薄荷、荆芥、牛蒡子等，适用于外感风热初起，发热恶风，恶寒不甚，而以口渴、有汗或无汗、咽喉肿痛、舌苔薄白少津或微黄、脉象浮数等热象比较突出的表证。对于风热所致的咳嗽，以及麻疹不透或热性疮疡初起具有表证者，亦可选用。

解表药虽能通过发汗以解除表证，但汗出过多能耗散阳气，损伤津液。因此，凡自汗、盗汗、热病伤津及阴虚发热等症，都应慎用。

麻黄——散寒解凝，利水平喘

麻黄，为麻黄科常绿草本状小灌木草麻黄及木贼麻黄或其他含麻黄碱的同属植物的草质茎。味辛微苦，性大温。入肺、膀胱经。有辛温发汗、解表退热、宣肺平喘、利水消肿、散寒解凝功效。前人云其兼走心与大肠二经，为肺家专药。能发汗解肌，去营中寒邪、卫中寒湿，调血脉，通九窍，用于伤寒头痛脊强，壮热无汗，咳逆上气，痰哮气喘；寒湿痛痹，水肿麻木；阴疽寒凝，平塌肿硬等

1

症，乃取其温散寒邪、宣通气血之性。

【临证应用】常用于寒哮喘嗽、阴性疮疽、骨痹冷痛、风寒感冒等症，可谓屡用皆验。药中少了麻黄，其风寒束表之头痛脊强无汗，寒哮喘嗽不止，寒凝阴疽不消等患，何以得解、得平、得化？可见此药之宣散、温通、平喘之重要。若与熟地黄配伍，则可用于治疗阴疽与骨痹（无菌性股骨头坏死）属于虚寒者。麻黄得熟地黄，则祛营中寒邪，温分肉、活死肌而不发散；熟地黄得麻黄，亦无寒凝之偏，相得益彰也。血旺寒化，毒凝自解。故用于治疗阴疽不消不溃或溃久不敛及骨痹寒凝等症候，可谓必需之药。阳和汤即为杰出名方。治疗阴疽类寒性疮疡案例，可参见《沉疴治悟录》相关内容。

麻黄是一味发汗解表、止咳平喘之要药。其主要作用以发散与宣肺为主，配桂枝发汗解表，配杏仁止咳平喘，配干姜宣肺散寒，配石膏宣肺泄热。在麻黄附子细辛汤中配附子，则温经发表；在阳和汤中配麻黄、桂枝，则温散寒邪，宣通气血，消散阴疽肿硬。

用于风寒感冒，发热无汗，头痛脊强，喘而胸满等症，常与桂枝、杏仁等味配伍；外有寒邪，内有痰饮，咳痰不爽等症，常与干姜、五味子、半夏等味同用；肺热咳喘，即俗说"寒包热"者，常与石膏、杏仁、甘草等味同用；用于风水水肿，伴有表证者，常与白术、生姜等味同用；用于风寒湿痹，肢体关节冷痛等症，常与芍药、黄芪、甘草、川乌（乌头汤）配伍；用于阴疽肿硬，皮色不变，常与熟地黄、鹿角胶等味配伍。

综合可见，临证运用麻黄，主要取其宣散之功，用以达到发汗、平喘、散寒、解凝、利水等目的。麻黄生用，辛温发散力强；蜜炙则辛散作用减弱，有润肺止咳功效。个人用量常在 2 ~ 12g，疗效稳妥。前人言其"过剂则汗多亡阳，夏月禁用"。若属寒湿痰喘、水肿及阴疽等症候，勿"过剂"使用，即使夏月亦无妨。但心阴不足、阳虚自汗、心悸气短、表里无寒者慎用。

麻黄温散寒邪、宣通气血之力非他药所能比。但用之不当，或用量过大，皆能速见险情。本人亲历三案，足以证明不是虚说。

案一：我年轻时听到多位中医前辈讲述，一医者，原为兽医，后改为给人看病。在给一李姓壮年治外感发热时，一剂药用麻黄八钱（24 克），嘱患者水煎热服发汗，结果服后大汗淋漓，发热虽退，但烦躁口渴，满口牙龈出血，继而部分牙齿松动。每逢吃饭时，患者甚是苦恼。这可能是麻黄用量过大，大汗伤阴，致使胃火炽盛、迫血妄行所致。也可能是诊断有误，误用麻黄辛温发汗解表，而且用量偏大，故而出现以上大汗淋漓、烦躁口渴、牙龈出血等症。

案二：方圆百里名气很大的草药医生某，因为自己儿子于冬季出麻疹，而用麻黄透表（药量不详），不料孩子服药不久即大汗淋漓，继而烦躁不宁，烦渴引饮，甚至四肢抽颤。由于地处深山，未能及时救治，庆幸孩子身无大碍，但双耳失聪，屡治无效。

案三：某名老中医，在一方口碑极佳，人缘良好。无奈司药者某嫉恨在心，想方设法陷害老先生。一次见老先生给人治伤寒无汗，便觉机会来了。老先生首次用麻黄三钱（9g），服下毫无效果，病人头痛脊强，壮热无汗加重，遂将麻黄加至四钱（12g），服下依然无效……当麻黄量加至六钱（18g）时，服下不久，出现大汗淋漓不止，神昏谵语，撮空理线，口鼻出血，抢救不及而亡。可怜老先生银铛入狱，而害人者如愿以偿，得意忘形，酒醉之后，吐出真言："我看你老家伙还牛不牛！用芦秆草就把你骗过，待你麻黄用到超量，我再给你真的（麻黄），不费吹灰之力，便把你送入监牢！"因为药渣有人暗地里保存，经过相关机构鉴定，果如司药人所说：前3次"麻黄"全是芦秆草（牛、羊爱吃的一种草，秸秆颇似麻黄），只有最后1剂是真麻黄。老先生得以雪冤，从此不敢给人看病。害人者咎由自取，自毁一生。

编者按：《榕峤医谭：福州历代中医特色》一书亦载"伪药麻黄杀人"。清光绪年间，福州发生一起假药害死人命案，亦称伪麻黄案，震动三山，详情如下：城郊某妇人，淋雨受寒，致恶寒发热，无汗头痛，咳嗽痰白。某名医断为风寒感冒，治以辛温解表，方遣麻黄汤。该医方中麻黄用9g，妇人服药后不发汗，各种症状均未改善。医者以为药力轻微，在原方中加重麻黄，讵料患妇仍不发汗，恶寒反增。此医乃医林翘楚，细参脉症，闭目沉吟良久，拍案断言还是风寒表实证（风寒感冒），麻黄汤仍是最佳方剂，遂挥笔将麻黄加至24g，病人服后汗出如雨，终至阳脱阴竭而亡。医生断证遣方是正确的，问题出在药店麻黄缺药。原来该店老板重利缺德，以芦草代充，初服2剂，均系伪药，迨至第3剂时，药店已购进麻黄，遂配以真麻黄24g，以至酿成麻黄命案。

由上可见，麻黄用非其证或量非其宜，皆可造成严重后果。即使某一地区或某一个案用量超常，效果卓越，亦不能认定为此药用量从此"突破"，而可以"推广发扬"。平常之药，加上人工栽培、地产药奇少、炮制又不到位，作用大不如前，因而不突破常规用量，确实难以达到治病目的，剂量因病加大，亦在情理之中。然而非常之药如麻黄、附子、肉桂、大黄、马钱子、川乌、草乌、大戟、甘遂之类，大热、大寒、有大毒之味，则不可丢掉古训用法，忘却《药典》定量，而"自逞峻快"。即使病情特殊，需要打破常规，亦不能无限越规，总宜对证为要。既要达到治病目的，又要控制不出意外。人命至上，治病、安全兼顾，方为正途。我言并非故步自封，自恃家技，实乃谨慎为上，处处严以律己。不悦耳之言，依然还是律己。万望见之者勿怪，实感幸甚！

【成方举例】麻黄汤、三拗汤、麻杏石甘汤、阳和汤等。

【治验举例】**哮鸣浮肿，畏寒无汗** 王某，男，51 岁。1990 年 2 月 28 日诊。自诉："患咳喘哮鸣已多年，屡治屡犯，冬季尤甚。西医确诊为'肺心病'，并说不能根治。近年来不分四季，频繁发作，全身浮肿，气息不畅，胸闷喘息，百治效果皆不明显。"观患者面目浮肿，舌质淡白，舌苔白滑；脉来滑迟，切脉后所按指痕久不复原。患者脾肺虚寒、肾气不足已显现也。治宜宣肺平喘、行水消肿。方用小青龙汤加减。麻黄 12g，桂枝 9g，半夏 12g，细辛 5g，茯苓 18g，五味子 6g，厚朴、苏子、杏仁、姜皮各 12g，甘草 6g，粳米 15g，3 剂。水煎温服。药渣再煎，适温泡足。嘱其勿饮酒，饮食温和清淡，注意保暖。

3 月 5 日二诊。自诉："浮肿、喘息略有好转，食欲不振，多食脘痞。"观其面容、舌质、舌苔均无明显变化；复诊脉象，与初诊近似，唯有切脉后指痕明显减轻，说明水肿略消。上方加人参 12g，白术 15g，砂仁 9g，以补脾益气和胃，续服 5 剂。

3 月 13 日王某来告知："此次发作已基本平息，药也吃够了，下次复发，再请先生。"此类患者很常见，病发来治，好转停药，因此造成顽疾，致使难以根治者，屡见不鲜。

风寒束肺，痰嗽畏风 李某，男，49 岁。2001 年 11 月 30 日诊。自诉："起初因淋雨受凉，随之鼻塞喷嚏，头痛脊强，全身困倦，继而咳嗽痰多。输液 7 天，咳嗽越甚，清稀痰更多，畏寒加重。"观其舌质淡、苔白腻，切其脉象浮迟。辨证：风寒束肺。治以宣肺止咳。方用三拗汤合二陈汤加减。麻黄、杏仁各 12g，茯苓 18g，半夏、陈皮、干姜各 9g，五味子 6g，蜜炙款冬花、蜜炙紫菀各 18g，甘草 6g，2 剂。水煎温服。药渣宽水煎，泡足出微汗，但不可大汗淋漓。5 日后李某来告知："头剂服下，当晚泡足，全身发出微汗，随即症状减轻大半，2 剂服后，已正常劳作。"

桂枝——温通经脉，解肌和营

桂枝，为樟科常绿乔木肉桂树的细枝。味辛甘，性温。入心、肺、膀胱经。功能发汗解表，温通经脉，助阳化气，调和营卫。其性横行，故能达于手臂、四末，以象树枝外展也。风寒表证，发热恶寒，或寒热往来，凡表里不和，时汗时止而畏风者，皆可用之。无汗配麻黄，相须相使，汗必发出；有汗配芍药，调和营卫，寒热可解。风湿痹痛，经闭腹痛，水湿停滞，痰饮咳嗽，小便不利，心阳不振，胸痹心悸，甚至胀痛等症，皆需桂枝以温通血脉，助阳化气，调和营卫，则诸症得以平息。

【临证应用】桂枝与麻黄都能发汗，但麻黄辛开苦泄，能开腠理而透毛窍，发汗作用较强，且能宣肺平喘，利尿消肿；桂枝辛甘温煦，主要功能为温通经脉，能通达阳气而解表，但发汗作用较为缓弱。故治风寒表证，恶寒无汗，常以桂枝与麻黄配伍，以增强此药发汗功效；而用于治疗风寒表证，自汗恶风则不用麻黄，多配芍药同用，以调和营卫、发表散寒；用于寒湿痹痛，多与附子、羌活、防风等味同用；用于气血寒凝痛经，常与当归、芍药、桃仁等味配合；用于水湿停留，痰饮咳喘，常与茯苓、白术等味同用；膀胱气化失司，小便不利，常与猪苓、泽泻等味同用；用于胸阳不振，胸痹心悸，常与瓜蒌、薤白、丹参、川芎等味配合；用于肩臂麻木疼痛，常与姜黄、当归、黄芪等味同用。

常用量1日6～15g，水煎温服。然桂枝性温助热，如应用不当，须防伤阴耗津、动血妄行之虞，故在温热病、阴虚火旺、诸出血症中，皆不宜应用，以防反助热邪，而致病情加重。

古有"无汗不得服桂枝，有汗不得服麻黄"之说，又有"桂枝下咽，阳盛则毙；承气入胃，阴盛则亡"之言。可见用药必先辨证，阴阳虚实，寒热表里，首当议准，而后选方用药，方可无误。非独桂枝如是，他药亦须同此。

【成方举例】桂枝汤、桂枝茯苓丸、大青龙汤、小青龙汤、小续命汤、桂枝五物汤等。

【治验举例】**状似伤风，自汗头痛** 梁某，男，30岁。1990年3月10日诊。自诉："春节过后，天气转暖，务农劳作，时常汗出脱衣，觉凉又穿，状似伤风感冒，自汗头痛，恶寒畏风，肢体酸痛。吃感冒药有效，但只管一时。"观其舌质微红，舌苔白滑，脉来浮缓。其症与桂枝汤证、小柴胡汤证颇相似，思春季多风，气温尚低，结合脉症，当属伤风。方用桂枝汤合小柴胡汤加减，以疏风散寒，和营解表。桂枝 9g，白芍 12g，柴胡、黄芩、防风、黄芪各 15g，生姜 3 片，红枣 3 枚，粳米 15g，2 剂。水煎温服。药渣再煎，适温泡足取微汗。

3 月 15 日上午梁某来告知："伤风头痛已愈，劳作无碍。"

肩臂疼痛，手指麻木 杨某，女，47 岁。1999 年 5 月 5 日诊。自诉："肩周炎多年，时轻时重，轻则不影响劳作，重则手臂不能举起，穿脱衣服都难。近两年手指亦觉麻木，白天减轻，夜晚难受。多处治疗，效果都有，但管不了几日，症状如旧。"观察患者气色精神尚可，舌质、舌苔亦无明显病象，但脉来细涩。审其缘由，恐与病久血涩、寒湿凝滞有关。遂用桂枝为主，加以疏风通络、活血止痛之味。桂枝、姜黄各 15g，生黄芪 30g，当归、川芎、钩藤、天麻、鸡血藤、赤芍、红花各 15g，甘草 6g，粳米 15g，5 剂。水煎温服。药渣加陈醋、白酒各约 50mL，拌入加热布包，热敷患处，冷则加热再敷，不计时，以感到舒适为度。

5 月 13 日二诊。自诉："疼痛、麻木已减轻过半，特别是热敷，见效最快，随敷随轻。"为加强药效，上方加制川乌、制草乌各 6g（先煎），续服 5 剂，服用法同上。并嘱其另取 1 剂，用白酒 2500mL，红糖 150g，生姜 30g，同入瓶内，浸泡 1 个月，每服 25mL，日服 2 次，并可加热外擦。

随访：杨某共服汤药 10 剂，接着饮药酒，肩臂、手指疼痛、麻木基本治愈。患者后又泡药酒 2500mL，每日饮少许加外擦，病情未再明显反复，劳作如常。

桂枝作用远不止此，相关功效见各名方下。

紫苏——性温解表，行气宽中

紫苏，为唇形科一年生草本植物紫苏的茎叶。味辛，性温。入肺、脾经。功能发汗解表，行气宽中，止痛安胎，解鱼蟹毒。主治外感风寒，恶寒发热，头痛无汗；脾胃气滞，胸闷呕恶，寒气腹痛，胎动不安；食鱼蟹后腹痛吐泻等症。

【临证应用】紫苏既能辛温解表，又可行气宽中，解郁止呕，对于风寒表证兼见胸闷、呕吐等症，甚为适宜；无表证而见气滞不畅，或腹痛胎动者，亦可用以宣通气滞，和胃安胎，常与藿香、砂仁、白术之类配合使用；配半夏、厚朴使用，则可解郁宽胸。

安胎多用苏梗，性较温和。苏子性较沉降，故多用于下气平喘，消痰止咳，宽胸利膈，温中开郁。苏子降气汤，即为常用成方。

此药与藿香同为常用药，容易种植，适应性很强，农家房前屋后空闲处种植数株，花盆中种植亦可，极易成活生长。全株可用，干、鲜俱可。若为小儿受凉伤食，发热呕吐，亦可量儿大小，适量煎服，多能及时治愈。

常用量1日9～15g，水煎温服。

【成方举例】香苏饮、羌活达表汤、达生散等。

【经验小方】风寒感冒，发热头痛无汗，单用紫苏15～30g，葱白5茎，水煎温服，发出微汗，病情不重者，一般都能及时治愈。

伤于饮食，胸脘痞闷，甚或腹胀欲吐，用紫苏18g，生姜5片，水煎温服，亦多有及时治愈者。

妇女妊娠期间，偶尔胃部受寒，以致脘痞厌食，甚则欲呕，用苏梗15g，砂仁9g，煨姜3片，水煎温服，亦可及时治愈。

【治验举例】外感风寒，内伤饮食 刘某，男，50岁。2003年3月3日首诊。自诉："春节后常感脘腹胀闷，有时夜间肠鸣，偶尔腹泻，因为病情不重，也未理睬。3天前劳作觉热，似欲出汗，脱衣休息片刻，不料受凉，晚间即感头痛发热，畏寒无汗，随之脘胀作呕，不思饮食，全身困倦。"视其舌质暗淡，舌苔白滑；切其脉，浮紧、沉弦兼见之象。辨证：外感风寒，内夹积滞。治宜辛温解表，和胃消食。方用香苏饮为主加味。香附15g，紫苏18g，陈皮12g，砂仁9g（后下），厚朴12g，木香6g，神曲、荆芥、防风、柴胡各15g，甘草3g，生姜3片，葱白3茎，2剂。水煎温服，发出微汗。3月6日接到刘某电话："发热已退，脘胀消除，不吃药可以了。"

偶感风寒，小腹隐痛 张某，女，27岁。2004年9月10日首诊。自诉："怀孕已5个月，3天前不慎感冒风寒，随之头痛发热，脘闷欲呕，小腹隐痛，不敢用西药，特请老先生诊治。"观其气色精神尚可，舌质正常，舌苔白滑；切其脉，浮紧之象。此属外感风寒，触动胎气。故见发热脘闷，小腹隐痛。孕期用药需要谨慎，不可太杂。用紫苏15g，砂仁9g（后下），红枣3枚，葱白3茎，生姜3片，粳米15g。水煎温服。如1剂热退胎安，则不必再服。但须饮食温和，注意保暖，心情平和。若服药1剂，发热及小腹隐痛未愈，必须及时告知。

9月15日张某家属来告知："服药1剂病已基本治愈，按说不吃药已经可以，家人都说再服1剂保险，因而共服2剂，发热及脘闷、小腹隐痛等症消除，一切恢复正常。"

食蟹腹痛，呕吐泄泻 此类患者时而有之，因为蟹性咸寒，易伤胃致泻。前人有"除热解结、散血通经，寒胃动风，蟹爪堕胎"等记载。故妊娠期切勿食之，胃寒者亦当忌食。若误食螃蟹而致腹痛泄泻或呕吐者，单用紫苏 15 ～ 30g，生姜 15 ～ 30g，水煎温服，多可解除。

单纯风寒感冒，畏寒发热无汗，头痛，胸脘痞闷，余无其他兼夹症者，用上方水煎温服，发出微汗即愈。

香薷——解表祛暑，化湿利水

香薷，为唇形科多年生草本植物海洲香薷的全草。味辛，性微温。入肺、胃经。功能发汗解表，祛暑化湿，利水消肿。为辛温解暑主药之一。故诸本草皆言其有"辛散皮肤之蒸热，温解心腹之凝结"的记载。主治夏季感冒风寒暑湿之邪，因于贪阴纳凉，饮食寒凉，或者冷浴，而致发热恶寒，头痛无汗，肢体困倦；或因恣食冷腻之物，湿滞脾胃，腹痛泄泻、呕哕恶食等症。亦可用于小便不利、水肿，单用、入方均可。

【临证应用】用于夏季贪阴纳凉，伤于阴暑，发热恶寒、头痛无汗等症，常与藿香、佩兰等味同用；用于呕吐腹泻、胸脘痞闷等症，常与白扁豆、黄连、厚朴等味同用；用于水肿、小便不利等症，常单味使用，或与健脾利水药如白术、茯苓、猪苓、车前子等味同用。

香薷既能发汗解表，又能祛暑化湿，故多用于暑季因贪阴纳凉、饮食生冷引起的畏寒发热无汗、呕吐泄泻腹痛等症，为首选之品。因其辛散祛暑，故适宜于阴暑证。前人有"夏月用香薷，犹冬月用麻黄"之说，但仅用于畏寒无汗或兼呕吐腹痛泄泻等症，属于夏月伤于阴暑者宜之。若属感冒暑热，亦称"阳暑"，大热汗出、烦渴头痛等症，则非此药所宜。阳暑以石膏为主之白虎汤为主方，阴暑则以香薷饮为首选。

常用量 1 日 9 ～ 15g，水煎服。

【成方举例】香薷饮、薷术丸等。

【治验举例】贪阴纳凉，伤于阴暑　张某，男，37 岁。2001 年 7 月 15 日首诊。自诉："近来天气炎热，白天喝冷饮、吃冰冻西瓜过多，夜晚开空调温度偏低，随之感觉发热头痛，全身倦怠，食欲下降。当感冒治，吃药打针已经 7 天，体热不退，倦怠加重，恶食腹痛，肠鸣腹泻亦随之而来。"视其面色黄垢，舌质淡腻，舌苔白滑；切其脉，细、迟、弦、濡之象。综合所见，乃伤于阴暑证无异。治宜辛温解表，化湿和中。方用香薷饮为主加味。香薷 18g，厚朴 15g，白扁豆 12g，苍术 15g，薏苡仁 24g，白豆蔻 12g（后下），茯苓 15g，陈皮 12g，甘草 6g，生姜 5 片（约 15g），粳米 15g，2 剂。水煎温服，发出微汗。暂勿饮酒，不可冷浴及过度纳凉，忌食一切生冷，包括瓜果在内。

7 月 20 日张某来告知："夏天容易发汗，头煎药服下即汗出热退，2 剂服后，不适症状消除。已经上班，特来告知。"

喘促气实，尿涩浮肿 刘某，男，47 岁。2000 年 9 月 25 日首诊。自诉："从小就有哮喘病，也没认真治过。近来天气渐凉，哮喘逐渐加重，虽能勉强劳作，但总感胸脘憋闷，尿少淋涩，全身浮肿沉困，庆幸饮食、睡眠尚可。"视其面色㿠白虚浮，舌质淡暗，舌苔白厚滑腻；切其脉，浮迟微滑。气实喘促，小水不利。治宜先去标实，续调里虚。方用薷术丸合三子养亲汤为主加味。香薷 18g，白术 24g，苏子、白芥子、莱菔子、茯苓皮、厚朴、大腹皮、生姜皮、粳米各 15g，3 剂。水煎温服。药渣宽水再煎，适温泡足。戒烟酒，勿食一切寒凉之物，注意保暖，不渴勿过多饮水。

9 月 30 日二诊。自诉："全身浮肿已消，胸闷喘促减轻，就怕管不了多久，旧疾又会复作。"观其面色确如其说，虚浮已退，复诊其舌脉，与首诊时相比，尚无明显变化。可见病程已久，欲短时间内根本好转实属不易。遂在上方中加入党参、黄芪各 30g，杏仁 12g，钟乳石 18g，蛤蚧粉 3g（分 2 次吞服），五味子 6g，以补脾肺，温肾纳气。取 5 剂，共为细末，炼蜜为丸绿豆大。每服 9g，渐加至 15g，日服 2 次，温开水送服。忌口注意同上。

随访 3 年，刘某喘促、浮肿较服药前减轻，但没有坚持治疗，哮喘病未能完全控制。依然发则治之，减轻即停。

荆芥——疏风解表，透疹止血

荆芥，为唇形科一年生草本植物荆芥的茎叶及花穗。味辛，性温。入肺、肝经。功能疏风解表，透疹止血。主治感冒风寒，发热恶寒无汗，头痛身痛；或外感风热，发热恶风，目赤咽痛；麻疹透发不畅，疮疡初起，恶寒发热；鼻衄，便血，崩漏淋沥等症。

【临证应用】荆芥生用祛风解表，炒炭用止血。荆芥更多用于疏散风寒、风热，治疗四时外感；疏风败毒，透疹止痒，疮疹、皮癣等症，尤为常用之品。

配防风、羌活、白芷，治风寒表证；配金银花、连翘、薄荷，治风热表证；配生石膏、蝉蜕、蔓荆子，治风热头痛；配牛蒡子、桔梗、生甘草，治咽喉肿痛；配槐花、地榆炭、当归炭，治肠风下血；炒炭同侧柏叶、白茅根、牡丹皮、黄芩、栀子、小蓟之类，止血热鼻衄甚良；炒炭同当归、白芍、生地黄、蒲黄炭、莲蓬炭、血余炭、棕榈炭等味，止妇女崩漏，或经血淋沥不净，屡获奇效。

此药与紫苏均能发汗解表，但紫苏散寒力强，偏入气分，又能理气宽中；荆芥祛风见长，兼入血分，炒炭且能止血。故在理气方中常用紫苏，在理血方中多用荆芥。

常用量 1 日 9～15g，水煎服。止血需炒炭用。

【成方举例】荆防败毒散、荆术散、疏邪饮、槐花散等。

【经验小方】外用熏洗湿毒瘙痒，同防风、白鲜皮、千里光等味不拘多少，煎水先熏后洗患处或全身，有祛风清热止痒作用。

【治验举例】**伤风发热，畏寒身痛**　张某，男，50 岁。2005 年 3 月 10 日首诊。自诉："因为晒太阳觉热，脱衣受凉，随之头痛发热，鼻塞喷嚏，全身酸楚。用葱姜煎汤热服，汗出热退，无奈又畏风自汗，全身依然酸楚。"视其舌质，无明显异常，舌苔薄白微滑；切其脉，浮缓之象。病属风伤于卫，葱姜过于辛散，故服后出现自汗，畏风体酸依旧。治宜疏风解表，扶正祛邪。方用荆防败毒散为主加减。荆芥、防风、薄荷、淡豆豉、柴胡、黄芩各 15g，党参 18g，白术 15g，甘草 6g，红枣 3 枚，生姜 3 片，葱白 3 茎，粳米 9g，2 剂。水煎温服。防寒保暖，勿食生冷。后服药 2 剂痊愈。

风热感冒，头痛咽干　梁某，男，43 岁。2006 年 5 月 20 日首诊。自诉："起初咽喉干痛，鼻腔犹如烟熏，偶尔干咳，不及 3 天，又觉全身酸楚，体温略高，饮食乏味，小便微黄，烦渴欲饮。"视其舌苔薄白乏津，切其脉来浮数。此系风热感冒无疑。治宜辛凉解表，清热养阴。方用银翘散为主加减。荆芥 15g，淡豆豉、薄荷、牛蒡子各 18g，桔梗 12g，金银花 24g，连翘、玄参、麦冬、黄芩各 15g，柴胡 12g，芦根 30g，甘草 6g，3 剂。1 日 1 剂，水煎温服。暂勿饮酒，饮食清淡。

5 月 24 日二诊。自诉："身热已退，咽干烦渴基本消除，再开点泡水饮的药，就可以了。"复视其舌象，津液已回，切其脉来转为微数。遂用金银花 9g，连翘 6g，麦冬 9g，为 1 日量，宽水泡饮，续服三五天即可。

全身瘙痒，遇热则甚　此类患者较多，皆因风热蕴结，湿滞伤营，以致皮肤瘙痒，遇热则甚。治宜疏风清热，化湿止痒。方用荆防败毒散为主加减，内服外洗，加以饮食清淡，多能治愈。方药如下：荆芥、防风、薄荷、蝉蜕、僵蚕各 15g，羌活、白芷、苍术各 12g，白鲜皮 24g，赤芍、红花、玄参、紫草、牡丹皮各 15g，甘草 6g。1 日 1 剂，水煎温服。三煎宽水，煎开后先熏后洗患处或全身。戒酒，勿食海鲜及所有水生动物，饮食清淡。

此方几乎每天都在用，湿毒甚者再加黄柏、苦参、乌梢蛇之类，以增强清热燥湿止痒之功。但能忌口，效果皆佳。

防风——祛风解表，胜湿止痛

防风，为伞形科多年生草本植物防风的根。味辛、甘、微苦，性温。入膀胱、肝、脾经。有祛风解表、胜湿解痉、止泻止血、通痹止痛之功。用于外感风寒，发热恶寒，头痛身痛；或感冒风热，发热畏风，目赤咽痛；风湿痹痛，湿滞腹痛，泄泻便血；破伤风牙关噤闭、角弓反张等症。

【临证应用】防风既能祛风寒解表，又可祛风湿止痛，常与羌活、白芷、细辛等配合。其微温而不燥，性较缓和，故又用于风热壅盛，目赤肿痛，咽喉不利等症，可与荆芥、薄荷、连翘、栀子、黄芩、蝉蜕等配合。祛风解痉之力较弱。玉真散中，防风与天麻、禹白附、南星等配伍，则为佐使，以治创伤出血，消肿止痛而能预防破伤风。同黄芪、芍药用之，又能实表止汗；合黄芪、白术，名玉屏风散，为固表止汗之良方。黄芪得防风功益大，乃取其相畏而相使也。

防风、荆芥同用以祛风解表，犹如麻黄配桂枝以发汗解表，皆取其相须作用。但荆、防发散之力不如麻、桂，作用较为缓和。至于荆、防二味相比，则荆芥发散之力较强，而防风祛风止痛功效较佳。故李东垣称防风为"卒伍卑贱""风药中润剂"。

常用量 1 日 9～15g，水煎服。入丸散适量。止泻炒用，止血炒炭。前人言其血虚痉急、头痛不因风寒、泄泻不因寒湿、火升发嗽、阴虚盗汗、阳虚自汗等病症禁用。

【成方举例】防风汤、防风通圣散、凉惊汤、玉真散等。

【治验举例】**不明原因，惊悸抽颤**　吴某，男童，5 岁。2003 年 9 月 3 日首诊。患儿母亲告知："小儿从 3 岁起，不明原因突然头摇身颤，四肢抽动，一两分钟后即恢复正常。发作时不论白天夜间，发无规律，一年约发生五六次，有时半年不发，有时 1 个月发二三次。去过多家大医院检查，都说未发现异常。近来小儿性格有些变化，爱动爱叫，睡梦中多次惊醒。医院检查仍未发现异常，可发作次数有增加。"观察患儿气色、精神、舌质、舌苔，均无明显病象，脉象微数，指纹略沉，隐隐淡青。思考良久，难以判定何病。急惊风不着边，因为发作时从未有过发热，更无高热；慢惊风应属"脑炎"之类，西医轻易即可确诊；羊痫风亦不是，因为发作时并无惊叫抽搐、口吐白沫痰涎，或者突然倒地等症状。无奈之下，谨遵《内经》"诸风掉眩，皆属于肝"之义调治。肝属木，树欲静而风不止。试用疏风镇痉之味予以调治。方用凉惊散为主加减。防风、钩藤、天麻、白芍、生地黄、黄芪、僵蚕、石决明、蝉蜕各6g，胆南星、姜半夏各3g，茯苓、白术、砂仁各5g，甘草2g，粳米6g。水煎温服。连服3剂，可以停药7天，无论发作与否，接着再服3剂，1个月服药9剂，以观察效果。

11月3日二诊。患儿母亲介绍说："服药第1个月期间，半夜发作过1次，但很快即恢复正常，较以往症状明显为轻，时间短；服药第2个月未见复发，身体、精神等方面均正常。"复诊其舌脉、指纹，均与首诊时相近，皆无明显病象。用药是否对证，亦很难判断。因为有时半年不发1次，本次服药仅仅2个月，难以做出明确判断。为了能够坚持治疗，仍用原方去粳米，加全蝎3g，取6剂，共研细末，配制成小颗粒蜜丸。每服3g，日服2次，温开水送服。6剂汤药量为丸缓服，可以服用3个月之久，既省力又容易喂服，还可坚持调治。患儿母亲欣然接受。

2004年12月5日三诊。从患儿母亲表情上可以看出，可能病已痊愈。观察患儿，气色、精神俱佳，我亦稍安。这次来了小患者的多个亲属，他（她）们皆用致谢口吻说道："谢谢先生，小儿自从服中药以来，已有一年多未见异常，原有症状彻底消失。准备再配1料续服，不知是否可以？"为巩固疗效，嘱其再取6剂，配制、服法同二诊，但不可随意加量。保持联系，如有不适，及时告知。连续3年断续沟通，原有症状未再出现。查体一切正常。

按语：用上方治愈不少类似小患者。症状相似，大小医院查不出疾病，摇头抽颤时父母家人恐惧、担忧。我亦无法诊断出究竟是何病，仅以疏风镇痉之法疏导调理。欣喜的是，绝大多数都能得以治愈，身体较以往健康，未见有任何不良反应。此类案例虽不是防风一味之力，但与防风祛风镇痉有关。

头风头痛，头痛如裹　李某，女，40岁。2003年3月21日首诊。自诉："头痛如裹，沉重而闷，畏风畏寒，不分四季，如此亦有10年之久。吃过不少中西药，总是不能根本控制。磁共振检查正常。有人说头风头痛治不好，这是真的吗？"视其精神尚可，面色黄垢，舌质淡胖，边有较深齿痕，舌苔白滑；切其脉，浮缓之象。辨证：风湿凝滞，清阳不振。治宜祛风除湿，活血通络。方用九味羌活汤为主加减。防风18g，白芷15g，细辛5g，羌活、苍术、川芎、当归、赤芍、黄芩各 15g，生黄芪、白术、天麻各 18g，甘草 6g，生姜 3 片，红枣 3 枚，5 剂。水煎温服。四煎宽水，煎开后适温泡足。谨避风寒，勿食生冷，注意保暖。

3 月 29 日二诊。自诉："疼痛已经明显减轻，看来有希望治好。"视其面色微润，舌质微红，齿痕稍浅，白滑苔变薄，脉来缓滑。湿滞见化之兆。方药对证，续服 5 剂，服用法同首诊。

4 月 6 日三诊。自诉："头痛畏风等症已基本消除。若能巩固，以后不发，可要谢谢先生！"复诊其舌脉，续有好转。汤药续服 5 剂，另取 5 剂为末，待汤药尽剂，接服末药。每服 9g，渐加至 15g，日服 2 次，饭后半小时用温开水送服。注意禁忌同首诊。随访多次，李某自服汤药 15 剂、末药 1 料之后，头风头痛已有 3 年未再明显复发，患者感到满意。

按语：防风用于行痹走注疼痛，亦为常用之药。用于炒炭止血、湿滞腹痛、破伤风角弓反张等症，个人经验缺乏。不成熟案例，不予赘述。

白芷——解表止痛，排脓止带

白芷，为伞形科多年生草本植物白芷或川白芷的根。味辛，性温。入肺、胃经。功能祛风止痛，散寒解表，消肿排脓，燥湿止带。主治风寒感冒头痛，寒湿头痛，齿痛，眉骨痛，鼻渊鼻塞，时流浊涕，湿毒瘙痒，面部黑斑，疮疡肿痛，或脓出不畅，妇女寒湿带下清稀、小腹冷痛等症。

【临证应用】白芷辛散祛风，温燥除湿，芳香通窍，善能止痛，又可消肿排脓。此药止痛功效良好，常用于治疗寒湿头痛、风湿痹痛。

配合荆芥、防风等味，能散风寒而治感冒头痛；配辛夷、苍耳子等，则通窍而治鼻渊；配白术、茯苓、海螵蛸、芡实、鹿角霜等味，则治寒湿下注之白带清稀；配黄柏、苍术、樗白皮等，可治湿热下注之带下黄稠气浓；配金银花、天花粉、当归、穿山甲、赤芍等，可消肿排脓而治疮疡肿痛、脓出不畅；配桑枝、秦艽、独活等，可祛风止痛而治风湿痹痛；配土茯苓、白鲜皮、黄柏、苦参、千里光等，可治湿毒瘙痒等症。

常用量 1 日 6～15g，水煎服。外用适量。然其性温升散，阴虚血热者慎用。

【成方举例】白芷散、五积散、辛夷散、仙方活命饮、断带汤等。

【治验举例】**寒湿为患，腹痛身痛** 张某，女，47 岁。2000 年 3 月 21 日首诊。自诉："平时有头闷头痛、白带偏多、小腹隐痛、腰腿无力毛病，前几天劳作时觉热，脱衣受凉，第 2 天便觉头痛发热、全身酸楚，纳差胃胀，腰腿乏力，带下加重。我这病本来复杂，打针吃药 3 天，也没起啥作用，还是请中医调理为好。"视其精神气色，几无病象，舌质淡白，边有齿痕，舌苔薄白津润；切其脉，浮迟微紧。综合所见，患者可能素禀寒湿偏重，故自诉头痛、带下、腹痛腿强，加之外感风寒，脉来浮迟微紧，故见发热头痛，旧疾加重。寒湿为患，复感风寒，治宜散寒解表，燥湿止带。方用五积散为主加减。白芷、陈皮、砂仁（后下）、厚朴、紫苏、当归、川芎、苍术各 15g，牡蛎、海螵蛸各 18g，附子 9g（先煎），甘草 6g，生姜 5 片，粳米 9g，3 剂。水煎温服。四煎宽水，煎开后适温泡足，注意保暖。

3 月 25 日二诊。自诉："中药管得宽，3 剂药尚未尽剂，发热头痛、全身酸楚基本消除，带下及小腹痛亦大有减轻。就是服药后有点口干，但不想喝水。"复诊舌脉：舌质微红，舌苔薄黄，脉来微缓。表里寒邪已解，去生姜，附子量减至 6g，加白术 15g，以增强健脾燥湿功效，续服 3 剂。

张某服药 6 剂，不适症状基本消除，因为体质尚可，小毛病不在话下，依然劳作无误。嘱其如出现头痛、带下等症状，身体感到不适时，便将二诊方煎服二三剂，便可减轻症状，继续劳作。

湿毒瘙痒，斑痕累累　刘某，女，21 岁。2001 年 7 月 3 日首诊。自诉："起初为过敏性湿疹，全身起大小不等、暗红色疹粒，极痒，经过西医治疗好转，不久复发。如此反复多次。后来又说是'银屑病'，颜面还好，其余地方斑痕累累。也到过多家大医院专科治疗，总是不能治愈。时间已过 2 年，不知如何是好？"观患者气色精神正常，未见病象；视其舌质、舌苔，亦与常人无异；切其脉来缓匀，依然未见病象。细观其斑疹色泽，大多灰暗淡紫，肤色乏泽。溃破者流出淡暗血水，流到之处，复出新疹。自感以木痒为主，白屑不时脱落。辨证应属湿毒留恋，营血失和。治宜和营排毒，燥湿止痒。方用仙方活命饮合二妙散加减，以清热燥湿，活血排毒。当归尾 18g，生黄芪 24g，赤芍、玄参、紫草各 15g，金银花 18g，白芷、黄柏、苍术各 15g，千里光、土茯苓、薏苡仁各 30g，穿山甲 3g，乌梢蛇 9g，甘草 6g，粳米 15g，7 剂。水煎温服。四煎药渣宽水，煎开后趁热先熏全身，待温，自上而下洗涤所生斑疹之处，洗至双足则去之。彻底戒酒（包括一切酒），忌食海鲜及一切水生动物、香菜、葱、姜、蒜、椿芽、韭菜等发病之物，饮食越清淡越有利于活血排毒。服药后可能会出新疹，乃是自内而外的排毒反应，继续服药、熏洗，不必顾忌。

7月13日二诊。自诉："服药前3剂新出毒疹不少，服至5剂后即止。旧瘢痕已有明显蜕化，奇痒症状大减，干燥皮肤略显润泽，效果满意。"服药已见显效，新疹未再出现，原方减去穿山甲，续以和营化毒、燥湿止痒法调治，续服10剂，服用法及忌口同首诊。2年后刘某来告知："湿毒顽癣痊愈，全身瘢痕退尽，已经结婚生育，身体一切正常。"

按语：用上方治疗无数湿毒瘙痒，累月经年不愈者，大多有显著效果。其中最为要紧的就是忌口，凡能饮食清淡、忌口彻底者，基本都能治愈，且复发率很低。反之，病轻犯忌，随即复发，反复无度，以致小恙难以痊愈。由此可见此病忌口之重要。能做到忌口，即使银屑病日久难以痊愈，亦能见到减轻症状的效果。

寒湿带下，面生暗斑 王某，女，39岁。2005年8月30日首诊。自诉："带下清稀，偶尔稠黏，无明显气味，时感全身困倦，腰腿无力，腰以下怕冷。近两年面部暗斑增多，用过祛斑药，包括多种面膜，几乎不见显效。睡眠不实，多梦易醒，已感精力不足。"视其形体偏胖，面色㿠白，舌质淡胖，边有明显齿痕，舌苔白厚微腻；切其脉，细濡之象。辨证：脾肾阳虚，寒湿下注。治宜助阳和营，燥湿止带。方用家传断带汤为主。白术30g，茯苓、山药、白芷各18g，当归、酒炒白芍、紫草、红花各15g，鹿角霜、煅牡蛎、煅龙骨各30g，附子9g（先煎），炙甘草6g，红枣5枚，糯米15g，5剂。水煎温服。四煎药渣宽水，煎开后先熏洗面部数分钟，再适温坐浴，然后加热泡足。注意保暖，饮食以温和为要，远离寒凉生冷，劳逸适度。

9月8日二诊。自诉："带下已基本干净，疲乏畏寒减轻，面部暗斑尚无明显变化。"上方以温阳燥湿止带为主，兼以活血祛斑。思其病程较久，带下易止，而要暗斑尽蜕，需要时日。遂将原方取5剂，共为细末，炼蜜为丸绿豆大。每服9g，日服2～3次，用龙眼肉、白莲子、红枣煮粥送服。这样服用方便，花钱亦少，还能持续治疗。缺点是不能熏洗、坐浴、泡足，因为药渣再利用，仍有一定辅助治疗功效。另拟小方外治：白芷、辛夷各15g，牙皂角1g，当归、紫草各9g，煎水先熏后洗面部，1剂二煎，熏洗2次，1日熏洗1次即可。最好晚间熏洗，勿用清水冲之。此方外用，主要功效为和营祛斑。阴虚火旺或湿热为患，面生斑疹红赤痛痒相兼者禁用。

3个月后王某又带来四五个带下、面生暗斑的患者，病情大致相同，均用以上方药调治，亦都在2个月左右治愈。治愈后能够注意饮食、保障睡眠、心情平和者，大都未再明显复发。

细辛——发散风寒，温肺化饮

细辛，为马兜铃科多年生草本植物东北细辛或细辛的带根全草。味辛，性温。入心、肺、肝、肾经。功能发散风寒，祛风止痛，温肺化饮，通窍开闭。主治风寒感冒，发热恶寒，头痛身痛，鼻塞喷嚏；风湿痹痛等症。

【临证应用】用于风寒湿感冒头痛，常与羌活、荆芥、白芷等味同用；用于头痛、齿痛，常与石膏、麦冬等同用；用于风湿痹痛，常与羌活、独活、川芎等配伍，甚者与制川乌、制草乌等同用；用于痰多咳嗽，属于肺寒，吐痰清稀色白者，常与干姜、半夏等同用；用治鼻渊鼻塞，常与白芷、辛夷、薄荷、苍耳子等同用；用于口疮，单用细辛为细末，水调厚糊，敷于脐部，用胶布固定之，以玄参、麦冬、桔梗、甘草、金银花各适量，开水泡服，内外兼治，效果较佳。

细辛既能外散风寒，又可内祛阴寒，同时通痹止痛，温肺化饮止咳，通窍开闭，效果均较显著。但用于发散风寒，则嫌力弱，故在发散风寒方中多不做主药，仅用于外助麻黄以发汗解表，内助附子以扶阳温肾。治疗阳虚体质者感冒风寒、形寒怯冷等症，乃取其兼有止咳、镇痛功效。用于风寒感冒兼有头痛、身痛或咳吐清稀白痰等症，可配合干姜以增强温胃化痰之功，配五味子以开阖并施，配麻黄以宣畅肺气。治风湿头痛，头痛如裹，常与藁本、苍术、天麻、蔓荆子等味同用。牙痛，用少量细辛含于痛齿处，有麻痹作用，可暂时止痛。

此药味厚性烈，辛温发散，不可过量及久用，以防损伤正气。气虚人及外无风寒束表、内无阴寒痰饮、肢体痹痛不属于寒湿者慎用。

常用量1日3～6g，水煎服，外用适量。体实而寒湿偏重肢体痹痛者，个人最高量用至15g，其止痛效果极为明显。由于此药辛散力很强，若属肺肾气弱者慎用，以防耗散伤阴。

【成方举例】温肺化饮汤、麻黄附子细辛汤、小青龙汤、辛夷散等。

【治验举例】头痛鼻塞，时流浊涕 李某，男，19岁。2007年8月10日首诊。自诉："从小鼻塞不通气，检查都说是'鼻窦炎''鼻息肉'等。治疗都有一定效果，但不能根治。以外感风寒、气候变化、饮酒及喝冷饮时复发最为明显，严重时前额、眉棱骨，甚至头顶都痛，鼻塞不通，直接影响睡眠。这次利用暑假时间，专程来请先生诊治。"观察患者气色精神与常人无异，舌质、舌苔亦无明显病象，右侧鼻孔内侧有一息肉，高约2mm、阔约3mm；切其脉，略显浮迟。此病为鼻渊、鼻息肉无疑，辨证当属肺胃湿滞，阻遏气道。治宜辛散通窍、祛湿清热。内服方用辛夷散为主加味。细辛5g，辛夷18g，白芷、升麻、藁本、防风、川芎各12g，木通、桔梗、黄芩、僵蚕各12g，甘草6g，5剂。1日1剂，水煎温服。外用：甜瓜蒂30g，冰片6g，共研极细粉，瓷瓶密贮备用。用时以棉签蘸药粉少许，涂于鼻孔息肉处，1日2次即可，专消鼻息肉。甜瓜蒂亦名苦丁香，有毒，除催吐外只作外用，不可内服。

8月17日二诊。自诉："内服、外用都有效，头痛、鼻塞均有减轻，就是外用药涂到息肉上有点痛。"观其鼻息肉略显缩小。复诊脉象，转为缓滑，迟象已退。湿滞已散、肺窍通畅之征。嘱其原方续服5剂，外用药1日1次，如息肉已不明显，可隔日用1次，自己掌握。

8月25日三诊。自诉："这次鼻炎算是已经治愈，鼻息肉也已基本消除，就是不知道能管多久？"问患者右鼻孔呼吸是否完全通畅？答道："与左鼻孔比较无明显区别。"为不影响患者上学，嘱其将上方取5剂，共为细末，炼蜜为丸绿豆大。每服6~9g，1日服2~3次；用薄荷、辛夷各9g，细辛1g，开水泡当茶饮，并送服丸药。以继续治疗，减少复发，巩固疗效。

年终偶遇患者，主动告知："续用小方泡水饮，饮食保持清淡，鼻炎至今未再明显复发，鼻息肉亦未再生，不适症状基本消除。"

肺寒咳嗽，喜唾痰稀 张某，男童，7岁。2006年3月5日首诊。小患者母亲代诉："小儿起初感冒发热，同时打喷嚏、咳嗽，鼻流黄涕，咽喉红肿，未及3日，舌尖、咽喉溃破。住院治疗半个月，热退，口腔溃疡治愈，但咳嗽未愈，转为吐痰清稀，爱吐唾液。"观患儿面色㿠白，候诊不到半小时，吐唾液不下10次，且有欲呕之象。视其舌质淡白，舌苔薄白津润；切其脉，细迟微滑。综合所见，小患者起初为外感热病无异，鼻流黄涕、咽喉肿痛即是其证。缘何热退、口舌生疮治愈，反而咳嗽，吐痰清稀，爱吐唾液？由热转寒如此明显，是病情变化，还是饮食寒凉或用药过寒？辨当前证型，应属痰饮内停，肺寒咳唾。治宜温肺化饮止咳。方用苓甘五味姜辛汤为主加味。茯苓12g，甘草3g，干姜6g，细辛2g，五味子3g，加橘红、苏子、蜜炙款冬花、蜜炙紫菀各12g，姜半夏6g，白术、砂仁、粳米各9g，2剂。1日1剂，水煎温服。谨避风寒，注意勿感冒，饮食远离寒凉，暂勿洗澡。能做到内外不反复受凉，2剂药争取治愈，不必再服。后得知小患者服药2剂病愈。偶尔感冒，爱吐唾液亦未再犯。

湿痹腰痛，下肢重着 刘某，男，45岁。2004年4月7日首诊。自诉："腰部胀痛，双腿沉重无力已有半年，查血沉及类风湿因子正常，腰椎 CT 检查腰椎间盘轻微突出。针灸、按摩、拔火罐、贴膏药等治法都有效，但管不了多久，症状如旧，严重影响劳作。"此人身体素健，生活习惯亦良，开货车多年，干活很卖力，除腰腿痛外，还得过臀痛、毒疖。湿痹腰痛也算是他的职业病，因为他爱洗冷水澡，不避寒冷水湿，加之开车久坐，时间长了易患此症。用祛湿通痹法，方用独活寄生汤为主加减。独活、桑寄生、防风、秦艽各 15g，细辛 15g，当归、川芎、苍术、熟地黄各 18g，薏苡仁 60g，杜仲、川牛膝、金毛狗脊各 30g，附子（先煎）、肉桂各 9g，甘草 6g。1 日 1 剂，水煎温服。三煎后药渣加陈醋、白酒各适量拌匀，加热布包，热敷腰髋等处，热敷 2 小时后，再煎滚适温泡足，有祛湿通络、活血止痛之效。内外兼治，以提高疗效。

4 月 15 日二诊。自诉："已服汤药 5 剂，遵您所嘱，内服外敷泡足，腰腿沉重疼痛明显减轻，再服几剂就可以了。"此人很少吃药，亦不饮酒。再服 3 剂可以恢复劳作，但须自我保护，不可用力负重、劳累过度，最好防寒保暖，不要再冷浴。随访多年，由于患者自己注意养护，旧疾未见明显复发，依然身体健康，正常开车。

头痛齿痛，腮肿烦渴 张某，男，40 岁。2000 年 3 月 1 日首诊。只见患者双手捧腮，眉皱呻吟，面色红赤，心烦气躁之状，可能为牙痛之甚所致。因为此人身体素健，嗜酒无度，加之春节刚过，气温上升，风火上攻牙齿而痛，即俗称"火牙痛"。自诉："先生素知我嗜酒，且胃火偏旺，但很少生病。可是今年春节我可亏大了，滴酒未进，看着好吃的不能入口。牙痛腮肿，冷热软硬皆难触碰，沾到牙齿便疼痛要命，简直就是饿了一个春节！打针吃西药将近 10 天，牙痛就是不减轻。"视其牙龈红肿，口腔几乎红赤，舌质深红，舌苔黄糙；切其脉，洪实有力。一派胃火炽盛征象。治当清热泻火，消肿止痛。方用玉女煎为主加味。生石膏 120g，生地黄 30g，牡丹皮、赤芍、麦冬、川牛膝各 15g，黄连、黄芩、葛根、薄荷各 12g，细辛、白芷各 9g，金银花 30g，连翘 15g，甘草 6g，3 剂。水煎温服。四煎宽水，煎开后加陈醋 250mL，适温泡足。暂勿饮酒，忌食一切辛辣干燥上火之物。3 月 6 日上午，张某面带喜悦告知："牙痛已愈，谢谢先生！"

按语： 此方药量偏重，以清泻胃火为主，加以辛散解毒，药效专一，故力宏而见效速，3 剂药治愈近 1 个月之胃腑实火牙痛。但此方仅用于体健胃腑实火者，病愈即止，不可久服。不可用于虚火牙痛！寒热虚实夹杂、体质不实者牙痛，均宜慎服。细辛治牙痛，主要取其辛散、麻痹之性，以达到止痛目的，故虚人禁用。

苍耳子——辛温通窍，祛风止痛

苍耳子，为菊科一年生直立草本植物苍耳的果实。味辛，苦，性温。入肺经。功能辛散风湿，温通鼻窍。主治风湿痹痛，鼻渊鼻窍不通，皮肤风湿瘙痒等症。

【临证应用】用于风湿痹痛，常与羌活、独活、防风、当归、川芎、石楠叶等味同用，以祛风除湿，通络止痛。

用于鼻渊头痛，可与细辛、白芷、辛夷、黄芩、浙贝母、桔梗等味配合，以辛散通窍，清除浊涕。

用于皮肤瘙痒，单味苍耳子或植株不拘多少，煎水熏洗患处或全身，以疏散风湿止痒。亦可用苍耳子与荆芥、防风、地肤子、苍术、黄柏、白鲜皮等味同用水煎服，药渣再煎熏洗。

常用量1日6～15g，水煎服。单味及外用适量。

苍耳草，即苍耳子的全草，功用与苍耳子相近。鲜品捣融外敷，可治湿毒疮疹瘙痒、蜂刺蜇伤、毒虫咬伤痒痛等症。治风湿痹痛单味15～30g水煎服。全草不拘多少水煎熏洗患处或全身，治湿毒疮疹瘙痒。

苍耳虫，即苍耳草梗中所生小肉虫，如白蚕状，于白露日临晨日未出时剥开秸秆，取虫放入玻璃瓶中，用麻油浸泡，少入冰片、麝香、蟾酥、朱砂，密贮备用。治疗疮肿痛，用苍耳虫1条放于疔疮正中，以油纸覆盖，略做固定。或将苍耳虫捣烂，外敷患处，干则随换。有拔毒消肿、散结止痛功效。对于疔疮初起，多能治愈。若再加服五味消毒饮及忌食腥辣发病之物，其清热解毒、消肿止痛效果更稳。

【成方举例】头痛如裹方（经验方）：苍耳子12g，天麻18g，川芎12g，细辛3g，白芷、薄荷、辛夷各15g，半夏、陈皮各9g，黄芩、栀子各15g，甘草6g，水煎服。功能疏风清热，祛湿散郁，通痹止痛。主治风湿郁滞，头痛如裹、脊强体困、关节不利等症。

古方如苍耳散（《济生方》，苍耳子、辛夷、白芷、薄荷），治鼻渊鼻流浊涕不止，头痛鼻塞。

【经验小方】鼻塞头痛症状较轻者，用苍耳子、白芷、辛夷各6～12g泡水饮，有明显通窍止痛作用。亦用于外感风寒，头痛鼻塞，时流清涕或浊涕。

【治验举例】**鼻流浊涕，头痛鼻塞**　黄某，男，30 岁。2003 年 5 月 9 日首诊。自诉："在我记忆中，好像从小就有'鼻炎'，因为经常鼻塞头痛，时流浊涕、黄涕，偶感风寒，则暂流清涕，都有鼻塞头痛症状，影响睡眠，情绪不宁。多家医院都说是'过敏性鼻炎''鼻窦炎'等，但是无论如何治疗，都不能完全治愈，受热感寒，或饮食辛辣之物、工作压力稍大、睡眠不好等，都会加重鼻塞感觉。"

其实雷同患者比较常见，青少年患病的较多。中医病名为"鼻渊"，治法需要辨别寒湿滞肺、浊痰阻窍、肺热灼津及是否有鼻息肉等，对证用药，方能见效迅速。坚持治疗，治愈者亦不少见。视其形体偏胖，面色乏泽，舌质滞暗，舌苔微黄厚腻；切其脉，滑而微迟之象。辨证：湿浊滞肺，鼻窍失畅。治宜辛散湿浊，温通鼻窍。方用苍耳散为主加味。苍耳子、辛夷、白芷、薄荷各 15g，细辛 6g，半夏 9g，茯苓 18g，橘红、桔梗、黄芩各 15g，蔓荆子 18g，甘草 6g，3 剂。水煎温服。药渣宽水再煎，加陈醋 150mL，适温泡足。最好戒烟酒，饮食以温和偏于清淡为要。谨防感冒，保障睡眠，劳逸适度。

5 月 13 日二诊。自诉："有一定效果，浊涕减少，鼻塞头痛略有减轻。"复诊其舌脉等，几无变化。上方加石菖蒲、浙贝母各 15g，以助祛痰开窍功效。续服 10 剂，服用法及注意同首诊。

5 月 30 日三诊。自诉："二诊方服至第 5 剂时，不适症状都已基本消除，现在已经感觉治愈了，就是不知道以后是否复发？"视其面色微润，舌质微红，舌苔薄黄津润；切其脉，缓滑之象。汤药可以停服，尚需配制丸药续治。二诊方再加僵蚕 15g 清化热痰，取 6 剂，共为细末，炼蜜为丸绿豆大。每服 9g，日服 3 次，饭后半小时，用苍耳子、辛夷、薄荷各 3 ~ 6g 开水冲泡，取汁送服。饮食注意等方面仍同首诊。

后来从黄某介绍来治鼻渊的患者口中得知，黄某鼻塞头痛、时流黄浊涕症已经基本治愈，加以个人饮食注意，旧疾未再明显复发。

辛夷——辛温通窍，宣散风热

辛夷，为木兰科落叶大灌木木兰的花蕾。味辛，性温，入肺、胃经。可宣散上焦风热，助胃中清阳上行，通于头脑，解肌通窍，而疗鼻渊鼻塞、头痛等症。常用于鼻窍不通、时流油涕气浓、前额或眉棱骨痛、不闻香臭之鼻渊等症。

【临证应用】用于鼻窍不通、时流油涕气浓、前额或眉棱骨痛、不闻香臭之鼻渊，常与白芷、细辛、防风、苍耳子、升麻、藁本等配合，以辛温通窍，疏散风寒。

用于鼻塞浊涕或咳吐黄痰等症，常与薄荷、浮萍、鱼腥草、吉祥草、大贝母、黄芩、桔梗等味同用，以辛凉通窍，清热化痰。

用于面生暗斑，或伴头痛鼻塞等症，常与白芷、川芎、蔓荆子、僵蚕、蝉蜕、紫草等味同用，有宣散通窍、败毒蜕斑作用。辛夷花瓣可做面膜，有去除暗斑作用。

常用量 1 日 9 ~ 15g，水煎温服。泡水饮 1 日 3 ~ 6g。

【成方举例】古方如辛夷散（《济生方》，辛夷、白芷、升麻、藁本、防风、川芎、细辛、木通、甘草），主治头风头痛、鼻渊鼻塞、风寒感冒发热疼痛等症。

【经验小方】辛夷、薄荷各 9 ~ 15g，白芷 6 ~ 9g，开水泡服，或水轻煎当茶饮。治风热、风寒感冒，头痛鼻塞，鼻流清涕或浊涕等症，轻者服之可愈，重者速能减轻症状。

单味或与薄荷等量泡水饮，亦可减轻鼻渊不适症状及治疗轻微感冒风热。加细辛 2 ~ 5g，通窍止痛作用更强。

慢性日久鼻渊，症状不算重，但呼吸不畅、轻微前额痛者，单味辛夷 1 日 6 ~ 9g，泡水常饮，亦可减轻症状。但脾肺气虚者慎用，以免辛散过度，反伤气阴。

【治验举例】时流浊涕，鼻塞头痛　此类患者较为常见，多因肺胃湿浊阻遏、肺窍失于通畅所致。若属鼻息肉等有形之物影响鼻窍通畅，则须先治鼻息肉或其他疾患，否则服药效果不佳。属于功能性疾患，如肺胃湿浊阻遏，时流浊涕、前额或眉棱骨痛，鼻塞声浊等症，如用药对证，加上饮食清淡、谨防感冒等，多见效快、能治愈。

陈某，男，30 岁。2000 年 9 月 5 日首诊。自诉："经常鼻流浊涕，鼻塞声重，前额胀痛，呼气腥臭，偶感心烦，影响睡眠，精力不佳。西医检查无息肉及鼻腔其他疾患，属于鼻窦炎，但西药治疗效果不佳。"视其舌苔色白偏厚、微腻，切其脉来滑迟。辨证：肺胃湿浊阻滞，肺窍失于通畅。治宜疏风清热利湿，化浊通窍止痛。方用辛夷散为主加减。辛夷 15g，白芷 12g，薄荷 15g，升麻、藁本、防风各 12g，细辛 5g，苍耳子 12g，黄芩 15g，鱼腥草 18g，桔梗、浙贝母各 12g，甘草 6g，5 剂。水煎温服。末煎药渣宽水，煎开后加陈醋 150mL，适温泡足。饮食清淡，谨防感冒，劳逸适度。

9月13日二诊。自诉："服药效果满意，头痛鼻塞及鼻流浊涕等症都有明显减轻，看来能够治愈。"视其厚腻舌苔略化，脉象无明显变化。嘱其原方续服5剂，服用法及注意同首诊。

9月18日三诊。自诉："不适症状基本消除，若能配制丸药续治，可节约许多时间，因为上班较忙。"视其舌苔薄黄津润，切其脉来缓滑而匀，湿浊之邪已化之象。病已基本治愈，可配制丸药续治。上方加茯苓15g，半夏6g，以增强燥湿渗湿、祛痰化浊功效。取5剂，共为细末，炼蜜为丸绿豆大。每服9g，日服2～3次，用薄荷、辛夷各6～9g开水冲泡，取汁送服。注意同首诊，避免触受外感时邪是减少鼻渊复发的最有效方法，其次则是饮食清淡，以减少湿热内蕴，痰浊阻窍。两方面都注意，即可减少复发。

2年后陈某来看皮肤病，问及鼻渊病如何？答道："谢谢先生，自前年来此治疗后，未再明显复发。"

薄荷——疏散风热，清利头目

薄荷，为唇形科多年生芳香草本植物薄荷的茎叶。味辛，性凉，入肺、肝经。功能疏散风热，清利咽喉，辛凉解表，透疹。主治风热感冒、温病初起、咽喉红肿疼痛、麻疹初起、火郁胁痛等症。

【临证应用】薄荷为疏散风热之要药，主要用于风热表证无汗、头痛目赤、咽干舌燥等症。常与荆芥、防风、桑叶、菊花、牛蒡子、淡豆豉之类药配合使用；若兼寒邪，体强无汗，亦可与紫苏、羌活、白芷等味同用，以疏散风寒，发汗解肌。

用于咽喉红肿疼痛，可与桔梗、玄参、麦冬、牡丹皮、山豆根、甘草之类配伍，以散热凉血，利咽消肿。

麻疹初期，透发不畅，以及风疹、风湿疙瘩、皮肤瘙痒等症，可与蝉蜕、荆芥、防风、牛蒡子、地肤子之类配合使用，以助麻疹透发，祛风止痒。

用于肝气郁滞胸闷胁痛等症，则用薄荷疏肝解郁功能，可与柴胡、香附、白芍、郁金等味配合同用，以疏肝散郁。

常用量1日9～15g，水煎服。单味研末或配伍硼砂、玄明粉、金果榄等味共为细粉吹喉，治咽喉肿痛、口舌生疮等症。虚寒人不宜服。薄荷有疏表发汗功能，夏月多服，泄人真气，故不可过量、久服。

【成方举例】薄荷汤（《普济方》）：薄荷叶12g，牛蒡子、甘菊花各15g，甘草 6g（此乃成人一般用量，下同）。主治风热攻目、昏涩疼痛、畏光流泪等症。

银翘散（《温病条辨》）：连翘 12g，金银花 15g，桔梗 9g，薄荷 12g，竹叶 15g，甘草 3g，荆芥、淡豆豉、牛蒡子各 15g，鲜芦根 18g。主治温病初起，头痛咽干、全身酸楚、鼻涕喉痒、烦渴干咳等症。

薄荷连翘饮（经验方）：薄荷、连翘各 12g，金银花 18g，牛蒡子、鲜竹叶各 15g，知母、鲜生地各 18g。主治风热牙痛、腮热肿胀、或发寒热、口不能嚼物、口渴喜凉等症。

麻疹初起透发方（经验方）：薄荷、蝉蜕、葛根、升麻、柴胡、桔梗、防风、荆芥各 2g，甘草 1g（1 岁以下用量）。主治麻疹初起，发热不退、眼泪汪汪、麻疹不能透出等症。

【经验小方】薄荷 6g，金银花、玄参各 9g，桔梗 6g，甘草 1g，为 1 日量，开水泡饮，可治一般较轻之口干口渴、咽喉肿痛。甘凉爽口，老幼皆宜。

夏季用薄荷 3～6g，鲜荷叶 30g，开水泡饮，可以清暑热。若尿黄心烦，再加滑石 6～9g，朱砂 1g，作用更佳。口感依然甘凉爽口宜人。

风热感冒初起无汗、咽干头痛、体强发热等症，速用薄荷、荆芥各 15g，水轻煎热服，发出微汗，多可速愈。症状较重者，用银翘散。

薄荷同开口箭叶（万年青）各 6～15g，开水泡饮，用于肺胃实火引起的咽喉肿痛，常获显效。再加金果榄 3g，消肿止痛功效更速。

【治验举例】风火上郁，头痛目赤　张某，男，30 岁。2001 年 5 月 3 日首诊。自诉："起初受热头痛，第二天即感双目热胀涩痛，眵泪黏糊，视物不清，小便短赤而热，心烦口渴，咽喉不适，西药输液、口服、点眼药已经 7 天，目赤肿痛略轻，头痛咽干、小便淋涩依旧。"视其双目红赤，舌质深红少苔，切其脉来偏数。辨证：风火郁滞，津液亏乏。治宜疏风清热，泻火养阴。方用薄荷汤加味。薄荷、蝉蜕、甘菊花、蔓荆子各 18g，黄芩、栀子、白蒺藜、木贼各 15g，生地黄、玄参 18g，牡丹皮、木通各 12g，甘草 6g，3 剂。水轻煎，微温服。末煎药渣宽水，煎开后先熏后洗双目、头面，而后加陈醋 250mL 泡足。此患为肝肺风热上郁所致，故首先应当饮食清淡，心情平和，服药方能见效。若能忌酒、勿食辛辣上火之物，3 剂药便可治愈。病愈后用薄荷、甘菊花、玄参各 9g，1 日 1 剂，开水泡服数日，即可巩固疗效。7 日后张某来告知："谨遵先生嘱咐，饮食清淡，劳逸适度，1 剂药即见显效，3 剂服后，其患痊愈。复用小方泡服数日，已感一切正常。"

按语：此类患者颇为多见，用药对证，加上饮食清淡、劳逸适度，多可三五日痊愈。薄荷有舒肝郁、清肺热而利头目之功，加以相须之味如蔓荆子、甘菊花等，故见效迅速。

肺胃火旺，口舌生疮　刘某，男，47 岁。2005 年 3 月 10 日首诊。自诉："素来口味偏重，常饮酒，时感咽喉不爽，经常口舌生疮，红肿溃破，疼痛难忍，同时小便黄短，大便常秘，口虽渴而不愿多饮，自感口气浓郁。"视其面色暗红枯糙，失于润泽，舌质深红，舌苔薄黄乏津；闻其口中浓郁之酒食腐气逼人；切其脉，滑数有力之象。综合所见，患者肺胃火旺，中上焦湿热偏盛无疑。为服药有效，能较快治愈，与诊治其他湿热疾患同样，疏导如下：此患所生，乃与饮食习惯相关，素日口味偏重，加上常饮酒，乃是助湿生热之源，不解除致病原因，恐难速愈，而且服药效果不佳。若能饮食清淡，再养成多饮水习惯，此即"釜底抽薪"之法，断其"敌之资粮"，方能服药速效，治愈后减少复发。患者由于不堪多年口疮之苦，决心配合治疗。

遂以清热解毒、养阴生津之法，方用薄荷连翘饮为主加减。薄荷、连翘各 15g，金银花 18g，鲜竹叶 30g，知母、生地黄各 18g，木通 12g，赤芍 15g，山豆根 12g，麦冬 18g，酒大黄 9g（后下），甘草 6g，5 剂。水轻煎，温服。末煎宽水，煎开后加陈醋 250mL，适温泡足。另用薄荷叶、开口箭根、白蚤休、金果榄各 30g，共为细粉，冰片 6g（另研细粉）混合均匀，用蜂蜜调和为丸如小樱桃大。每用 1 丸含于口中，缓缓咽下，1 日 2～3 次。以清热解毒，消肿止痛，而治肺胃实火引起的口舌生疮、红肿热痛等症。

顺访：患者基本戒酒，饮食尽量清淡，服汤药 5 剂，兼用口含之药，口疮完全治愈。后常用口含药续治，并继续保持饮食清淡，口腔宿疾根除。

相同患者众多，能治愈后不再复发者却少。究其原因，皆为不能忌口使然。此病虽小，但痛苦颇大，且多伴口中气味难闻。故用薄荷为主，以辛凉散郁火、解郁而清热，配以相须之味，多能速见其效。

用薄荷治疗风热感冒、麻疹、风疹、丹毒疱疹、皮肤瘙痒等治验案例，前书多有记述，故不重述。

牛蒡子——疏风清热，祛痰止咳

牛蒡子，为菊科多年生直立草本植物牛蒡的成熟果实。味辛、苦，性微寒，入肺、胃经。有疏散风热、祛痰止咳、清热解毒功效。前人言其有润肺解热、散结除风、利咽喉、理痰嗽、消斑疹解毒之功。

【临证应用】用于外感风热，咽喉红肿疼痛，常与金银花、桔梗、连翘、薄荷、淡豆豉、甘草之类配合，以疏散表热，解毒利咽。

用于麻疹透发不畅，可与葛根、升麻、蝉蜕、薄荷等味配合，以发散透疹。

用于咳嗽、咯痰不利等症，常与荆芥、桔梗、贝母、甘草之类配伍，以治疗外感风热，咳嗽、吐痰不利等症。

用于疮疹红肿热痛等症，常与黄连、黄芩、蒲公英、金银花、板蓝根之类配伍，有清热解毒、消肿止痛之功。

牛蒡子辛苦微寒，主要作用为透发清泄，既能疏散风热，又能清热解毒。但透发力较弱，故用于外感风热或透发麻疹时，须与薄荷、蝉蜕、荆芥、葛根、升麻等味配合，方能收到透发疹毒之功。但其清泄热毒功效较强，无论咽喉红肿，疟腮肿痛，疮疡肿毒，以及痰热咳嗽等症，都可适用，常配合金银花、连翘、黄芩、大青叶等同用，以增强清热解毒功效。

此药疏散风热作用与薄荷相似，常配合同用。牛蒡子长于清热解毒，薄荷长于辛凉透表，故常常配合使用。

常用量 1 日 9 ～ 15g，水煎服。由于牛蒡子性寒滑利，故又能滑肠通便，脾虚腹泻者忌用。痈疽已溃，脓水清稀者禁用。

【成方举例】牛蒡汤（《证治准绳》）：牛蒡子 15g，大黄 6g，防风、薄荷叶、荆芥穗各 15g，甘草 3g，成人常用量。主治咽喉肿痛、丹毒热疮等症。

银翘散见薄荷下。

【经验小方】牛蒡子、薄荷各 15g，桔梗 12g，川贝母 9g（为细末，分 3 次吞服，用药汤送下），甘草 3g，用于肺热咽痒干咳，或咽喉肿痛咳嗽，均有显效。

牛蒡子叶（民间称为"大追风草"）同地肤子枝叶（民间称为"铁扫帚"），不拘多少，煎水熏洗全身或局部，用于治疗皮肤瘙痒或风湿疙瘩（荨麻疹），并少量饮其所煎之水，常获较好效果，能够迅速消退疹块并止痒。

牛蒡子的肥壮肉质根，名"大力根"，味苦性寒，竹片刮净，捣融取汁，和蜂蜜少量温服，有清热解毒通便功效。渣加冰片少许和匀，敷热毒疮疖，有清热解毒、消肿止痛功效。虚寒人禁用。

【治验举例】温热时疫，咽喉肿痛 此类患者冬、春二季较多，基本属于肺胃积热，复感外邪引动内热所致。如肖某，男，50 岁。2010 年 11 月 25 日首诊。

自诉："起初仅觉咽喉干痛，口渴但不思饮，复因不慎受凉，继而咽喉肿痛，头痛发热，全身酸楚，食欲减退，心烦乏力。西药口服、输液 3 天，效果不甚明显，反而咽喉肿痛愈甚，头痛身热不退。"视其面色枯糙，唇焦干裂，舌质深红，苔白乏津；切其脉，寸关细数有力。由上所见，结合近期此类病症普发，类似于冬温时疫，亦近乎所谓"流感"。多因肺胃素热，复感外邪引动内热，故症状既有全身酸楚、头痛，又有咽喉肿痛、烦渴等症。治宜辛凉透表，清热解毒。并嘱患者谨避风寒、饮食清淡，以配合治疗。方用牛蒡汤为主加减。牛蒡子 15g，大黄 6g（后下），黄芩、防风、薄荷叶、荆芥穗各 15g，金银花、大青叶各 18g，连翘 15g，玄参 18g，桔梗 12g，麦冬、芦根各 24g，甘草 3g，3 剂。水轻煎，温服。末煎药渣宽水，煎开后适温泡足。3 日后患者来告知："服药头剂后即感病情明显减轻，3 剂服后诸症消除，饮食、劳作正常。"

毒疹初起，紫暗热痛 李某，男，33 岁。2001 年 3 月 9 日首诊。自诉："每年春、秋二季身上莫名其妙地生出大小不等的毒疹，暗红热痛，有时痒痛交加，吃药、打针效果都不明显，季节不过，病不能好。此次复发已近 10 天，老办法治疗几乎无效。听人介绍，特来求诊。"视其颜面、颈项、腰胯等处，皮肤旧痕色暗，新疹赤红，触摸较硬，大者似豌豆，小者如高粱米，疏密不等，几乎全身都有。观其舌质暗红，舌苔黄厚微腻，切其脉象滑数。辨证：湿热郁滞，毒蕴肌腠。治宜清热解毒，活血化滞。方用牛蒡解毒汤（经验方）为主。牛蒡子、荆芥穗各 18g，大青叶 24g，薄荷、僵蚕各 15g，金银花 24g，黄连、黄柏各 9g，赤芍、当归各 15g，白鲜皮、紫草、玄参各 18g，甘草 6g，5 剂。水煎温服。末煎药渣宽水，煎开后加陈醋 150mL，先熏后洗全身。

此类病症最忌讳发病之物，如一切酒、海鲜及所有水中动物、葱、姜、芫荽、椿芽、韭菜等物。如能彻底忌口，亦不难治愈，且治愈后可减少复发，甚至根治。患者能否遵嘱，直接关乎疗效。本人凭多年经验，每逢此类患者，无一不苦口婆心地反复叮嘱，以尽医者之职。

3 月 16 日二诊。自诉："以前从未服过中药，此次 5 剂药内服外洗，并谨遵医嘱忌口，全身毒疹已基本消除，病愈过半。痛已全止，偶尔还痒。"观其毒疹已经基本消退，皮肤略显润泽；舌质深红已退，舌苔薄黄津润；复切其脉，数象已缓。问其二便是否通畅？答道："以前大便解时滞涩，小便经常色黄，服药后二便已基本正常。"仍用上方加土茯苓 30g，苦参 9g，以增强燥湿止痒功效。续服 5 剂，服用法及忌口同首诊。

3月30日三诊。自诉："毒疹已完全消除，痒痛也随之消失，故晚来数日。能否想办法以后不再复发？还请先生赐教。"视其皮肤及舌质、舌苔，已与常人无异，脉象缓匀，此次复发已经治愈。为争取减少复发，以求根治，嘱其将二诊方再加千里光30g，取5剂，共为细末，炼蜜为丸绿豆大。每服15g，日服2次，用温开水送服。并用千里光、土茯苓、苦参、土槿皮各适量水煎熏洗全身，内外兼治。特别是忌口，是直接关系到能否根治的关键，千万不可疏忽。

顺访3年，李某服汤药10剂、丸药1料后，加上谨忌发病之物，毒疹未再复发，偶感皮肤痒痛，便用外洗之法，熏洗一二次即消失，未再新出毒疹。

按语：无论湿疹毒疖，凡能忌口者，治疗起来，均不算太难。治愈后能够继续忌口，复发率则低；反之，病愈开禁，随之复发，且越久越难治愈。此患虽为小疾，但却十分缠绵。

牛蒡子治疗风热感冒及麻疹透发不畅等症案例已见前书多处，不再续举。

霜桑叶——疏散风热，清肝明目

霜桑叶，为桑科落叶乔木桑树的叶，经霜或秋末采集的为良。味甘、淡，微苦，性微寒。入肺、肝经。功能疏散风热，清肝明目。主治外感风热、头痛咳嗽、迎风流泪等症。

【临证应用】桑叶轻清发散，疏散风热而力弱。临证主要用于清泄肝肺风热，如风热袭肺，咳嗽痰稠，或燥热伤肺，干咳无痰，以及风热上攻或肝火上炎，目赤肿痛等症，为常用之品。

用于外感风热，头痛咳嗽等症，可与菊花、薄荷、金银花、前胡、桔梗等味配合，以疏散风热，而清肝肺。

用于目赤肿痛，畏光流泪等症，可与菊花、薄荷、决明子、白蒺藜、车前草等味同用以疏散风热，清肝明目。

肝阴不足，眼目昏花或干涩，则与女贞子、枸杞子、生地黄、白芍、石斛、菊花、黑芝麻等味同用，以滋阴养血明目。

常用量1日9～18g，水煎服。泡水饮及水煎熏洗眼目适量。

【成方举例】桑杏汤（《温病条辨》）：桑叶12g，杏仁、象贝母各9g，淡豆豉、栀子各12g，梨皮、沙参各15g（个人常用量）。主治燥伤气分，口渴，干咳无痰，头痛身热者。

加减羚羊角汤（《通俗伤寒论》）：羚羊角3g（为细末，分2次吞服），桑叶

15g，川贝母 6g（为细末，分 2 次吞服），鲜生地、钩藤、菊花各 18g，茯神、白芍各 15g，甘草 3g，竹茹、蝉蜕、木贼、栀子、薄荷、黄芩各 12g。主治肝火上行，头脑晕眩，目赤肿痛，头痛烦躁，甚则手足颤动等症。

其他古方如桑菊饮（《温病条辨》，桑叶、菊花、连翘、薄荷、甘草、杏仁、桔梗、芦根），主治风温初起，身热不甚，头痛鼻塞，咳嗽咯痰不畅等症。

【经验小方】用霜桑叶（霜降后采集者佳，青桑叶几乎无效）为主，治疗迎风流泪、视物不清等症案例，前书已有记述，不复重述。

中老年人，每日用霜桑叶 30g 煎水熏洗双目，并饮少量，有疏风清热明目功效。坚持使用，可减少迎风流泪，延缓视力下降。

霜桑叶同杭菊花各 6～15g，枸杞子、石斛各 6～9g，开水冲泡当茶饮，功用同上，且有滋养肝肾、清热明目作用。适宜于中老年人及熬夜工作、视力下降、视物不清等症。此类小方虽不能治急重病症，但作为保健护眼，能坚持使用，日久定有效果。

【治验举例】肝火上行，头痛目赤　徐某，男，39 岁。2001 年 3 月 15 日首诊。自诉："经常头痛目赤，甚至眵泪稠黏，以早晨起床时为甚。心烦口渴，容易生气，时而口苦胁胀，溺赤便秘。如此亦有 3 年，屡治屡犯，尤以熬夜饮酒后更甚。年不及 40，视力已经明显下降。"视其双目白睛布满赤丝，面色暗红，失于润泽，舌质红绛，苔少乏津；切其脉象，滑实偏数，乃一派肝火过旺之象。问其生活习惯如何？答道："作息无规律，熬夜是常事，朋友聚会，饮酒致醉乃是家常便饭，喜食辛辣油腻口重之物，粗茶淡饭很少。"病因已明，可谓不良生活习惯，病从口入所致。处方之前，诚恳要求患者：若不改变生活习惯，仙丹妙药也只能暂管一时。欲其根本治愈，还靠自己珍爱身体。非工作、学习或偶有要事需要熬夜外，尽量保障睡眠、起居有常；饮食勿过度荤腥油腻，勿食夜餐，能够清淡最好；精神减压，勿过度劳累。能做到如此，方可根本治愈。否则，吃药等于浪费。因为药的作用远不及酒肉力大。见患者似有醒悟之意。遂以清肝泻火、退翳明目法，方用加减羚羊角汤为主加味。羚羊角 3g（为细末，分 2 次吞服），桑叶 18g，川贝母 6g（为细末，分 2 次吞服），鲜生地、钩藤、菊花各 18g，茯神、白芍各 15g，甘草 3g，木贼、栀子、薄荷、黄芩各 12g，加石决明 30g，地龙 9g，以助原方平肝潜阳、凉血泄热、退翳明目之功。5 剂。水煎服。四煎药渣宽水，煎开后加陈醋 250mL，适温泡足。

3 月 23 日二诊。自诉："谨遵先生嘱咐，饮食保持清淡，不再熬夜饮酒，服药5剂，效果显著，头晕头痛、目赤眵泪明显减轻，心情也感到舒畅多了。"观其双目赤丝已退，面色微润，舌质红润，薄黄苔津润；复切其脉，滑数有力略衰。如其所述，病已明显减轻。原方续服3剂再诊，服用法及注意同首诊。

3月28日三诊。自诉："谢谢先生，共服药8剂，自感病已治愈，已无不适感觉，但怕停药后复发。"视其双目及舌脉，已近乎常人，此患已经临证治愈。为预防复发，嘱其汤药续服3剂，另取5剂，共为细末，炼蜜为丸绿豆大。每服15g，日服2次，用桑叶、菊花泡水送服。保持良好饮食、作息习惯，争取根治。3年之中，多次遇到徐某，言其谨遵医嘱，注意忌口，旧疾治愈后未再明显复发，视力恢复正常。

按语：此症能够顺利治愈，首先有赖于患者醒悟，省口禁忌，改变饮食、作息习惯；其次为用药对证，药效方能发挥作用。此例虽非桑叶一味之功，但桑叶确能疏散上焦风热、清肝明目。故前人多有单用霜桑叶一味，煎水当茶饮及熏洗双目，可保持目不昏花、视力不减。

风温初起，鼻塞咳嗽　马某，男，53岁。2000年3月6日首诊。自诉："劳作觉热脱衣，随即鼻塞喷嚏，翌日即感头痛畏寒，咽痒咳嗽，西药输液3天，症状未减，反而头痛、咳嗽加重，故来改用中药治疗。"此人素日身体偏弱，但无大病，每遇季节更换之时，易受外邪侵袭，一年三四次感冒是常事。由于身体较虚，用药不可过重。初起选方用药对证，多在2剂药即愈。此次因为农忙（种蔬菜），认为输液更快，结果适得其反。视其面色乏泽，舌质微红，舌苔薄白干糙；切其脉，浮细微数。辨证：风温初起，肺气失宣。治宜微辛凉透，宣肺止咳。方用桑菊饮为主加减。桑叶、菊花各15g，连翘12g，杏仁9g，薄荷、桔梗、黄芩各12g，炙桑白皮、炙枇杷叶各18g，川贝母6g（研细末，分2次吞服），太子参18g，甘草6g，芦根18g，2剂。水煎温服。饮食勿近寒凉，注意保暖，劳逸适度。3日后患者来告知："服药2剂，感冒已经治愈，今日已下地劳作，只是感觉身体无力。"嘱其每日用西洋参3g，麦冬6g，五味子1g，白术6g，生黄芪15g，为1日量，开水泡服。晨泡至晚，将药水煎数滚，连汤带西洋参食之，连服三五日即可。

顺访：马某续用小方泡服，身体、精力恢复正常。并用小方常服，感冒亦有减少。身体虽弱，但不影响劳作。

菊花——疏风明目，清热解毒

菊花，为菊科多年生草本植物菊及其变种头状花序（半开的花蕾）。味甘、苦，性微寒。入肺、肝经。功能疏散风热明目，清热解毒平肝。主治外感发热、目赤肿痛、热毒疮疡（用野菊花）、肝阳上亢之头痛眩晕等症。

【临证应用】用于外感发热，发热恶寒，而兼头痛等症，常配合薄荷、桑叶、淡豆豉、黄芩、柴胡、金银花等味，以治外感风热，发热烦躁等症。

用于目赤肿痛，属于风热上行或肝火偏旺者，常与薄荷、蝉蜕、白蒺藜、桑叶、牡丹皮、栀子、黄芩、车前子之类配伍，以疏散风热，清肝明目。

用于热性疮疡肿痛，如丹毒、疔疮、带状疱疹等，则宜用野菊花，因其清热解毒之功明显优于甘菊花，可与紫花地丁、蒲公英、连翘、玄参、金银花、赤芍等味同用，以清热解毒，消肿止痛。水煎内服。外敷，野菊花同鲜品蒲公英等份捣融，加冰片、陈醋适量，厚敷于患处。

用于肝阳上亢之头痛目眩、头顶热痛等症，可与石决明、珍珠母、羚羊角、生地黄、丹参、薄荷、蝉蜕、川牛膝之类配伍，以平肝潜阳，清泻肝火。

常用量1日15～30g，水煎服。入丸散及外用熏洗或捣敷适量。

野菊花性味苦寒，主要作用为清热解毒、消肿止痛，用于目赤肿痛、热毒疮疖、丹毒流火及无名肿毒、虫蛇咬伤等症。其花、叶及全株均可使用，煎水内服、外洗、捣融外敷，都有较好作用。一般仅用干燥花蕾，1日量9～15g，水煎服。野菊花清热解毒、消肿止痛功效明显大于甘菊花，多用于热毒疮疡及目赤肿痛等症。

【成方举例】目涩昏花经验方：甘菊花15g，枸杞子、石斛、制首乌各18g，熟地黄30g，小黑豆（盐水炒）、密蒙花、茺蔚子、车前子、桑椹各15g，水煎服、为丸服均可。

古方如菊花茶调散[《太平惠民和剂局方》（以下简称《局方》），菊花、薄荷、荆芥、川芎、防风、羌活、甘草、白芷、细辛、僵蚕]，主治头目眩晕、偏正头痛、目赤鼻塞等症。

菊花散（《局方》，白菊花、白蒺藜、羌活、木贼、蝉蜕），主治肝受风毒，双目赤肿，昏暗羞明，多泪涩痛，渐生翳膜等症。

杞菊地黄汤，六味地黄汤加枸杞子、菊花，滋养肝肾明目。主治肝肾精血不足，视物昏花干涩，或迎风流泪等症。

【经验小方】单味甘菊花，1日6～15g，经常泡水饮，亦有清肝明目功效。目赤伍白蒺藜、龙胆草，分量、服法同上，可以清泻肝火、退翳明目。

甘菊花、霜桑叶、枸杞子各6～15g，为1日量，开水冲泡当茶饮，有疏风清肝明目功效，用于迎风流泪、视物不清、用眼过度、视力下降者，有减轻流泪及延缓视力下降作用。《本草备要》："与枸杞相对（等量）蜜丸久服，永无目疾。"

【治验举例】**偏正头痛，目赤羞明** 李某，女，55岁。2002年9月20日首诊。自诉："经常偏头痛，两边交换，有时头顶亦痛，头皮发热，双目红赤，畏光涩痛，迎风流泪，甚至做饭炒菜油烟熏、灰尘入眼等，眼睛都要涩痛、流泪。偶尔心烦口苦，容易动怒，严重时睡眠不安。"视其面色暗红失润，舌质深红，舌苔薄黄乏津；切其脉，细弦微数。辨证：肝经风火上扰，肺肾津液不足。治宜平肝息风，养阴明目。方用菊花散合杞菊地黄汤加减。甘菊花、白蒺藜各18g，薄荷、防风、木贼、蝉蜕各12g，枸杞子、当归、生地黄各18g，小黑豆（盐水炒）、石斛、茺蔚子、蔓荆子各15g，藁本9g，石决明30g，甘草6g，5剂。水煎温服。四煎药渣宽水，煎开后加陈醋250mL，适温泡足，以引热下行。饮食尽量清淡，心情平和，保障睡眠，减少烈日下暴晒。

9月27日二诊。自诉："服药效果满意，头痛目痛明显减轻，基本不影响做家务及下地干轻活。就是服中药太耽误时间，我这病已有多年，一时半会也根治不了，若能配制丸药治疗，时间长点也可以，因为不影响做事。"复诊其舌脉，与首诊时比较，皆无明显变化，只是面色暗红略退，舌象津液稍回，脉来细弦微数依旧。即如本人所说，慢性病恐难短时间根治。嘱其上方续服5剂，服用法同首诊；另取5剂做丸药续服，每服15g，日服2次，用甘菊花、决明子各15g，煎水送服。注意同首诊时所嘱。后得知李某又配制丸药2料，坚持调治1年，旧疾基本控制，未再明显复发，不影响劳作。

臀部毒疖，夏秋不断 张某，男，45岁。2007年7月30日首诊。自诉："连续数年臀部生疮，大者如鸡蛋，小的似樱桃，红赤灼热，嫩痛难忍，严重影响劳作。近两年即使输液半月，亦难见到显效。"观张某身体健壮，声音洪亮，谈吐自如，舌质、舌苔亦无明显病象。问他药苦点能否服下？答道："良药苦口，我能接受。"遂嘱其到野外拔取野菊花全株不拘多少，洗净泥土杂质，晾干，石臼内捣融，取少量汁和白砂糖化服，1日2次；另将捣融的野菊花枝叶厚敷患处，干则随换，保持湿润。戒酒，勿食鱼虾等发病之物。连续治疗3～5天，毒疖即可消散。若未治愈，速来告知。来年在毒发前半月，即用野菊花、蒲公英、千里光三味各6～15g，泡水当茶饮，争取不再复发。

顺访数载，首诊时毒疖如法治疗3天肿消痛止，翌年提前小方治疗，未花一分钱，臀部多年毒疖根治，坚持饮食清淡，以后再未生疮。

菊花作用较广，前书多有述及，可相互参看。

蔓荆子——疏风凉血，上清头目

蔓荆子，为马鞭草科落叶灌木单叶蔓荆的果实。味苦、辛，性平，入肝、膀胱、肺经。其性上行，搜风凉血，通利九窍，为头痛脑鸣、目赤肿痛之要药。功能散风热而清头目。主治头风、风热感冒头痛、目赤耳鸣、目昏多泪等症。

【临证应用】用于感冒头痛或头风头痛等症，本品味苦兼辛，有疏散风热、祛风止痛的功效，故可用治外感发热头痛，常与防风、菊花、薄荷、桑叶等味同用。用于头风头痛，常与藁本、川芎、薄荷、天麻等味同用。

用于目赤肿痛或头昏目暗多泪等症，此药能去风邪而清头目，常与菊花、川芎、决明子、白蒺藜、决明子等味配伍，以疏风清热而疗头风头痛目赤。

用于肝阳上亢，头痛眩晕，常与天麻、钩藤、石决明、生地黄、白芍、地龙、红花等味同用，以平肝潜阳、凉血活血，而治阳亢头痛目胀、眩晕等症。

常用量1日9～18g，水煎服。

【成方举例】蔓荆子汤（经验方）：蔓荆子15g，石决明24g，菊花、薄荷各15g，生地黄18g，牡丹皮15g，磁石24g，白芍18g，蝉蜕12g，白蒺藜、青葙子、黄芩各15g，甘草3g。平肝潜阳，泻火明目。主治肝火过旺，头痛目赤，耳鸣心烦，口干口苦等症。

菊芎饮（经验方）：菊花15g，川芎12g，蔓荆子15g，防风、羌活各12g，石膏30g，旋覆花12g，甘草6g，枳壳12g。主治头风头痛。

【经验小方】蔓荆子15g，石决明30g，水煎服，治疗肝阳上亢头痛头晕、目赤肿痛等症，有较好效果。药渣宽水煎开后加陈醋250mL，适温泡足，可以提高疗效。

蔓荆子与菊花或白蒺藜、木贼、密蒙花、霜桑叶、谷精草、决明子等味同用，每二味药为一小方，无论水煎服、开水泡饮，均有清肝明目功效，皆可用于治疗头痛目赤、眵泪羞明等症。肝火过旺者适宜，肺肾虚寒者忌用。

【治验举例】**每次行经，头痛目赤** 黄某，女，35岁。2001年7月5日首诊。自诉："每次行经前7天左右便开始头痛心烦，目赤肿痛，经血色暗有块，经行不畅，胁腹胀闷。以前经血来潮顺畅后症状即消除，现在经期前后持续十余天，依然头痛目赤，心烦口苦，严重影响生活、工作。下次经期将至，特请老先生诊治。"视其面色暗红，舌质深红，舌苔薄黄乏津；切其脉来弦数，以左关为甚。辨证：肝经血热，上扰头目。治宜清热凉肝，活血行滞。方用蔓荆子汤为主加减。蔓荆子、薄荷、青葙子、白蒺藜各18g，当归15g，生地黄24g，牡丹皮15g，酒炒白芍18g，川芎15g，红花、桃仁各12g，醋炒香附、郁金各15g，甘草6g，5剂。水煎温服。四煎药渣宽水，煎开后加陈醋250mL，适温泡足。饮食远离辛辣干燥上火之物，亦不可饮食寒凉，保持心情平和。每月行经前7天，不适症状尚未出现时来诊，其余时间不必服药。

8月3日二诊。自诉："上次行经目赤肿痛已有减轻，这次再提前2天，看看能否完全治愈。"视其面色、舌质暗红与首诊时比较略轻，舌苔薄黄微润；脉来微弦，数象已减。仍用上方，续服5剂，服用法及注意同首诊。

黄某连续3个月于行经前7天服药5剂，经期头痛目赤治愈。近两年顺访，经前目赤头痛未再明显反复，自我感觉基本正常。

按语：用上方蔓荆子汤，治疗无数肝阳上亢引起的眩晕头痛、目赤肿痛、羞明流泪、甚至耳鸣心烦、夜寐不宁等症，因人随症稍作加减，均获较为满意效果。此方几乎天天都在用，至今仍在用。因为肝阳上亢、肝火过旺的人太多，蔓荆子能搜风凉血、通利九窍，为治头痛脑鸣、目赤肿痛之要药，配伍得宜，常获显效。故为个人喜爱的中药之一，蔓荆子汤也是从临证治验小结而来。

柴胡——解表退热，舒郁升陷

柴胡，为伞形科多年生草本植物北柴胡或狭叶柴胡等的根（亦有称红柴胡的）。味微辛，苦，性平。入心包络、三焦、肝、胆经。功能解表退热，疏肝解郁，升阳举陷，宣畅气血。常用于外感时邪发热，或邪在少阳，寒热往来，口苦胁痛，呕哕，或肝气郁结，或跌仆损伤，胁肋胀痛，心烦易怒，妇女月经不调，行经腹痛，或气虚下陷，久泻脱肛，子宫脱垂等症。

【临证应用】柴胡，诸书皆言其性味苦平，实际上亦有芳香宜人之气味。虽与羌活、独活、当归、川芎、防风之类各异，但同属伞形科植物根茎，同样亦有芳香气，故都有轻清、升散、解表、疏郁、通里之功。既能透表退热，疏肝解郁，又可升阳举陷。因而是一味既可用于实证，又可用于虚证之药。但升散之品，阴虚津乏、阳亢火炎者禁用。

配伍不同，作用则异。如配葛根、羌活，则发汗解肌；配黄芩、青蒿，则透表泄热；配常山、草果，则截疟退热；配香附、郁金，则疏肝解郁；配人参（党参同）、炙黄芪、白术、升麻，则升阳举陷，等等。

柴胡虽属解表退热药，但尚有疏肝解郁、升阳举陷、宣畅气血之功。故用于脾阳不振，中气下陷，脱肛，子宫脱垂，痛经，跌打损伤。邪在少阳，寒热往来，肝气郁结，口苦胁满等症，亦为常用之药。

一味柴胡治疗外感风寒发热，适量煎服发出微汗，其热即可速退。单味使用，成人每次用 15 ~ 18g，体实者可用至 30g，小儿用量酌减。一般 3 岁小儿，用量 5g 即可，至重不可超过 6g。此法民间及本人经常使用，大多都能及时退热。

柴胡与葛根，同为轻清升散之味，故解表退热时常常同用。但二药各有其长。柴胡能疏肝解郁，配益气药可升阳举陷，用于中气下陷脱肛及子宫脱垂等症；葛根有生津止渴功效，能升发脾胃清阳之气，既能解肌，又可用于泄泻，但无疏肝解郁作用。故在临证使用时，当以对证选用为要。

常用量 1 日 6 ~ 15g，水煎服。入丸散用适量。

【成方举例】小柴胡汤、四逆散、逍遥散、补中益气汤、清胰汤、血府逐瘀汤等。

【治验举例】治验案例前书已有，这里仅举二例如下。

月经欲潮，胸胁胀痛　龚某，女，33 岁。2007 年 7 月 30 日首诊。自诉："近两年每次行经前 7 天左右即感胸胀胁满，若遇心情不好，甚至刺痛，经血色暗、有块，经行不畅，小腹坠胀而痛，偶尔心烦易怒、口苦。此次经血来潮已经 2 日，以上症状依然不缓。"视其面色隐隐暗红乏泽，舌质有点状瘀斑，舌苔微厚灰暗；切其脉，沉弦微迟。辨证：肝气郁结，经血失活。治宜疏肝解郁，活血调经。方用逍遥散为主加味。柴胡 15g，当归、川芎、酒炒白芍、酒炒香附、红花、桃仁各 12g，鸡矢藤 30g，白术、茯神、酸枣仁各 15g，甘草 6g，薄荷 9g，生姜 3 片。1 日 1 剂，连服 3 剂。水煎，加红糖、黄酒各适量和服。服药 1 剂之后，经行即可顺畅，不适症状便可消除。以后每月行经前 10 天，用上方煎服 5剂，其余时间可不服药，连服 3 个月，多可治愈。但要谨避寒凉，注意保暖，心情平和。即使痊愈，亦不可饮食寒凉之物，经期前后更需注意。后得知首诊服药 1 剂后，果然不适症状大减，3 剂服后，不适症状平息。遵照嘱咐，按时吃药，并注意禁忌，连续 3 个月行经前各服药 5 剂，经前胸胁胀痛等症消除，经行顺畅。类似症状患者较多，其实不难治愈。以疏肝解郁、活血调经之法，方用逍遥散为主，因人对证加减，基本都能治愈。

头痛胸痛，潮热心烦　张某，女，53岁。2004年7月10日首诊。自诉："有高血压、高血脂病史，51岁绝经。近两年头痛、胸痛加重，痛甚时犹如针刺，痛无定处，入暮潮热，心烦易怒，睡眠多梦。"视其面色暗红，舌质深红有瘀斑，舌苔薄黄乏津；切其脉，沉弦有力。辨证：血热血瘀，脉络瘀阻。治宜清热凉血，活血祛瘀。方用血府逐瘀汤为主加减。生地黄24g，当归15g，桃仁、红花各12g，枳壳、赤芍、柴胡、黄芩各15g，桔梗12g，川芎、藁本、地龙各12g，水蛭6g，丹参90g，甘草各6g，5剂。水煎温服。四煎宽水，煎开后加陈醋250mL，适温泡足，亦可活血通络，调节血压，并有明显降压作用。多数高血压患者，用所服中药药渣再煎，加陈醋泡足，都有一定降压解乏功效。

7月19日二诊。自诉："头痛、胸痛均明显减轻。头脑较服药前清醒，全身略感轻松，效果满意。"患者虽觉满意，但复诊舌脉却无明显变化。原方续服5剂再诊，服用法同首诊。嘱其饮食清淡，精神减压，保障睡眠，勿过度劳累。

7月27日三诊。自诉："头痛、胸痛大为减轻，全身感到轻松。服了很多中药，此次效果较佳。此病难以根治，实在令人厌倦。"复观其舌象，瘀斑淡化，深红变浅，苔薄淡黄微润；复诊其脉，微弦略缓，热势已衰，瘀滞见化，津液复回之象。患者病情减轻，已有不愿再服汤药之意，为进一步治疗，寄希减少复发，嘱其改用散剂服，不知是否愿意接受？患者应允。原方加天麻15g，以平肝息风止痛，取5剂。共为细末，每服9g，日服2次，饭后半小时，用温开水送服。如有不适，及时就诊。

顺访3年，张某经服汤药10剂、末药1料，共调治3个月，加上经常用陈醋温水泡足，饮食保持清淡，旧疾复发明显减少、减轻，血压亦较以往稳定，自感与健康人无明显差异。

葛根——解肌退热，生津止泻

葛根，为豆科落叶藤本植物粉葛及甘葛的根。味甘、辛，性平，入脾、胃经。功能解表透疹，生津止泻。其性轻扬升发，鼓舞胃气，生津止渴，开腠发汗，解肌退热，为治阳明头痛肌热、脾虚气陷泄泻、血痢、温疟、肠风、痘疹等症之要药。又能升清阳、散郁火、解酒毒、利二便、解诸毒，其花解酒犹良，色白者佳，但难得。生葛汁性寒，可解温病大热，止吐衄、便血。然而其性升散，多服反伤胃气。

【临证应用】用于感冒发热，恶寒无汗，项强头痛等症，与柴胡、黄芩等味配合，可治肌表热证；与麻黄、桂枝、芍药等味配合，可治风寒表证，项强恶风无汗。

用于麻疹透发不畅，发热口渴，或伴腹泻等症，可与升麻、防风、金银花之类配伍。

用于胃热口渴，可与麦冬、芦根、石斛、沙参等味配合，以生津止渴。

用于脾虚泄泻，或湿热泻痢，可配合党参、白术、茯苓、山药等味同用，以升发清阳，鼓舞脾胃阳气上升，而止脾虚泻痢。配黄连、黄芩、秦皮之类清热燥湿药，又可治疗湿热泻痢等症。

常用量 1 日 15 ~ 30g。个人认为，野生甘葛较人工种植粉葛生津止渴作用明显为好，粉葛止泻痢较优。个人经验，仅作参考。

【成方举例】葛根解酒汤（经验方）：干葛根 18g，麦冬、茯苓、玄参各 15g，白豆蔻 9g，枳椇子 18g，藿香、神曲各 6g，竹茹、芦根各 18g。生津止渴，和胃止呕。用于酒醉后烦渴呕吐，脘腹不适等症。

古方如柴葛解肌汤（《伤寒六书》，柴胡、葛根、石膏、羌活、白芷、黄芩、芍药、桔梗、甘草、生姜、大枣），主治三阳合病，头痛发热，心烦不眠，目痛鼻干，四肢酸楚，脉来微洪者。

葛根芩连汤（《伤寒论》，葛根、黄芩、黄连、甘草），主治身热下利，胸脘烦热，口中作渴，喘而汗出者。

葛根汤（《伤寒论》，葛根、麻黄、甘草、芍药、桂枝、生姜、大枣），主治太阳病，项背强，无汗恶风，又治太阳、阳明合病，自下利者。

【经验小方】每日用甘葛 15 ~ 30g，麦冬 9 ~ 15g，开水泡饮。对于消渴病有一定止渴、"控糖"作用。加五味子 3g，可提高疗效。

甘葛 30g，红藤、鸡矢藤各 15g，水煎当茶饮，药渣宽水煎开后加陈醋150mL 泡足，对于痛风足趾红肿疼痛，亦有减轻疼痛作用。

甘葛、丹参各 15 ~ 30g，川芎、红花各 6g，服法同上，对于冠心病心绞痛，即中医胸痹胸痛，有较好止痛效果。

甘葛 15 ~ 30g 水煎服，亦可治疗湿热泄泻腹痛。同木香、乌梅各 9g，车前子 30g 配合，其止痛止泻作用更佳。

胃热口渴，甘葛、鲜芦根各 15 ~ 30g，水煎服、开水泡饮均可。其生津止渴作用极佳。热甚加生石膏 30 ～ 60g。

【治验举例】胃热善饥，中消烦渴　李某，男，50 岁。2000 年 3 月 10 日首诊。自诉："近半个多月来饭量增加，吃得多，饿得快，胃部感到燥热，心慌气短，口渴频饮，饮水量比平时多 3 倍，依然不能止渴。到大医院检查无果，血糖、尿糖都正常，建议我找个老中医瞧瞧。"视其身体尚健，面色暗红微糙，舌质深红，少苔乏津；切其脉，近乎洪数。由上所见，乃中消胃热善饥，故胃燥烦渴不止，气阴两伤所致。治宜甘寒生津，泻火止渴。方用葛根芩连汤为主加味。甘葛 24g，黄芩、黄连各 9g，芦根、石斛、玉竹、麦冬、沙参各 30g，石膏 60g，玄参、知母各 18g，甘草 3g，3 剂。宽水煎取三大碗，分 6 次温服，1 日 1 剂。饮食一定要清淡，切勿饮酒，劳逸适度，心情平和。

3 月 14 日二诊。自诉："大渴引饮基本止住，胃部仍感'烧心'，依然饿得较快。"视其面色微润，舌质深红略浅，津仍显不足；切其脉，洪数之象略衰。看来此人胃火之盛，实属少见。上方石膏量加至 90g，另加生地黄 24g，以助清热生津之功。续服 3 剂，服用法及注意同首诊。

3 月 18 日患者来告知："谢谢先生！不烦不渴了。饮食与病前相近，烧心已经消除。"再诊患者舌脉，已经接近常人。为巩固疗效，以防胃火复盛，嘱其每天用鲜芦根 30g，麦冬、干葛根、鲜竹叶各 9g，开水冲泡当茶饮，以防旧疾复发。3 年之中，多次偶遇李某，问及旧疾如何？皆言："未再复发，饮食、劳作如常。偶感烦渴，即用小方泡水饮一两日即安。"

头痛肌热，四肢酸楚　张某，男，40 岁。2008 年 5 月 15 日首诊。自诉："头痛肌热，四肢酸楚无力，胸脘痞闷纳差，口渴但不思饮水。吃感冒药 3 天，无明显效果。"视其舌苔白糙，切其脉来浮数。风热感冒热盛，故见头痛肌热口渴。治宜解肌退热，方用柴葛解肌汤为主加减。柴胡 15g，葛根 18g，石膏 60g，荆芥、防风、黄芩各 15g，金银花 18g，连翘 15g，桔梗 12g，甘草 6g，葱白 3 茎，2 剂。水煎温服。发出微汗即可，切勿发汗过度，谨防重复受凉。

5 月 18 日上午，张某来门诊告知："服药头煎即微汗出、身轻，不适症状大减，2 剂服后，肌肉酸痛尽除，感冒病愈。"

湿热泄泻，口渴纳差　余某，男，55 岁。2003 年 7 月 3 日首诊。自诉："身体素来健康，几乎未得过啥病。近十余天腹胀腹痛，大便溏稀，我也没当回事；可是这两三天腹痛泄泻加重，1 日泻下四五次，色黄气浓，臭腐难闻，口渴欲饮，纳差食减，全身无力，脘痞腹痛加重。吃痢特灵腹泻暂止，但脘闷腹胀不减，停药腹痛泄泻如旧。"视其面色黄垢，舌质深红，舌苔黄厚微腻；切其脉来弦滑。辨证：湿热泄泻，脾失健运。治宜健脾利湿，清热止泻。方用痛泻要方为主加减。党参 18g，酒炒白芍、白术各 15g，陈皮、木香各 9g，防风 15g，葛根 24g，茯苓、山药各 15g，车前子 30g，金银花 18g，炒薏苡仁 24g，甘草 6g，3 剂。水煎温服。饮食以温和容易消化为主，暂勿饮酒及食荤腥油腻生冷等物。方中加用葛根升发脾胃清阳之气，气升脾健，则运化正常；加党参、茯苓、山药、炒薏苡仁，健脾渗湿；加车前子、金银花，清热解毒，利湿止泻；加木香理气止痛。后得知患者 3 剂药尚未尽剂，腹痛泄泻全止；3 剂服后，诸症尽除。仅用饮食调理数日，已劳作如常。

葛根所治病种较广，除外感发热、胃热烦渴、湿热泄泻外，亦常用于痛风、消渴、冠心病心绞痛、胃脘痛及脾胃清阳不升之纳差、烦渴、中气下陷等症。治验案例散在前书相关方症下，可相互参看。

升麻——发表透疹，升阳举陷

升麻，为毛茛科多年生草本植物西升麻或关升麻的根。味甘、辛，性微寒，入肺、脾、大肠、胃经。功能发表透疹，清热解毒，升举阳气。足阳明胃、足太阴脾引经药，亦入手阳明大肠、太阴肺经。表散风邪，升发火郁。主治麻疹透发不畅、热毒斑疹、气陷脱肛等症。

【临证应用】用于麻疹透发不畅，与葛根、柴胡、蝉蜕等味配合，以透发疹毒。用于热毒斑疹，牙龈浮烂腐臭，口舌生疮，咽喉肿痛，疮疹湿毒等症，与生石膏、黄连、黄芩、连翘、玄参、金银花之类配伍，以清热解毒。

热病高热，身发斑疹，疮疡肿毒，则配合赤芍、牡丹皮、金银花、连翘、玄参、紫草之类同用，以和营化斑，清热解毒。

用于气虚下陷之久泻、脱肛、子宫下垂等症，则与柴胡、人参、炙黄芪等味配合，以益气升陷。

常用量 1 日 6～15g，水煎服。若下元虚而肝肾不足者，此药升之太过，则下元愈虚，又当慎用，阴虚火动者忌用。

【成方举例】古方如升麻葛根汤（《陶氏小儿方论》，升麻、葛根、芍药、炙甘草），治麻疹未发，或发而不透。

升陷汤（《医学衷中参西录》，生黄芪、知母、柴胡、桔梗、升麻），治胸中大气下陷，气短不足以息。

宣毒发表汤（《痘疹仁端录》，升麻、葛根、前胡、杏仁、枳壳、荆芥、防风、薄荷叶、木通、连翘、牛蒡子、桔梗、淡竹叶、生甘草），治麻疹初期，欲出不出。

补中益气汤（《脾胃论》，炙黄芪、人参、炙甘草、白术、陈皮、当归、升麻、柴胡、生姜、红枣），补中益气，升阳举陷。主治烦劳内伤，身热头痛，心悸气陷，阳虚自汗，脱肛，子宫下垂等症。

【治验举例】**牙龈浮烂，咽肿口臭**　孙某，男，43岁。2005年7月30日首诊。自诉："平时胃火偏重，经常咽喉肿痛，溃破口臭。近一月来牙龈偶尔出血，肿痛浮烂，心烦口渴，头闷头痛，吃药打针，几乎无效，搞得我酒不敢喝，葱蒜辣椒不能吃，饮食稍热，入口疼痛难忍。大便微燥，小便黄短，肢体燥热，倦怠乏力。"视其面色滞暗乏泽，舌质暗红，舌苔黄厚乏津；切其脉，洪滑而数。由上所见，乃一派湿热偏盛、火郁毒滞之象。若不改变嗜酒及喜食辛辣油腻之物的习惯，用药恐难速愈。患者因为痛苦不堪，甚是配合，连声言道："一定饮食清淡，不再饮酒熬夜。"遂以泻火解毒、凉血散瘀法，方用宣毒发表汤为主加减。升麻、葛根、薄荷、荆芥穗、牛蒡子各15g，桔梗12g，淡竹叶、木通各15g，石膏90g，知母、金银花各24g，连翘、玄参、牡丹皮、紫草各15g，黄连、酒大黄各9g，甘草3g，3剂。水煎温服。四煎药渣宽水，煎开后加陈醋250mL，适温泡足。

8月3日二诊。自诉："效果十分明显，3剂药服下，痛苦减轻大半，感觉舒服多了。"视其面色微润，舌质红润，舌苔薄黄微润；复切其脉，滑而偏数。面色、舌质、舌苔皆出现"润"，此为津液已回之象，湿热火毒消退之征。此非单纯药物作用，有患者配合、饮食清淡、不熬夜饮酒之一半功劳。嘱其原方续服3剂，改为2日1剂缓服，以清余热。注意禁忌继续。

1周后孙某特来告知："谢谢先生诊治，此次已经痊愈，请教个单方泡水饮，以防再度突然复发。"嘱其继续饮食注意，每日用野菊花9g，生石膏30g，玄参、鲜竹叶各15g，煎水当茶常饮。

脾虚气陷，子宫脱垂　李某，女，55岁。2000年3月20日首诊。自诉："年轻时偶尔子宫脱垂，也没治疗，后来自己好了，不知啥原因，近两年又开始脱出，是老了？还是身体虚弱？别的无明显不适，总感心慌气短，做事无力，食欲不旺，食量不大，多食胃胀。多处西医治疗，效果都不明显，甚至几乎无效。"视其面色萎黄，闻其声音低颤，观其舌质色淡，舌苔薄白津润；切其脉，虚弱无力；问其是否畏寒？答道："特别怕冷。"由上可见，患者子宫脱垂乃属脾肾阳虚、中气下陷所致。治宜温补脾胃，益气升陷。方用升陷汤为主加减。炙黄芪30g，柴胡、升麻各 9g，人参 12g，白术 15g，陈皮、砂仁（后下）各 6g，当归、熟地黄、枸杞子各 15g，肉桂、黑附片（先煎）、炙甘草各 6g，大枣 5 枚，生姜3 片，粳米 15g，5 剂。文火缓煎浓汁，饭后半小时温服。四煎药渣宽水，煎开后适温泡足。远离生冷寒凉，饮食以温和有营养为要，勿过度劳累。

4 月 30 日李某来告知："5 剂药服后心慌气短减轻，子宫脱垂未再出现，观察一个多月，情况都还稳定。饮食、精神也较以往为好，做事正常。听人家说您开方配制丸药续服，以后就不再复发，是真的吗？"我回言道："慢性病加上身体虚弱，病治好后再续服丸药，确实可以巩固疗效。"遂用首诊方去粳米、生姜、红枣（因为不宜配制丸药），嘱其取 5 剂，共为细末，炼蜜为丸绿豆大。每服 9 ~ 15g，日服 2 ~ 3 次，用红枣、生姜、黄小米煮粥送服，若嫌麻烦，用温开水送服亦可。注意同首诊时所嘱。3 年之中，多次顺访，李某脾虚气陷子宫脱垂等症治愈，疗效巩固，未再出现反复，身体也较以往为好。

升麻用于透发麻疹、斑疹及治疗脱肛、湿毒痒疹等症案例，前书已有记述，不复重赘。

浮萍——辛凉发汗，解表透疹

浮萍，为浮萍科多年生水生草本植物紫浮萍的全草。味辛，性寒，入肺经。此药虽然性寒，但轻浮升散，善开毛窍，入肺经达皮肤，有发汗解表透疹等功效。功能发汗解表，透疹，利水。朱丹溪言：浮萍发汗，甚于麻黄。常用于感冒发热无汗，麻疹隐隐不出，或疹出不透，风热瘾疹，皮肤瘙痒等症。

【临证应用】用于麻疹透发不畅或风热瘾疹出不透，常与西河柳、牛蒡子、薄荷、芫荽（即香菜或其种籽）、升麻等味同用。

用于风热瘾疹、皮肤瘙痒等症，常与蝉蜕、荆芥、防风、地肤子、白鲜皮、紫草、僵蚕等味同用，水煎内服，药渣宽水再煎，趁热先熏后洗全身或局部，以增强疏风败毒止痒之功，并治风湿疙瘩、湿热毒疹等症。

用于风水水肿、小便不利等症，并兼有表热者，常与白茅根、赤小豆、冬瓜皮、金银花、连翘、生姜皮等味配合，以泄热利水消肿。

常用量 1 日 9 ~ 15g，水煎温服。

【成方举例】古方如浮萍丸（《沈氏尊生方》，浮萍、防风、黄芪、羌活、当归、葛根、麻黄、甘草），主治痘疹无汗，不易外透。

【经验小方】透疹小方：浮萍干品 3g，芫荽鲜品 6g，水煎服。透发麻疹。主治 2 岁左右小儿麻疹透发不畅，亦可用于风疹透出不畅、皮肤瘙痒等症。

浮萍和老鹳草各 30～90g，水煎泡足，有显著消肿止痛功效。常用于风湿闭阻水肿、干湿脚气肿痛、中风偏瘫水肿（加陈醋 150mL）等症，熏洗 1 次即可见效，消肿止痛效果明显。

单味浮萍水煎服，解表透疹作用亦较显著。常用于风热感冒无汗、头痛鼻塞及麻疹透发不畅等症。用量根据年龄及病情轻重而定。

【治验举例】麻疹出后，受凉隐蔽 朱某，男童，1 岁半。1975 年 3 月 1 日诊。家属代诉："小儿出麻疹亦有 5 天，本来已经全身出透，无奈不慎受凉，麻疹迅速隐蔽，小儿体温骤升，烦闷咳逆，现在已是半夜，特请您想办法将麻疹表透出来。"幸亏我家中有浮萍、芫荽，遂各用 3g，速速水煎，内服少许，其余趁热遍擦全身，不及 1 小时，小儿微微汗出，皮肤暗红转为亮泽，麻疹随之透出，精神亦振。

按语：我用此法在 70 年代前后治疗了很多例类似朱某患儿，皆得麻疹透出，转危为安。虽为应急之法，确能随手奏效。尤其是夜半或仓促之时，小方作用不小。但能治病，均是好方。

皮肤瘾疹，瘙痒难忍 张某，男，35 岁。2001 年 7 月 5 日首诊。自诉："皮下隐隐红疹，小如粟米，奇痒难忍，右手抓破，流出淡红色血水。有人说是湿疹，亦有人说是荨麻疹，还有人说是皮肤过敏、过敏性湿疹，等等，但治疗只管一时，不能根除。"视其气色精神正常，舌脉亦无明显病象。问及饮食习惯及从事工种？答道："无固定工作，常下河捉鱼，甚至不分昼夜。爱饮酒，喜食海鲜鱼蟹。特别是饮酒及吃鱼蟹后，瘾疹奇痒更甚。"致病原因已明：饮酒食鱼虾本来助湿生热，加之常在水里捉鱼，且不避寒暑昼夜，岂不感受风寒水湿？再接触一些杂草之类，极易引起皮肤瘙痒。辨证应属湿热内蕴、毒邪闭郁所致。治宜辛凉透表，清热解毒。方用浮萍丸为主加减。浮萍 18g，防风、荆芥、薄荷各 15g，地肤子 30g，黄柏、苍术各 12g，当归、赤芍、葛根、升麻各 15g，甘草 6g，3剂。水煎温服。末煎药渣宽水，煎开即可，熏洗全身。服药后可能瘾疹透出，感觉更痒，此乃自内而外排毒透疹所致，不必惊诧。但若不改变饮食、作息习惯，依然饮酒熬夜、不避水湿，服药亦很难见到显效，根治更不可能。听与不听，医者必须交代。

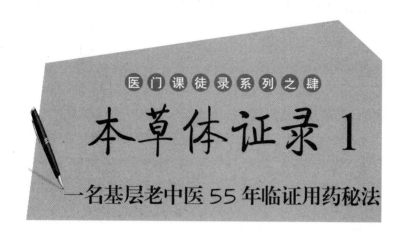

医门课徒录系列之肆

本草体证录 1

一名基层老中医 55 年临证用药秘法

周正祎 著

中国中医药出版社

·北 京·

各 15g，水煎内服外洗，效果亦佳。同密蒙花各 15 ~ 18g，泡水饮，其清肝明目功效都大致相近。小方服用简单，对证依然有效。

【治验举例】**目赤肿痛，翳膜遮睛**　张某，女，51 岁。2000 年 5 月 5 日首诊。自诉："49 岁绝经，绝经不到半年经常头痛目赤，眼睛涩痛畏光，视物不清，白睛赤丝满布，眵泪热黏，有时心烦口渴，小便黄短。"视其双目充血，赤丝贯睛，面色暗红干糙，舌质深红乏津，舌苔薄黄微糙；切其脉，弦数之象。辨证：肺肾阴虚，肝火上扰。治宜清肝泻火，养阴明目。方用蒙花散为主加减。密蒙花、木贼、白蒺藜、地骨皮各 18g，桑白皮、蝉蜕、连翘各 15g，石决明 30g，青葙子、菊花各 18g，生地黄、石斛各 24g，黄芩、栀子各 15g，甘草 3g，5 剂。水煎温服。四煎宽水，煎开后加陈醋 250mL，适温泡足。忌食一切辛辣油腻上火之物，饮食以清淡为要，保障睡眠，勿久看电视及电脑上网、玩手机，避免眼睛重受伤害。

5 月 13 日二诊。自诉："服药效果满意，症状大有减轻，就是吃中药麻烦，希望配制丸药续治。"复诊脉证，服药已见显效。无奈不愿再服汤药，遂嘱其上方取 5 剂，共为细末，炼蜜为丸绿豆大。每服 15g，日服 2 ~ 3 次，用甘菊花 12g，谷精草 30g，开水冲泡，取汁送服。后得知：张某感觉服丸药效果满意，又连配 2 料续服，翳膜遮睛肿痛目疾治愈，视力正常，疗效巩固。

淡豆豉——解表除烦，调中下气

淡豆豉，为豆科一年生草本植物大豆黑色的种子（即黑大豆），经加工发酵而成。味辛、甘、微苦，性寒（因炮制不同，亦有味辛微温者）。入肺、胃经。功能解表除烦。前人言其有苦泄肺、寒胜热、发汗解肌、调中下气之功。主治伤风感冒、胸中烦闷等症。

【临证应用】用于伤风感冒、发热恶寒头痛等症，常与薄荷、连翘、荆芥、防风等味同用，以解肌退热，而治风热感冒。

用于胸中烦闷、虚烦不眠等症，常与麦冬、百合、黄芩、栀子等味同用，以宣郁除烦，而治热病后期余热未尽、虚烦不眠等症。

常用量 1 日 9 ~ 18g，水煎服。

淡豆豉未用药物同制者，其解肌力弱，并无发汗功效。传统制法多与辣蓼、青蒿、藿香、佩兰、苏叶、荷叶等鲜品打汁，另用麻黄煎取浓汁，共拌入黑大豆内，再蒸熟发酵制成，性味偏于辛温，或称炒香豉，则透表解肌功效力胜。如用青蒿、桑叶、荆芥、薄荷等味配制，则药性偏寒。使用之时需要辨别。

【成方举例】古方如栀子豉汤（《伤寒论》，栀子、淡豆豉），治伤寒汗、吐、下后，虚烦不得眠。银翘散，以治温病初起，表热无汗等症。

【经验小方】炒香豉 15g，竹茹 30g，水煎服。用于胃有虚热、心烦欲呕等症，常获显效。

淡豆豉、荆芥各 15g，水煎温服。治风热感冒初起、头痛喷嚏有效。

【治验举例】**温病初起，发热头痛** 李某，女，40 岁。2006 年 3 月 3 日首诊。自诉："5 天前始感咽干鼻燥，继而身发寒热，热重寒轻，头痛，咳嗽无痰，心烦微渴，但不思饮，食欲减退，关节酸楚乏力。吃感冒药发汗后，暂时身轻，不及半日症状如旧。"视其舌质微红，舌苔薄白乏津，切其脉来细数。此为温病初起无异。治法与风热感冒相近，宜辛凉解肌、宣肺止咳。方用银翘散为主加减。金银花、连翘、板蓝根各 15g，桔梗 12g，薄荷 15g，淡竹叶 15g，荆芥 12g，淡豆豉、牛蒡子各 15g，芦根 18g，杏仁 9g，炙桑白皮 18g，黄芩各 12g，甘草 3g，3 剂。水轻煎，温服，取微汗，切勿发汗过度，更不可连续发汗。谨避风寒，劳逸适度。3 日后患者来告知："服药头剂发出微汗，即感身轻，3 剂服后，头痛心烦等症尽除，身体恢复正常。"

温热病后，虚烦作呕 张某，女，48 岁。2003 年 5 月 5 日首诊。自诉："此次得重感冒，发热恶寒，头痛身重，关节酸痛，自己用葱姜水煎加红糖热服发汗，当时感觉良好，翌日复感咽干头痛，口渴欲饮，全身但热不寒，又吃西药、输液 5 天，身热退，但心烦不宁，夜寐不安，食欲减退，时而欲呕，全身乏力又来。"视其面色乏泽，略显憔悴，舌质光红少苔，津液不足；切其脉，细数之象。由上所见，责在起初发汗过度伤阴，继而未加调理肺胃，虽然大热已退，但余邪未清，故见食欲减退、心烦欲呕、夜寐不安、全身乏力等症出现。治宜清热养阴，和胃调中。方用栀子豉汤为主加味。栀子 12g，炒香豉、麦冬、百合、黄芩各 15g，芦根、竹茹各 18g，茯苓 15g，陈皮、砂仁（后下）各 6g，白术 12g，甘草 3g，3 剂。水煎温服。末煎药渣宽水，煎开后适温泡足。饮食以温和容易消化吸收为要，切勿陡进大补、热补及荤腥油腻之物，谨避风寒，劳逸适度。顺访：张某服药尽剂病愈，以温和饮食调理数日，身体康复。

卷二　清热药

凡以清解里热为主要作用的药物，称为清热药。清热药药性寒凉，主要用于热病高热、湿热痢疾、黄疸、热毒痈疖、目赤肿痛、咽喉红肿等所呈现的各种里热症候，即是《内经》所说"热者寒之"之义。临证可根据不同病情，对证选用。如用于清气分实热的，如石膏、知母等；用于清泻肝火的，如野菊花、千里光等；用于清热凉血的，如水牛角、牡丹皮等；用于清热解毒的，如金银花、连翘等；用于清热燥湿的，如黄连、黄柏等；用于清虚热的，如地骨皮、鳖甲等。

清热药性味寒凉，多服、久服，损伤阳气，故对于阳气不足，或脾胃虚弱者，都须慎用。如遇真寒假热的症候，则当忌用。

生石膏——清热泻火，解肌止渴

生石膏，为单斜晶系的硫酸钙矿石。味辛、甘，性大寒。入肺、胃经。辛能发汗解肌，甘可生津止渴。功能清热泻火，解肌发汗，生津止渴（生石膏），收敛生肌（熟石膏）。主治伤寒郁结无汗，胃火亢盛，头痛，牙痛，发热恶寒，肌肉壮热，小便赤浊，大渴引饮，中暑自汗，舌焦牙痛，热郁发斑，温病壮热，高热不退，烦渴，脉洪，肺热咳喘，热毒疮疹，水火烫伤，疮疡溃后，以及创伤久不收口（熟石膏）等症。

【临证应用】石膏质重以清火，味淡以解肌，为足阳明胃经之药。色白入肺，兼入三焦，寒能清热泻火，辛能发汗解肌，甘能缓脾益气，生津止渴。但用量少则难见功效。然而性凉寒胃，胃弱血虚、外邪未入阳明、无肌热烦渴症者慎用。综合而言，生用内服清热，煅熟外用收敛。

石膏为清气分实热之要药，凡热在气分而见壮热汗出、烦渴引饮、脉来洪大、小便短赤者，皆可用性味寒凉之石膏以清热泻火、生津止渴。如与清热凉血药如玄参、牡丹皮、鲜生地、板蓝根等味同用，以治疗热盛发斑、神昏谵语等气营两燔之证；如见邪热郁肺，而出现咳逆喘急等症，常与麻黄、杏仁等味同用，以宣散肺热；烦渴引饮、牙龈红肿等症，常与知母、牛膝、生地黄、麦冬等味同用，以清热泻火益阴；热痹热痛，常与桂枝、赤芍、络石藤、忍冬藤等味同用，以清热通络；虚火牙痛，缠绵日久，常与熟地黄、黄柏、泽泻等味同用，以滋阴泻火；热盛伤津，汗出口渴，常与人参、麦冬等味同用，以治气阴两伤；素体胃火炽盛，烦渴引饮不止，或者胃热善饥，而身无他病者，生石膏与沙参、麦冬、鲜芦根、甘葛、玉竹等味，大剂量水煎服，屡用皆验；热毒疮疹，水火烫伤，或疮疡溃后及创伤久不收口，熟石膏同黄柏、青黛、升丹、龙骨等味外用，以清热解毒收敛。

常用量 1 日 30 ~ 120g，先煎，去沫，后入群药同煎服。煅熟外用适量。

【成方举例】白虎汤、竹叶石膏汤、泻黄散、玉女煎等。

【治验举例】中暑脉洪，肌热烦渴　李某，男，45 岁。2001 年 7 月 15 日首诊。自诉："5 天前因在河滩劳作，上晒下蒸，始觉头痛肌热，继而汗出不止，烦渴引饮，小便黄赤短少，全身肌肉热痛。医院当感冒治，输液 3 天，病情依旧。"视其面色绯红，舌质深红，舌苔黄厚；切其脉，洪大有力。病属中暑（阳暑）无异。眼下气分实热，津液耗伤。治宜解肌清热，生津止渴。方用白虎汤加味。生石膏 90g（先煎），知母 18g，甘草 6g，粳米 15g，麦冬 18g，淡竹叶 18g，滑石 15g，2 剂。1 日 1 剂，水煎服。药渣再煎，微温泡足。

7 月 17 日二诊。自诉："病已基本治愈，头痛肌热、烦渴引饮等症消除，仅觉食欲不佳，略感心慌。"视其面色绯红已退，舌质正红津润，舌苔薄黄微润；复切其脉，稍显虚大。阳明经证已解，气阴不足待调。上方石膏减量至 60g，去滑石、淡竹叶之淡渗利水，再加党参 24g，白术 12g，茯神 15g，砂仁 9g（后下），续服 2 剂，服用法同首诊。李某服药头 2 剂暑热解，续服 2 剂，食欲恢复，心慌消除，劳作正常。嘱其续用鲜荷叶 30g，人参叶 15g，粳米 5g，为 1 日量，开水泡饮数日，以修复中暑汗出过多、气阴损耗之伤。

素禀胃热，饮不止渴　陈某，男，55 岁。2000 年 9 月 5 日首诊。自诉："素来胃火偏旺，经常口渴饮水。饮水量超出常人 3 倍以上，仍觉不能止渴。到过多家医院检查，都说一切正常。无奈冬夏四季，胃部总感烦躁不适，睡觉腹部不敢盖被子，有时甚至盖很薄之物亦感烦热。饮水不少，但尿量不多，偶尔偏黄。"视其面色，并无病象，舌质略显暗红，苔少乏津；切其脉，沉数有力。辨证：胃热炽盛，津液不足。治宜清泻胃火，生津止渴。方用竹叶石膏汤加减。生石膏

60g，知母、麦冬、沙参、石斛、芦根各 30g，玄参、甘葛各 18g，粳米 15g，3剂。水煎温服。药渣宽水，煎后微温泡足。戒酒，勿食辛辣干燥上火之物。

9 月 9 日二诊。自诉："服药略有效果，烦渴稍轻，饮水稍减。可能因为病程较久，短时间内恐难治愈。"复诊其舌脉，确无明显变化。原方石膏量加至 120g，续服 5 剂。服用法及忌口同首诊。

9 月 16 日三诊。自诉："烦渴基本止住，饮水减少大半，睡眠可以盖薄被，其余无明显变化。"视其舌质，津液已回，舌苔薄黄津润，脉来沉数已缓，病情已见明显好转，嘱其二诊方续服 5 剂。

9 月 23 日四诊。自诉："多年烦渴终于治愈，饮水、睡眠均与常人接近。以后决心戒酒，慎吃辛辣油腻口重之物，饮食尽量清淡。"复诊其舌脉，均与常人相近，为巩固疗效，嘱其续用小方泡水饮，以防病情反弹。方用沙参、麦冬、鲜芦根各 15g，生石膏 30g，为 1 日量，开水泡之当茶饮。

断续顺访 3 年，陈某多年胃热烦渴症治愈，后用小方续饮，加上饮食注意，病情未再明显反弹。

口舌生疮，牙痛头痛 张某，男，47 岁。2005 年 5 月 5 日首诊。自诉："经常口腔溃疡，牙痛，头痛，胃热烦渴，饮水偏多，小便反而黄短，有时轻微涩痛，大便偶尔秘结。消化力特强，无论吃什么，饿得都很快。此次口舌溃疡已有 7 天，打针吃药几无效果。冷热入口，皆感疼痛。"视其面色暗红失润，牙龈、舌尖、咽喉周围有多处溃疡，舌尖深红，舌苔黄厚乏津；切其脉，滑数有力。辨证：胃火炽盛，津液亏乏。胃热善饥，故自感"饿得快"；胃火炽盛，二便秘涩，因而经常口舌生疮。治宜清热解毒，泻火养阴。方用玉女煎合黄连解毒汤加减。生石膏 90g（先煎），生地黄、玄参、麦冬、牡丹皮各 18g，黄连、黄芩、川木通、大黄（后下）各 12g，知母、金银花、川牛膝各 18g，甘草 6g，粳米 15g，3 剂。水煎温服。末煎药渣宽水，煎开后适温泡足。饮食清淡，不可饮酒。

5 月 9 日二诊。自诉："大小便都已通畅，口舌疼痛减轻，口气稍感清爽，烦躁口渴略有好转。"复诊其舌脉，唯见火旺已衰，赤红色退，脉转小缓，盛实之热已见衰势。上方生石膏量加至 120g，生地黄、麦冬、玄参、牡丹皮量各加至 24g，以增强清热生津之功。续服 3 剂，服用法及忌口同首诊。

5 月 15 日张某来告知："口腔溃疡已愈，是否说个单方常服，以减少复发？"遂告知每日用金银花 15g，生石膏 30g，玄参 15g，开水泡服。如出现大便秘结，再加大黄 3～6g，大便通畅，即可去之；如小便黄赤，则加木通 9g；咽喉红肿，则加赤芍 9g；咽干口渴，则加麦冬 15g，鲜芦根 30g（无则用干品 15g）。自己掌握，经常泡水代茶饮，即可减少复发。患者闻此，连声致谢。后多次偶遇，皆言其谨遵医嘱，饮食清淡，基本戒酒，小方随症加减当茶饮，旧疾未再明显复作。

栀子——清热泻火，凉血解毒

栀子，为茜草科常绿灌木栀子树的成熟果实。味苦，性寒，入心、肝、肺、胃经。泻心肺邪热，使之下行而从小便出；解三焦郁火，热证心烦、吐血衄血、血淋、黄疸诸症可治，故有清热泻火、凉血解毒之功。

【临证应用】栀子亦名山栀，轻清上行，能泻肺火，去肌表热，在外感热病，表里有热之际，有双解作用；其性苦寒泄降，又能泻三焦实火，凉血而清心热，故用于治疗热病心烦、血热妄行、热淋尿血等症。既清气分热，又泻血分火，还治湿热黄疸，此为栀子主要功效。生栀子清热解毒力强，炒栀子多用于凉血止血。山栀仁清心热，栀子皮去肌表热而清肺。现今只有栀子一种，临证需要自己选择炮制。

用于热病发热、心烦不宁等症，栀子配合淡豆豉、连翘、黄芩、薄荷、菊花之类，以清气分之热，透邪解郁，而治热病初起，发热胸闷，心烦等症。

用于实热火证，而见高热烦躁、神昏谵语等症，此药同黄连、连翘、麦冬、莲须、羚羊角、钩藤之类配伍，以泻实火，而除邪热。

用于热毒实火之吐血、鼻衄、尿血、目赤肿痛及热毒疮疡红肿焮痛等症，凉血止血，配合生地黄、牡丹皮、侧柏叶、仙鹤草、大小蓟、白茅根之类同用；目赤肿痛，可与菊花、薄荷、蝉蜕、决明子、石决明、木贼、黄芩等味同用，以清泄肝肺邪热，消肿止痛；治疗热性疮毒，则与金银花、连翘、蒲公英、黄连、玄参、赤芍、紫花地丁配伍，以清热解毒、消肿散结。

用于湿热阳黄，常与茵陈、大黄、垂盆草等味配伍，以清热利湿退黄；生栀子研细末，黄酒、陈醋各半调糊敷患处，有活血消肿功效，用于跌打损伤，皮肤红肿，青紫胀痛，效果明显；心烦，口干欲饮，可与连翘、麦冬各 6～9g 泡水饮，亦有良好作用。

【成方举例】丹栀小蓟饮（经验方）：牡丹皮、栀子、小蓟、黄芩各 15g，生地黄 24g，白茅根 30g，侧柏叶、藕节、仙鹤草各 18g，当归 12g，白芍 15g，甘草 3g，清热泻火，凉血止血。主治血热鼻衄、齿衄、尿血、便血等症。

五苓散（《局方》）：赤茯苓、赤芍、栀子、当归各 9～15g，灯心草、甘草各 3 ~ 6g（常用量）。主治湿热淋证，水道不通，淋沥涩痛等症。

其他古方如栀子大黄汤（《金匮要略》，栀子、大黄、枳实、淡豆豉），主治酒疸，心中懊恼或热痛。

栀子柏皮汤（《伤寒论》，栀子、黄柏、甘草），治伤寒发黄身热，去湿热。

【经验小方】民间使用栀子治疗病症颇多。红眼病，同夏枯草、野菊花泡水饮；心烦、口渴、尿黄，同车前草、鲜竹叶或灯心草泡水饮；体生毒疖，同蒲公英、千里光泡水饮；跌打损伤红肿疼痛，单味为末陈醋调敷患处；流鼻血，同侧柏叶、小蓟泡水饮；烦渴引饮，同鲜芦根、甘葛水轻煎当茶饮；口舌生疮，同金银花、万年青根或叶泡水饮等，都有较好效果。病情轻者，多可迅速治愈。病情重者，亦可明显减轻不适症状。乡间人家房前屋后多有种植栀子者，其花洁白清香，其果（栀子）几乎都知道是"下心火"的良药。

【治验举例】**尿黄心烦，饮食乏味**　李某，男，40岁。2005年3月30日首诊。自诉："经常尿黄，口干口苦，饮食乏味，身体困倦，如此已有3年，大医院检查多次，都是总胆红素、直接胆红素、间接胆红素超标，高出常人1~2倍，其余未发现异常。吃药打针，暂缓一时，亦未降到正常范围。虽不影响正常工作、生活，但时间长了，还是感觉有些疲倦。"观其形体健壮，说话声音洪亮，中气十足，面色亦与常人无异，舌质略显深红，舌苔薄黄微腻，切其脉来略沉、滑数。辨证：肝胆湿热，肾水不足。治宜清泻肝火，利尿退黄。方用栀子柏皮汤为主加味。栀子15g，黄柏12g，甘草6g，黄芩15g，茵陈、垂盆草各60g，淡竹叶18g，车前子30g，生地黄24g，泽泻、滑石各15g，5剂。水煎温服。3剂宽水，煎开后加陈醋150mL，适温泡足。饮食需要清淡，切勿熬夜饮酒，养成多饮水习惯，劳逸适度。

4月5日二诊。自诉："服药期间尿量增多，色黄已不明显，饮食已知味，身体感觉轻松。"复诊其舌脉，均无明显变化，可能是病程较长原因。嘱其上方续服5剂，尽剂后复查。

4月13日三诊。自诉："首次复查血清胆红素正常，感觉也续有好转。"视其舌质红退，舌苔薄白津润，脉来缓匀，尿黄临床治愈。为防止短时间内复发，嘱其仍将原方每隔十天半月服3剂，或每日用栀子3g，生地黄6g，垂盆草、茵陈各15g，开水泡饮，以清热利尿，减少复发。

血热鼻衄，心烦口苦　杨某，男，45岁。2003年11月3日首诊。自诉："工作性质常熬夜，生活习惯喜饮酒，嗜腥辣油腻，口味越重越好，经常口干口苦，心烦胁满，小便黄赤，大便常秘。半个月前因为饮酒致醉，随之头痛烦躁，口干口苦加重，继而鼻孔出血，左鼻孔流血塞住从右鼻孔流，双鼻孔塞住从口里流，住院治疗十余天，鼻血依然流淌。现在感觉头晕、心烦、口苦愈甚，容易动怒。听人介绍，特来求诊。"视其面色暗红，舌质深红，舌苔黄厚干糙，切其脉来滑数。辨证：肝肺火旺，血热外溢。治宜清热泻火，凉血止血。方用丹栀小蓟饮加减。牡丹皮、栀子各 15g，小蓟 24g，黄芩 15g，生地黄 24g，白茅根 30g，侧柏叶 15g，藕节、仙鹤草各 30g，白及、当归各 12g，白芍 18g，甘草 3g，3 剂。水煎温服。戒酒，饮食清淡，暂勿熬夜，心情平和，劳逸适度。

11 月 9 日杨某托人来告知："谢谢先生！杨某流鼻血服药头剂即明显减轻，3 剂服后鼻血全止，已经上班，特让我来告知。"嘱咐来者：由于杨某生活习惯欠佳，导致肝肺火旺，若不注意，鼻衄复发随时都会出现。饮食要尽量清淡，并每日用栀子 9g、小蓟 15g、白茅根 30g 开水冲泡当茶饮，以防鼻衄复发。

知母——滋肾润燥，清热泻火

知母，为百合科多年生草本植物知母的根茎。味苦，性寒。入肺、胃、肾经。有上清肺火，下润肾燥，消痰止咳，止渴安胎，除烦退热之功。用于温热病症，高热烦躁，肺胃实热，口渴脉洪，肺热干咳，或痰黄稠黏；阴虚发热，虚劳咳嗽，胃热消渴，阴虚火旺，骨蒸潮热等症。皆取知母苦寒而不燥之性，故上能清肺，中能凉胃，下能滋肾阴，以泻火旺，而治以上诸症。

【临证应用】知母配黄芩，则清肺火；配石膏，则清胃热；配黄柏，则清肾火。既能清实火，又可退虚热，但滋阴生津功效较弱，用于阴虚内热、肺虚燥咳及消渴等症，须与滋阴药配伍，始能发挥作用。肥知母生用，则泻火之力较强；切片微炒，泻火之力则缓。

用于温热病高热烦躁口渴，常与石膏、麦冬等味同用；用于肺胃实热，咳吐痰稠等症，常与黄芩、瓜蒌、贝母、桔梗等味同用；用于阴虚发热，虚劳咳嗽等症，常与沙参、麦冬、川贝、百合等味同用；肺热燥咳烦渴，常与天花粉、麦冬、甘葛、芦根等味同用。

知母总为泻火润燥之品，故上清肺、中凉胃、下滋肾，无论肺火燥咳、胃热烦渴、肾阴不足盗汗等症，脾胃适宜，皆有良好功效。泻火润燥之药，若属肺寒痰嗽、脾虚便溏、肾阳不足畏寒者，皆当禁用。

常用量 1 日 9 ～ 24g，水煎温服。入丸散适量。

【成方举例】二母散、知柏地黄汤、知母饮、白虎汤、大补阴丸等。

【治验举例】以往运用知母案例已见前书，近些年治验举例如下。

暖冬干燥，肺热咳嗽　《内经》有"秋伤于燥，冬生咳嗽"之言。近些年来冬季少雨，几乎无雪，尤其是甲午年入冬以来，气温竟在三九、四九之时出现十八九度，甚至突破20°，加之人们冬季喜食火锅及麻辣上火之类食物、取暖过度、出汗过少，内外失于疏泄，长期积热于肺胃，因而出现冬季火咳异常增多，甚至口舌生疮、干咳咯血、齿衄、鼻衄等症。虽在严冬，若非清热泻火、润燥养阴之味，其症难以平息。方用二母散合沙参麦冬汤，因人对证加减，运用适宜，多三五天治愈，效果比较理想。其他季节或素禀肺胃火旺而咳者，用之亦效。

张某，女，47岁。2014年12月3日首诊。自诉："起始咽干喉痛，全身酸楚，咳嗽少痰，胸闷心烦，当感冒治，输液7天，咳嗽更甚，甚至干咳咯血，X胸片检查肺部正常。这两天又出现流鼻血、口腔溃疡、牙痛、耳鸣、便秘、溺赤，上火为何这么厉害？"视其面色干糙，舌质红绛，苔少乏津，咽喉周围红赤、溃破，脉来寸、关俱数。一派肺胃火旺、津液不足之象。治宜清热泻火，养阴润肺。方用二母散合沙参麦冬汤加减。知母24g，川贝母12g（为细末，分3次吞服），黄芩、桔梗各15g，玄参、麦冬、牡丹皮、沙参、地骨皮各18g，金银花24g，连翘15g，蜜炙紫菀、蜜炙枇杷叶各24g，大黄9g（后下），大蓟12g，白茅根30g，甘草6g，2剂。水煎，饭后半小时温服。勿食生冷，谨防感冒，忌一切酒及辛辣上火之物，保障睡眠，饮食清淡。

12月6日二诊。自诉："咳嗽已明显好转，其他不适亦有减轻。"复观其舌质红绛转为红润，苔薄津回；脉来数象大减，一息五至仍在。余热待清，续滋肺阴。上方加玉竹18g，百合24g，五味子3g，续服2剂，服法同首诊。

顺访：张某共服药4剂，火咳痊愈，其余不适症状亦同时消除。

按语：甲午年入冬以来，与张某病情相似者甚多。肺热干咳，咽喉肿痛，甚至口舌生疮、鼻衄、齿衄，同时出现不同程度的心烦盗汗、手足心热等症。治法均用二母散合沙参麦冬汤加减，皆得迅速治愈。可见冬季干燥温暖，加之过食辛辣油腻之物，以致肺胃积热，肾阴不足，而出现上述诸症。不用清热泻火、滋阴润燥之剂，难以在短期内治愈。虽在三九严冬，亦不可执泥四时六气之定规，必须结合反常气候、发病实际，对证灵活用药，方能疗效显著，而得以及时治愈。

肺肾火旺，鼻衄耳鸣　此类病人四季都有，入冬以后更多。尤其是甲午年冬季气温偏高，干燥少雨，人们普遍感觉'火旺'，症状多为牙痛、头痛、咽喉肿痛、口腔溃疡、口渴心烦、干咳咯血等症，甚至五心燥热，夜寐盗汗，心烦不寐，体倦乏力。究其原因，应与干燥少雨、异常冬暖，以及过食腥辣食物有关。加之取暖过度，少于运动，汗不得外泄，或者平素便秘，小便时黄，内外结合，热积于内，不得发越疏泄而致。治验举例如下。

马某，男，47 岁。2014 年 12 月 21 日首诊。自诉："平时饮点小酒，入冬后常吃火锅，无形中感到口渴心烦，五心烦热，午夜前胸后背出汗，会阴部潮湿，继而半边头痛、耳鸣。这两天又出现流鼻血、口腔溃疡。冬天为啥还'上火'如此严重？"视其面色、唇色俱暗红、干糙，舌质深红，舌苔微黄乏津，脉来沉数之象。辨证当属肺肾阴虚火旺，脾胃积热津亏。治宜清热泻火，养阴生津。方用知柏地黄汤加减。嘱咐患者：要饮食清淡，保障睡眠，忌食一切腥辣油腻上火之物及饮酒，保持心情愉悦，适当运动，如此服药方效，否则病虽不大，却难速愈。知母 24g，黄柏 15g，磁石、生地黄各 30g，牡丹皮、白芍、泽泻、茯苓、黄芩、栀子、天花粉各 15g，石斛、麦冬、玄参各 8g，大蓟 15g，3 剂。水煎温服。四煎药渣宽水，煎沸后加陈醋 250mL，适温泡足，冷则去之。

12 月 26 日二诊。自诉："口渴心烦、手足心热、鼻衄、盗汗已止，头痛耳鸣减轻，口腔溃疡尚未明显见效。"复诊其舌象，舌质深红略退，舌苔薄黄津润，脉象沉数稍缓，盛实之热，势已稍衰。上方去天花粉之苦寒伤胃，大蓟减量至12g，生地黄量减至 24g，以免凉血过度，另加金银花 24g，山豆根 12g，胖大海15g，以增强清热解毒、消肿止痛之功，续治咽喉肿痛、口舌生疮，再服 2 剂。服用法同首诊。待汤药尽剂，续用金银花 15g，玄参、麦冬、桔梗各 9g，甘草2g，每日 1 剂，开水泡之当茶饮数日。

2015 年 1 月 3 日上午，马某来告知："火已退去，不适症状完全消除，下火药是否继续泡水饮？"复诊患者舌脉，已经热去津回，可将泡水饮小方减量，续饮数日即可。但不可骤食腥辣上火之物及饮酒，以防邪热复起，诸症又作。后数次遇到马某，知其"上火"引起之诸症平息后，未再反复。

芦根——甘寒生津，止渴治呕

芦根，为禾本科多年生草本植物芦苇的根茎。味甘，性寒，入肺、胃经。泄热，止呕，甘寒益胃降火。功能清肺凉胃，生津止渴。主治温热病高热口渴、胃热呕吐、肺热咳嗽、痰黄稠黏等症。

【临证应用】芦根甘寒生津，清肺胃热而止咳止呕。既能清肺热而祛痰排脓，又可清胃热而生津止呕。其性虽寒，但甘淡力薄，用以清肺胃，仅可作为辅助之品。其长处为性不滋腻，生津止渴而不留邪。凡温热之患而邪恋于卫气者，或热病后伤津口渴症候，均可运用。温热袭肺，则肺热咳嗽；温邪犯胃，则津少口渴；胃气失于和降，则上逆而呕恶。芦根既清肺胃之热，又可生津止渴，故适用于肺胃郁热引起之病症。

芦根配合麦冬、天花粉等味，则清热生津止渴；配竹茹、枇杷叶、砂仁、藿香等味，则清胃、和胃而止呕；配瓜蒌皮、知母、浙贝母、黄芩、鱼腥草等味，则清肺热以止咳；配冬瓜皮、生薏苡仁、金银花、黄芩、桃仁、桔梗之类，则清肺排脓，以治肺痈咳吐脓血。

常用量 1 日鲜品 30 ～ 60g，干品 15 ～ 30g，水煎服。单味鲜品 30 ～ 60g，干品减半，切段开水泡水饮，适宜于胃热口渴。

芦根善治胃热烦渴，鲜品作用较干品为强。但须自采，药店无售。

苇茎与芦根功用相近，有水潮湿处多有生长，采集地上部分新茎使用，较之挖根更为容易。经过反复使用比较，生津止渴等作用与芦根基本相同。

【成方举例】古方如千金苇茎汤（《千金方》，苇茎、生薏苡仁、桃仁、冬瓜子），主治肺痈发热咳嗽，痰多带血而有腥臭气味者。

芦根散（《圣惠方》，芦根、麦冬、瓜蒌根、甘草、竹茹），治时气温热，口干口渴。

【经验小方】有不少人既无消渴等慢性病，又未感温热燥气时邪，就是胃热烦渴不断，几乎百药吃尽，效果总是不佳。我用大剂量生津止渴之方，虽能止渴，但管不了多久，旧疾复作。后嘱其每日用鲜芦根 60g，甘葛 15g，沙参 30g，生石膏 30 ～ 60g，宽水轻煎当茶饮，四季不断，连续 3 年饮用，花钱很少，也不影响劳作，身体亦未受任何伤害，宿疾得以治愈。

肺胃俱热，干咳口渴者，用鲜芦根 30 ～ 60g，鱼腥草 15 ～ 30g，麦冬 15 ～ 30g，宽水轻煎当茶饮，轻者即可速愈，症状较重者亦可明显减轻。再重者需要用千金苇茎汤加减治疗，不可用小方图简单，以防延误最佳治疗时间。

平素胃热烦渴干呕，检查无明显疾病者，用芦根、竹茹各 30g，生姜 3g，水煎服，或开水泡饮，多可治愈。用少量生姜，则取其辛能散逆气、为治呕家圣药的启示，且可中和寒凉过度。胃虽喜凉恶热，但不可过寒以伤和降之气。

【治验举例】温热所伤，胸燥口渴 李某，男，49 岁。2007 年 8 月 21 日首诊。自诉："近半月以来，胸前闷燥，偶尔干咳，烦渴引饮，全身肌肉酸痛，状似感冒但体温正常，打针吃药无明显效果。近几日食欲明显减退，唯思冷饮，但饮多则又欲呕，全身更加乏力。"视其面色枯糙乏泽，舌质略显深红，舌苔薄白干糙；切其脉，细而微数。综合所见，加之近时秋燥少雨，天气依然燥热，李某又常在露天劳作种菜，暴晒加与水接触，所感既有燥气，又兼湿邪，故见胸前燥闷、肌肉酸楚、烦渴引饮等症。治宜清热润燥，生津止渴。方用芦根散为主加减。芦根、麦冬、沙参各24g，天花粉12g，竹茹18g，黄芩15g，玄参、玉竹各18g，桔梗12g，蜜炙桑白皮、蜜炙枇杷叶各24g，浙贝母12g，甘草6g，3剂。水煎温服。四煎药渣宽水，煎开后适温泡足。饮食适度清淡，暂勿饮酒及暴晒涉水，劳逸适度。5日后李某来告知："胸燥干咳、烦渴引饮及肌肉酸楚全除，已经下地劳作2日，但谨避暴晒及涉水，仅做轻活，自感已经正常。"

芦根用于胃热善饥、烦渴引饮等症案例，见葛根、石斛、天花粉等药下，可互为参看。

天花粉——生津止渴，滑痰排脓

天花粉，为葫芦科多年生草质藤本植物栝楼的根。味微甘、苦、酸，性微寒。入肺、胃经。功能清热生津，滑痰，解渴，消肿排脓。主治肺热咳嗽、热病伤津口渴、热性痈疳疮肿等症。

【临证应用】用于热病伤津、肺燥咳嗽等症，常与沙参、麦冬、石斛、黄芩、鱼腥草等味配伍。用于胃热善饥、烦渴引饮等症，常与麦冬、沙参、石斛、知母、芦根等味配合，以清热生津止渴。

用于热性疮疡如痈疳、疔疮、无名肿毒等患，可与金银花、连翘、蒲公英、紫花地丁、天葵子、浙贝母、甘草之类同用，清热解毒，消肿散结，以治肿疡未溃，或溃后脓出不畅者。但仅可用于热毒炽盛之实证，虚寒证及热而不甚、脾胃虚寒者禁用。以防复伤脾胃中和之气，反而毒滞难化，加重病情。

常用量1日9～15g，水煎温服。天花粉性味苦寒，非实火温热伤津烦渴、热毒为患疮疳等患者慎用。素体不健，脾胃虚寒者，即使偶感"上火"，也不能轻服此药。常人亦不可轻易用此药"下火"，因为用量稍大，或服用时间略长，多有呕吐腹泻、脘腹疼痛及食欲减退、全身乏力等反应。经验之谈供参考。

【成方举例】仙方活命饮（《校注妇人良方》）：炙穿山甲、天花粉、甘草节、制乳香、制没药、白芷、赤芍、贝母、防风、炒皂角刺、当归尾各6g，陈皮、金银花各9g。功能消肿解毒，溃坚止痛。主治热性疮疡初起，红肿焮痛，患处赤热，或身发寒热等症。

其他古方如滋燥饮（《沈氏尊生书》，天花粉、天冬、麦冬、生地黄、白芍、秦艽），主治肺燥咳嗽、口燥作渴等症。

玉液汤（《医学衷中参西录》，瓜蒌根、知母、葛根、五味子、山药、黄芪、鸡内金），主治消渴。

【治验举例】肺胃燥热，干咳烦渴 张某，男，57岁。2001年9月3日首诊。自诉："口干口渴，干咳少痰，咽喉肿痛，偶尔咯血，痰黄稠黏，痰中偶带血丝，时轻时重，已经有1月之久。X线胸片检查正常，打针吃药仅缓一时。"视其面色干糙，舌质深红，舌苔薄黄乏津；切其脉，细数之象。辨证：燥热伤肺，胃阴不足。治宜清热泻火，生津润燥。方用滋燥饮为主加减。天花粉12g，天冬、麦冬、生地黄、玄参各18g，芦根30g，牡丹皮、黄芩各15g，金银花18g，蜜炙枇杷叶30g，桔梗、浙贝母各12g，甘草6g，3剂。水煎温服。饮食清淡，暂勿饮酒、抽烟，谨防感冒，劳逸适度。

9月9日二诊。自诉："中药效果还是好些，3剂药服后，干咳烦渴基本消除，精神也好多了。再有3剂，就可痊愈。"视其面色已显微润，舌质深红变浅，舌苔依然薄黄，但已津润，复切其脉，数象已缓，热退津回之征。上方续服3剂，改为1日半1剂缓服，以清余热。禁忌注意同首诊。

半月后偶遇张某，告知服药6剂后干咳烦渴病愈，劳作如常。烟酒及辛辣干燥上火之物仍不敢随意解禁。嘱其续用麦冬15g，蜜炙枇杷叶30g，宽水轻煎当茶饮数日，以巩固疗效。

消渴为患，易饥消瘦 此类患者越来越多，因为不注意忌口及调养，治疗起来更加艰难。如梁某，男，55岁。2005年7月3日首诊。自诉："得糖尿病已经十余年，起初吃降糖药有效，后来注射胰岛素，时间稍长，效果又不明显，身体渐渐消瘦，精力缓慢下降，易饥而又不敢吃喝，这病真是麻烦！"视其情绪不宁，面色憔悴，舌质偏红，少苔乏津；切其脉，沉细微数。辨证：胃热偏旺，肝肾阴虚。治宜清热生津，滋养肝肾。方用玉液汤加减。天花粉15g，知母18g，葛根15g，芦根30g，五味子6g，山药、玉竹、生地黄、枸杞子各18g，山茱萸15g，芡实、莲须、鹿衔草各24g，粳米15g，7剂。水煎温服。四煎药渣宽水，煎开后加陈醋150mL适温泡足。勿进甜食及辛辣燥热、油腻荤腥等耗阴伤津之物，尽量心情平和，劳逸适度，谨防感冒。

7月15日二诊。自诉："7剂药服后，自感善饥烦渴略轻，精神稍好，查血糖从吃药前的 14.5mmol/L，降到 11.5mmol/L，还算可以。"复诊其舌脉，与首诊时几无变化，嘱其上方续服 7 剂再诊。

7 月 24 日三诊。自诉："自我感觉续有好转，查血糖已降至 9.9mmol/L，效果基本满意。但吃中药好麻烦，希望配制丸药续治，反正这病很难断根。"诊患者舌脉，仍无明显变化，情绪略显平静。患者不愿再服汤药，也不能强求。遂将上方去粳米，生地黄、枸杞子、莲须、鹿衔草、芡实、山药量各加至 30g，知母、五味子量各加 3g，取 5 剂，共为细末，水泛为丸绿豆大。每服 15g，日服 3 次，温开水送服。并嘱其将首诊方坚持再服 5 剂，待丸药配制好后接服。注意禁忌同首诊。

断续顺访 1 年余，服丸药不如服汤药效果好，查血糖多在 9.5 ～ 11.5mmol/L之间，血糖虽不达标，易饥消瘦略有好转，健康状况一般，病情还算稳定。

指趾疔毒，轮番生长　张某，女，39 岁。1991 年 3 月 2 日首诊。自诉："先是左手食指尖红赤灼热，疼痛难忍，身发寒热，在某大医院外科治疗半月余，指甲差点烂掉，3 个月后右手无名指指尖又发毒如前，继而其他手指、足趾亦相继生出疔毒如左手食指起初状，如此已经近 5 年，疔毒发作时痛如锥刺，手不能端碗、拿筷子，甚至彻夜难眠。无论到哪儿治医生都摇头，也不知道是啥怪病？"视其形体偏瘦，情绪有些不安，舌象、脉象与常人无异，上下指趾尖处多有残痕，右手无名指尖至甲根红赤肿胀，触之痛不可忍。此患近似于蛀节疔疮，但蛀节疔前人记述生于中指，环指紫暗肿胀，溃流臭腐脓血；与脱疽更为贴切，脱疽虽多生于下肢趾节，但手指亦生，皮色紫暗，状似熟透红枣，黑气侵漫，腐烂延开，气味臭烈，五趾（指）相传，疼痛上攻。此患总为热毒炽盛、气血凝结所致。故此愈彼发，十指（趾）相传。因而张某此患，数载治之不能痊愈。热毒为患，日久正虚。治宜清热解毒，和营止痛。方用仙方活命饮合五味消毒饮加减。生黄芪 24g，炙穿山甲 6g，天花粉 12g，制乳香、制没药各 9g，金银花、紫花地丁各 24g，天葵子、当归、赤芍各 15g，浙贝母、陈皮、甘草节各 9g，5 剂。水煎温服。戒酒，忌食海鲜及一切发病之物，不可熬夜，保持心情平和。

3 月 10 日二诊。右手无名指指尖红赤肿痛已消过半，观其情绪稍安。服药已见显效，嘱其续服 5 剂。

3 月 18 日三诊。自诉："这次生疮好得最快，指尖也没损坏，其余残痕红肿亦消，不知以后是否再生？"嘱其上方再服 5 剂，饮食等方面继续注意。

半年后张某左足大踇趾又生新疔，症状与以前相似，10 剂药治愈。不到 1

年，左手小指复生新疗，仍 10 剂药治愈。后改为配制丸药续服，已过 8 个月基本控制。偶尔感觉灼热微痛，立即服汤药数剂，即能消散其毒，避免复生新疗。如此治疗已超过 3 年，依然不能断根。患者似乎勉强满意，而我颇感头痛。

按语：20 世纪 70 年代前后，生疗疮者甚多，即使指趾节溃烂见骨，一般都未超过 15 天，即能完全治愈。偶有指趾尖治愈后稍短或变形者，则是来治太晚，已经甲掉骨损所致。但从未超过 15 天治之不愈者。可见脱骨疽之"五指（趾）相传"的记载，实属为虚。张某来治前，据其所言，大医院亦无可奈何，甚至不知为何患。即使指趾尖变黑干枯，也不敢轻易刀割、锯截，只能用消炎止痛类药物治之，让其干枯萎缩，自行脱落，故每次住院时间较长。我作为习医 65 年的中医，其实也是第一次遇到，看似与蛇头疗、蛇眼疗等疗疮形似，其性质也是热毒为患，但其反复上下指趾尖生疗，环指（趾）相传互生，紫暗肿胀，疼痛难忍，此愈彼发，时间竟长达近 8 年不能根治，则属首次遇到。记述于此，供同仁参考。更祈愿张某苦恼之患，以后不再反复！

夏枯草——清肝散郁，泻火消肿

夏枯草，为唇形科多年生草本植物夏枯草的花序及果穗。味辛、苦，性寒。入肝、胆经。有清肝火、解内热、散郁结之功。主治肝火上炎，目赤肿痛，目珠疼痛，羞明流泪，头痛眩晕；肝气郁结，瘰疬痰核等症。

【临证应用】用于肝火过旺，目赤肿痛、眵泪稠黏等症，常与石决明、决明子、菊花、黄芩、栀子、龙胆草、薄荷、蝉蜕、木通等味配伍。

用于肝虚血涩，肾精不足，目珠疼痛，至夜则甚者，常与当归、白芍、熟地黄、枸杞子、石斛、茺蔚子等味同用。

用于肝气郁结，久而化火，痰火结聚而致的瘰疬痰核，常与贝母、玄参、连翘、牡蛎、海藻、昆布、黄芩等味配合，以清肝火、散瘀结，或单味药常服，亦有一定效果。用于肝阳上亢头痛眩晕等症，常与石决明、生白芍、生牡蛎、地龙、蔓荆子等药同用，有平肝潜阳、利尿、降血压作用。

夏枯草主要作用为清泻肝火而散郁结，所主皆为肝经病症，如以上用法即是。虽不能独当一面，但有较好的疗效。

常用量 1 日 15 ~ 30g，水煎服。药渣再煎，加陈醋泡足，亦有降血压功效。单味 1 日 15g，开水泡服，清肝火亦良。

【成方举例】清肝泻火饮（经验方）：夏枯草 30g，石决明、生地黄各 18g，

7月11日二诊。自诉："服药后如您所说，全身凡痒过之处，皆出来许多小红疹，确实很痒。3剂药内服外洗，瘙痒已减轻许多。先生交代，岂敢不听？再说自己痒得也很难受，咋不想根治！这几天我就没再下河，更没吃鱼虾饮酒，正准备找个不接触水湿的事做。"服药已经见效，将上方再加土茯苓、白鲜皮各18g，以增强清热燥湿止痒功效，续服3剂，服用法及注意同首诊。

7月15日三诊。自诉："瘾疹瘙痒已基本治愈，已在某工厂上班2日，若能配制丸药续治，不影响上班多好。"遂将上方加减，配制丸药续治。浮萍、荆芥、防风各60g，生黄芪90g，苍术、黄柏、当归、赤芍各60g，地肤子90g，白鲜皮60g，乌梢蛇、僵蚕、红花、紫草各30g，甘草9g，共为细末，炼蜜为丸绿豆大。每服15g，日服2次，用千里光15g泡水送服。另用土槿皮、土茯苓、白鲜皮各30g，宽水煎开后先熏后洗全身，争取根治。

后顺访多次，患者只要不饮酒食鱼虾，皮肤瘾疹瘙痒基本未再复发。

木贼——疏散风热，退翳明目

木贼，为木贼科多年生常绿草本植物木贼的全草。味甘、苦，性平。入肺、肝、胆经。中空轻扬，发汗解肌，升散火郁，退翳膜遮睛。有疏散风热、退翳明目之功。常用于风热之目赤肿痛、目昏多泪等症。

【临证应用】本品退翳兼有发散风热作用，用于治疗眼花多泪等症，常与苍术、夏枯草、防风等味同用；用治风热引起的目赤、翳障等症，常与菊花、白蒺藜、决明子、谷精草等味配伍，皆取其退翳兼有发散风热的功效。

此药虽有发汗之功，但一般只是用它疏风止泪及消退翳障的功效，较少用于疏风解表发汗。此外，本品又有利水渗湿的功效，故又可用于湿热黄疸、泄泻、石淋及湿热带下等症，但都不作为主药使用。

常用量1日9～15g，水煎服。

【成方举例】古方如神消散（《证治准绳》，木贼、蝉蜕、谷精草、甘草、苍术、蝉蜕、黄芩），主治目赤翳障。

蒙花散（《眼科纂要》，密蒙花、木贼、白蒺藜、地骨皮、桑白皮、蝉蜕、连翘、石决明、青葙子、菊花），疏肝清肺，退翳明目。主治赤丝虬脉纵横白睛，羞明流泪，微痛微痒，干涩昏蒙等症。

【经验小方】一般较轻的目赤涩痛，眵泪偏多，视物不清者，用木贼15g，谷精草30g，栀子12g，水煎内服外洗，亦有显效。或同霜桑叶、菊花、白蒺藜决明子、黄芩、青葙子、茺蔚子、白芍、栀子、天麻、钩藤、薄荷、蝉蜕、麦冬各 15g，甘草 3g，水煎服、为丸服均可。功能平肝潜阳，清泻肝火。主治肝阳上亢、肝火过旺引起的头痛眩晕、目赤肿痛、心烦口苦等症。

古方如夏枯草膏（《医宗金鉴》，夏枯草、当归、白芍、玄参、乌药、浙贝母、僵蚕、昆布、桔梗、陈皮、川芎、甘草、香附、红花），熬膏服、水煎服、为丸服均可。主治肝旺血燥，瘰疬坚硬等症。

【经验小方】民间多自采此草，用于清泄肝火，而治目赤肿痛、口苦郁闷等症。从我记事起至今，民间多于端午节早晨采集此药，一家人有病无病，泡水同饮，用来下火防病。目赤，同野菊花等量泡水饮，清肝火甚佳，红眼病较轻者，三五日即愈，重者亦可明显减轻症状。

同鱼腥草等量同用，服法同上，既可泻肝火，亦能清肺热，用于肝肺火旺，胸闷干咳等症，效果同上。同郁金等量水煎服，解郁散结，主治胁满胀痛、郁闷易怒。与益母草、香附、红花同用，水煎服，对于肝气郁结、行经不畅腹痛等症，亦有显效，再加月季花适量，效果更佳。

成人瘰疬（颈淋巴肿核），同浙贝母等量为末，每服 9 ~ 15g，日服 2 ~ 3次，饭后半小时用海藻 15g 煎水送服，亦有消肿散结功效。

【治验举例】颈项瘰疬，胸胁肿核　此类患者亦较常见，以小儿及女性为多。在尚未癌变之前治之，大多都能消除，小儿更易治愈。

胡某，男童，9 岁。2007 年 7 月 30 日首诊。亲属代诉："孩子从小耳后、脖子两侧就有大小不等的圆滑肿核，以感冒发热时最为明显，但未呼叫过疼痛。咨询过不少医生，大都说是'淋巴结炎症'，注意别感冒就行。但是我们总是不放心，特请您看看。"观察患儿身体尚健，精神正常。视其舌脉，亦无病象。抚摸耳后颈项等处，耳后确有圆滑能动之肿核 3 个，大如豌豆、小若绿豆，按之问痛否？小儿摇头说："不痛。"其实前医所说的我也认可，因为我见过许多同类小儿，一般到 7 岁以后都能逐渐消失，真正成为所谓颈淋巴结核或癌肿及溃破者，极为少见。但早点消除，应为上策。遂以清热散结之法，方用夏枯草膏方为主加减。夏枯草 12g，黄芩、当归、白芍、玄参、乌药、浙贝母、僵蚕、昆布、海藻、桔梗、陈皮、香附、白芥子各 9g，甘草 3g，5 剂。1 剂药连煎 3 次，药汁混合一处，分 3 次温服，1 日服 2 次，1 日半服 1 剂。无须服药过急。四煎药渣宽水，煎开后加陈醋 150mL，适温泡足，以尽药效。

8 月 8 日二诊。抚摸耳后肿核，小的已不能摸到，大的已经变软、变小，服药已初见成效。其亲属也感到非常满意。仍用原方，续服 2 剂，服用法同首诊。尽量不吃鱼虾等发病之物，谨防感冒。

8 月 15 日三诊。患儿亲属告知："肿核已经消除，不知道以后是否还会复发？"仔细抚摸耳后，肿核已经触摸不到。为防止反弹，仍用原方取 5 剂，共为细末，炼蜜为丸绿豆大。每服 6g，日服 2 次，用夏枯草 9g 开水冲泡，取汁送服。坚持数月勿食鱼虾等发病之物，争取不再复发。

顺访 3 年，胡某治愈后即使感冒发热，耳后肿核亦未再出现，疗效巩固。

按语：胡某不是个案，12 岁以下相同患者，治之皆得痊愈，尚未发现治之不愈或无效者。但 3 岁以下患者，我未让其服药，待到 3 岁以后仍不自行消失者，方考虑用药调治。治疗成人相近症状者，只是需要辨别虚实、寒热、痰郁、气滞等，在主方中进行加减及用量适度，依然效果显著。

此药虽为寻常之品，但用于治疗常见的肝阳上亢之头痛眩晕、目赤肿痛、眵泪热黏、心烦口苦、胸胁不适等症，能予药下所述配伍，多疗效明显，甚至基本治愈。我几乎天天都能遇到上述病症相近患者，症状虽然有别，但能对证施治，用药无效者几无。

决明子——清肝明目，降火止痛

决明子，为豆科一年生草本植物决明的成熟种子。味甘、苦、咸，性微寒。入肝、胆经。疗一切目疾，故谓之决明子。功能清肝明目，润肠通便。主治目赤肿痛、羞明多泪、青盲内障等症。

【临证应用】与菊花、蝉蜕、薄荷、龙胆草、黄芩、夏枯草、生地黄、栀子、石决明之类同用，以清泄肝胆郁火，疏散上焦风热，而治目赤肿痛、多眵多泪、头痛口苦等症。

用于肝肾不足引起的青盲内障，则与补养肝肾药如女贞子、枸杞子、生地黄、石斛、当归身、谷精草之类同用，标本兼治。

亦可用于肠燥便秘，乃取决明子润肠之功。可与郁李仁、黑芝麻、当归、生地黄、生何首乌、火麻仁之类同用，以清热润燥通便。

用于高血压肝阳上亢引起的头痛眩晕等症，则配合钩藤、生牡蛎、石决明、黄芩、丹参、生地黄、白芍、地龙等味同用，以平肝潜阳，清肝明目，而治头痛眩晕、目赤胀痛等症。

常用量 1 日 15 ~ 24g，捣碎水煎服。

【成方举例】古方如决明子散（《济生方》，决明子、石决明、菊花、蔓荆子、黄芩、石膏、芍药、川芎、木贼、羌活、甘草），主治风热头痛、目赤肿痛。

决明子汤（《圣济总录》，决明子、柴胡、黄连、防风、苦竹叶、升麻、甘草、菊花、细辛），主治肝热目赤涩痛。

【经验小方】单味决明子，每日 9～30g，捣碎开水冲泡当茶饮，对肝火偏旺头痛目赤及高血脂、高血压引起的眩晕目赤，有一定减轻作用。

肝胆火偏旺引起的头痛目赤、口渴心烦等症，病情较轻者，决明子（打碎）、夏枯草各 18g，鲜竹叶 30g（淡竹叶 15g 亦可），开水冲泡当茶饮，即可治愈。病情重者，即用决明子散加减。

高血压头痛眩晕，或兼目赤肿痛等症，决明子 24g，白芍 30g，地龙 15g，水煎服。药渣宽水煎开后加陈醋 250mL，适温泡足，有明显减轻症状及降压作用。年老体虚者禁用。

决明子、薄荷、栀子各 9～15g，水轻煎当茶饮，用于眵泪目昏、视物不清、小便黄短等症，亦有显著疗效。

民间常将其炒焦为末，开水冲泡当"咖啡"饮，作"下火药"使用，有治目赤肿痛功效。

此类小方甚多，略举一二于此。总以决明子为主，以治肝胆湿热及心火偏旺引起的目赤眵泪等症，均有较好作用。能够配伍相须之味，其清肝明目效果更佳，堪称贱验便廉之药。

【治验举例】眼睛干涩，肿痛昏花　夏某，男，63 岁。2011 年 9 月 25 日首诊。自诉："眼睛干涩流泪，视力持续减退，看物体重影，眼皮上下经常浮肿，大医院眼科诊断为'干眼症'，二十余年来未间断治疗，效果很不理想，特别是睡眠不好，眼睛更加涩痛，视物 5 米外分辨不清。身体各方面正常，就是眼睛影响很大。从事工种为电焊工，因为眼睛问题，不到 50 岁退养，还想干事，但眼睛不行。"视其面色干糙，白睛淡红，眼睑微肿，舌质淡红，舌苔薄黄乏津；切其脉，细数无力。辨证：肝肾精虚，目失润养。治宜滋养精血，清肝明目。方用决明子汤加减。决明子、菊花、木贼各 15g，甘菊花、谷精草、霜桑叶、石斛各 18g，枸杞子、熟地黄、当归、车前子、女贞子（黄酒浸透微炒）各 24g，炙甘草 6g，5 剂。水煎温服。四煎药渣宽水，煎开后先熏后洗双目，而后加热入陈醋 250mL，适温泡足。戒一切酒，勿食辛辣干燥上火之物，保障睡眠，避免受烟雾、粉尘及强光刺激，保持心情平和。

10 月 5 日二诊。自诉："疗效很好，涩痛肿胀明显减轻，看东西重影已基本消除，看来可以治愈。"视其面色微润，舌质、舌苔津回；复切其脉，数象已不明显。药已对证，续服 5 剂。服用法及注意同首诊。

10 月 15 日三诊。自诉："自我感觉已经正常，担心停药后复发。"复诊其舌脉，已与常人相近，仍用原方，续服汤药 5 剂，改为 2 日 1 剂缓服；另取 5 剂，共为细末，炼蜜为丸，绿豆大。每服 9 ~ 15g，日服 2 ~ 3 次，用枸杞子、甘菊花、霜桑叶各 9g，开水冲泡，取汁送服。忌口及其他注意事项要坚持。

夏某共服药 15 剂，丸药 1 料，治疗时间近 4 个月，二十余年干眼症治愈。只要不受严重刺激，未再明显复发，生活做事正常。

肝火过旺，目赤肿痛 李某，男，47 岁。2000 年 5 月 7 日首诊。自诉："突发头痛目赤，口苦烦渴，不到 3 天，又小便黄短，大便秘结，烦躁易怒，睡眠不安。已经输液 5 天，目赤略微减轻，烦躁口苦、二便不爽加重，夜寐不宁更甚。"视其双目淡红，面色滞暗乏泽，舌质红绛少苔，明显津液不足；切其脉，滑数之象。辨证：肝火过旺，津液亏乏。治宜清肝泻火，养阴除烦。方用决明子散为主加减。决明子 18g，石决明 30g，野菊花、木贼、蔓荆子、黄芩各 15g，石膏 60g，白芍、生地黄各 18g，栀子 15g，大黄 9g(后下)，木通 15g，甘草 6g,3 剂。水煎温服。四煎药渣宽水，煎开后加陈醋 250mL，适温泡足。饮食清淡，戒烟酒，勿熬夜，劳逸适度。

5 月 12 日二诊。自诉："二便已经通畅，烦躁口苦已除，暴发火眼基本治愈。"视其双目、面色、舌质、舌苔，已近乎常人，红退、津润；复切其脉，仍显微数。上方栀子、大黄、木通量各减为 3g，石膏减量为 30g，加麦冬 24g，续服 2 剂，服用法同首诊。以续清余热、生津止烦。

按语：此方治疗暴发火眼患者很多，一般都 3 ~ 6 剂治愈，且不留后患。可见决明子清肝明目，疗一切目疾，而达到"决明"之目的，所言不虚。与石决明同用，再配以清泻肝火之味，其明目之功，显著而稳妥。

决明子用于肝胆实热引起的目赤头痛、二便秘结、心烦易怒等症，最为常用；用于肝肾不足、精血亏乏所致的目赤涩痛、视物不清等症，配以石斛、甘菊花、枸杞子、地黄之类，依然有较好效果，如上例夏某案。

青葙子——疏风清肝，明目退翳

青葙子，为苋科一年生草本植物青葙的成熟种子。味苦，性微寒，入肝经。

有祛风热、清肝火、退翳膜、镇肝明目之功。主治肝火引起的目赤肿痛、目生翳膜、视物昏暗等症。

【临证应用】用于肝火偏旺引起的目赤肿痛、目生翳膜等症，常与决明子、密蒙花、菊花、蝉蜕、栀子、木贼等味同用，以清泻肝火，退翳明目。

用于肝阳上亢、高血压头痛等症，可与生白芍、生牡蛎、石决明、蔓荆子、丹参、红花等味配伍。

本品无补益作用，如属肝肾不足、精血亏虚引起的视物昏花或酸痛，使用此药时，当与枸杞子、当归、熟地黄、山茱萸等味配合，则清肝明目而不伤肝肾。以免扩散瞳孔，反而视物昏花。气实热盛者宜之，精虚肾亏者禁用。

常用量 1 日 9 ~ 15g，水煎服。

【成方举例】青葙子散（《证治准绳》，青葙子、红花子、枳壳、大黄、菊花、甘草、决明子、黄连、细辛、茺蔚子、麻黄、车前子、青鱼胆、鸡胆、羚羊角），主治热毒翳障、视物昏暗等症。

【治验举例】肝阳上亢，头痛目赤　此类患者甚多，个人几乎都用青葙子于群药中，常收到较好效果。

王某，男，48 岁。2003 年 3 月 30 日首诊。自诉："经常量血压不高，但总觉头顶热痛，心烦易怒，口干口苦，甚至目赤肿痛，大便常秘，解时不爽，饮水略少，小便即黄。有时早晨起床，眼睛感觉发黏，视物模糊，甚至胀痛。"视其面色暗红，双目红赤，舌质深红，舌苔薄黄乏津，闻其声音沙哑；切其脉，弦数有力。问其饮食、起居状况？答道："无喝水习惯，饮酒 1 日至少 2 次，熬夜是常事，工作压力较大，一般小病不治自愈，身体还算健康。"

由上所见，此人肝阳上亢、肝火过旺无疑。治宜平肝潜阳，清火明目。方用青葙子散为主加减。青葙子、菊花、决明子各 18g，生地黄、白芍、石决明各 24g，羚羊角粉 3g（分 2 次吞服），黄连 9g，黄芩 15g，大黄 9g（后下），栀子、地龙各 15g，白蒺藜、车前子各 24g，甘草 6g，5 剂。水煎温服。四煎药渣宽水，煎开后加陈醋 250mL，适温泡足。要想服药有效，必须饮食清淡，勿熬夜饮酒，非工作需要，尽量保障睡眠，精神减压。

4 月 6 日二诊。自诉："谨遵医嘱，服药效果显著。早晨起床双目不再发黏，红赤已退，头脑已感清爽，口干口苦大为减轻，二便已经顺畅，谢谢老先生！"复诊其舌脉，火旺之象已衰，津液已回，如其所说，效果显著。此亦谨遵医嘱，配合治疗之功。嘱其上方续服 3 剂，服用法同首诊；另取 5 剂，为末蜜丸绿豆大。每服 15g，日服 2 ~ 3 次，用决明子（打碎）、甘菊花、青葙子各 15g，宽水轻煎当茶饮，并用其送服丸药。生活习惯继续注意，以减少复发。

谷精草——疏散风热，清肝明目

谷精草，为谷精草科一年生草本植物谷精草带花茎的花序。味甘，性平，入肝、胃经。其性轻浮上行，明目退翳，功在菊花之上。有疏散风热、退翳明目之功。主治风热目疾、肿痛羞明、翳膜遮睛等症，为眼科常用药。

【临证应用】与菊花、桑叶、防风、生地黄、赤芍、牡丹皮、蝉蜕、黄芩、白蒺藜、霜桑叶之类配合应用，常收到疏散风热、退翳明目功效。

常用量 1 日 15 ~ 30g，水煎服。

【成方举例】复方谷精草汤（经验方）：谷精草、石决明各 30g，蝉蜕、绿豆衣、白蒺藜、甘菊花、青葙子、木贼、桑白皮、栀子、黄芩、生地黄、蔓荆子各 15g，甘草 3g，水煎服。功能疏风清热，退翳明目。主治肝肺风热上行，白睛横布赤翳，热痛多泪，头痛眩晕，心烦溺赤等症。

古方如谷精龙胆散（《证治准绳》，谷精草、龙胆草、生地黄、红花、荆芥、甘草、赤芍、牛蒡子、茯苓、木通），主治目赤翳障、头风齿痛等症。

【经验小方】谷精草 30g，霜桑叶、甘菊花各 18g，薄荷 9g，煎水当茶饮，并用以熏洗双目，有疏风清热、退翳明目功效。

谷精草为疏风清热、退翳明目之良药。单味 30g 泡水饮，亦有一定作用。

谷精草 30g、木贼 12g 泡水饮，退翳明目之功亦良。

此药可与相类之味如白蒺藜、甘菊花、青葙子、木贼、蝉蜕、密蒙花、霜桑叶等，任意配合，无论水煎服或开水冲泡当茶饮均可，皆能清肝、退翳、明目。肝火旺者配栀子、龙胆草各 6 ~ 12g；肺火旺者配黄芩 15g，贝母 9g；肾阴不足、虚火偏旺者，配枸杞子 18g，生地黄 24g。谷精草用量常在 15 ~ 30g。

以上皆指目赤涩痛、目翳遮睛病情较轻者用法。若为较重目疾，如青光眼、白内障等眼病，切不可用此小方治疗，除效果不济外，尚有延误病机之弊。

密蒙花——清肝明目，消肿退翳

密蒙花，为马钱科落叶灌木密蒙树花蕾（春、秋各开花一次，俱可采集）。味甘，性微寒。入肝经。入肝血，润肝燥，去目中赤脉，消红肿眵泪，并疗小儿疳积攻目，有清肝热、退翳明目之功。主治目赤肿痛、多眵流泪、羞明畏光、目昏生翳等症，为眼科常用之品。

【临证应用】与菊花、石决明、木贼、蝉蜕、生地黄、玄参、薄荷、谷精草之类同用，以清肝润燥，退翳明目。

常用量 1 日 9 ～ 15g，水煎服。

【成方举例】古方如密蒙花散（《局方》，密蒙花、羌活、白蒺藜、木贼、石决明、菊花），主治目赤肿痛多眵、羞明畏光、目有翳膜等症。其他如木贼下"蒙花散"等。

【经验小方】密蒙花 15g，菊花、桑叶各 9g；或密蒙花 15g，谷精草 30g；或密蒙花、白蒺藜各 15g；或单味密蒙花 15g 泡水饮，均可清肝止泪明目。

【治验举例】治验案例同木贼、菊花、青葙子等药，可相互参看。

千里光——清肝明目，解毒治疮

千里光，为菊科多年生草本植物千里光的全草。味苦，性平。有清热解毒、清肝明目作用。主治热性疮疖肿毒、肝火目赤肿痛、皮肤湿毒痒痛等症。

【临证应用】用于湿热痢疾，常与生薏苡仁、金银花、马齿苋、苦参、车前子等配合。

用于目赤肿痛，常与白蒺藜、菊花、桑叶、薄荷、蝉蜕之类同用。

用于湿毒疮疹，常与苦参、黄柏、苍术、白鲜皮等味配合，水煎温服，三煎药渣加土槿皮、露蜂房、苦楝树皮各 30g，枯矾、雄黄各 6g，宽水同煎数滚，趁热先熏，不烫时外洗。其清热燥湿、解毒止痒作用更佳。顽固性湿疹及皮癣用之，皆多显效。

千里光一药，顾名思义，原为清肝明目之品，而清热解毒作用亦佳。俗谚云："谁家识得千里光，一家老少不生疮。"临证无论目赤肿痛或湿毒疮疹痒痛等症，内服外洗俱可。用于肺热咳嗽、咽喉肿痛、湿热泻痢等症，亦有一定作用，配伍得当，亦有效验。

常用量 1 日 15 ～ 30g，水煎服，单味开水泡服。煎水外洗，用量不拘。

【成方举例】千里光饮（经验方）：千里光 30g，野菊花、黄芩、栀子、木通各 12g，白蒺藜 18g，蝉蜕 12g，赤芍、淡竹叶各 15g，石决明 24g，青葙子 15g，甘草 6g，水煎服。功能清肝泻火明目。主治目赤肿痛、眵泪热烫、小便黄赤等。

解毒止痒熏洗方（经验方）：千里光 60g，白鲜皮、苦参、黄柏、土槿皮、苦楝树皮各 30g，枯矾、雄黄各 6g，雷公藤 30g，煎水熏洗患处或全身。因为方中有有毒之味如雷公藤、苦楝树皮、雄黄、土槿皮等，故仅可外用，严禁内服！功能清热燥湿解毒，杀虫止痒止痛。用于湿毒瘙痒、热性疮疹、皮肤顽癣、干湿脚癣等症。

【经验小方】单味千里光，1日15～30g，开水冲泡当茶饮，亦有清肝明目、清热解毒作用，与野菊花6～12g同用，治红眼病效果更好；大剂量水煎熏洗，可治热毒疮疖、湿热毒疹痛痒。

与霜桑叶、密蒙花、青葙子、白蒺藜、木贼、栀子、黄芩、生地黄、玄参、牡丹皮之类，疏风清热明目，清热解毒凉血，对症任选一二味同用，无论水煎服、泡水饮均可，都有较好效果。个人经验小结，仅供参考。

【治验举例】暴发火眼，眵泪胀痛　刘某，男，30岁。2005年7月3日首诊。自诉："目赤肿痛已有半月，吃西药打针7天，症状减轻，但目赤涩痛持续不退，加上心烦，口渴口苦，尿黄便秘，饮食乏味，夜寐不实，偶感头痛牙痛，口腔溃破。"视其面色红赤，咽喉红肿糜烂，舌质红绛，舌苔黄燥乏津；切其脉，近乎洪数而有力。病为暴发火眼，证属三焦火旺。治宜清热泻火，消肿解毒。方用自拟千里光饮为主加减。千里光30g，野菊花、栀子、木通各15g，白蒺藜18g，赤芍、淡竹叶各15g，石决明24g，青葙子15g，大黄12g（后下），黄连9g，甘草6g，3剂。水煎温服。三煎药渣宽水，煎开后先熏洗双目数分钟，再入陈醋250mL，加热泡足半小时。戒酒，忌食一切热燥上火发病之物。饮食越清淡越好，勿熬夜、久视，以配合治疗。

7月7日二诊。自诉："服药期间，大便通畅，小便量多，眼睛眵泪涩痛明显减轻，口腔肿痛也有减轻，治疗很满意。"视其面色、双目、口腔、舌质等处红赤大减，舌苔薄黄微润；复切其脉，转为滑而偏数。火势已衰，热毒大减之象。患者年轻体实，病情单纯，虽然邪热已衰，但须续清余毒，以求巩固疗效。上方去黄连之苦燥，换生地黄、牡丹皮，以清热凉血养阴。续服3剂，服用法及注意同首诊。病愈后切勿随即饮酒及骤食腥辣干燥油腻等上火之物，并续用千里光、野菊花、鲜竹叶（无则用淡竹叶亦可）各9～15g，开水泡饮数日，以防复发。

湿毒疮疹，痛痒交加　李某，男，29岁。2003年8月13日首诊。自诉："起初身患湿疹，以腰背下肢为多，经过治疗减轻，不久复发，比以前更重，全身痛痒交加，反复治疗，总难有明显好转。如此已经3年，实在令人懊恼！"视其颜面、颈项、背部及四肢多处，新疹旧痕重叠，皮肤颜色淡紫灰暗，就像人们传说的疥疮、癞癣之状；舌质晦暗，舌苔灰厚乏津；切其脉，滑而微数。辨证：湿热毒滞，营血失活。治宜清热燥湿，活血解毒。据患者介绍，以往所服中药，大多都是蝎子、蜈蚣、乌梢蛇、露蜂房之类以毒攻毒之味，这类药用于顽固性湿疹，亦在情理之中。但复用此类药物，量轻则乏效，量重则服此类药过久，恐反增其毒。思之良久，还是以植物药为主，以清其湿热，散其毒滞，和其营血。方用自拟解毒止痒汤为主加减。千里光 30g，白鲜皮 18g，苦参、苍术、黄柏各 12g，生薏苡仁 60g，赤芍、红花、当归、僵蚕各 15g，土茯苓 24g，生黄芪 18g，甘草 6g，7 剂。水煎温服。三煎药渣加土槿皮、苦楝树皮各 60g，枯矾、雄黄各 9g，千里光 120g，宽水同煎，自上而下熏洗全身。

因为苦楝树皮、雄黄、枯矾、土槿皮有毒，故仅可外用，严禁口服。内服加熏洗，以助清热燥湿解毒、止痒止痛之功。饮食注意同刘某暴发火眼案。

8 月 21 日二诊。自诉："内服外洗，效果较好。未再出新疹，旧痕皮肤颜色变浅，痛痒症状减轻。谨遵医嘱，饮食非常清淡，再也不敢饮酒吃海鲜等发病之物。"服药已见效，嘱其续服 10 剂，内服外洗法及饮食注意同首诊。

9 月 6 日三诊。自诉："服药续有显效，痛痒已去大半，偶出新疹很少，旧痕肤色多已恢复到患湿疹前。只是服药日久，也令人生烦。"视其舌质微红，舌苔薄黄津润，皮肤大面积晦暗已退，未见新疹出现；复切其脉，滑而缓匀。如其所述，病去已经过半。方中生黄芪再加 6g，以扶正排毒；再加白术 15g，以燥湿健脾。续服 10 剂，服用法同首诊。另取 5 剂，共为细末，炼蜜为丸绿豆大。待汤药尽剂，接服丸药，每服 9g，续加至 15g，日服 2～3 次，用千里光、白鲜皮各 15g，煎水送服。并用二味煎水当茶饮，以助丸药清热燥湿解毒。

顺访：李某湿毒疮疹共服汤药 27 剂、丸药 1 料，治疗时间 3 个月，方得治愈。以后遵嘱饮食注意，并经常用小方如千里光、土茯苓、白鲜皮等味各 6～9g 泡水饮，再加熏洗方经常煎水熏洗，总算治愈后未再复发。

按语：同类疾患十分常见，不但患者懊恼，医者照样头痛，原因就是反复复发。甚至有人花钱很多，不但湿疹未愈，反而又成银屑病！我这几年就接诊不少年龄在 20 岁左右，湿疹未愈，又成银屑病者。看着他（她）们，年纪轻轻身患牛皮癣，咋不令人心痛！

我这辈子就喜欢运用无毒无害、治病显效、作用可靠又便宜的植物药。定位只有一个：疗效可靠，能治病、见效快就行。千里光就是其中一味，它适应性极强，甚至连墙缝中都能生长。我教人使用眼前小草治病很多，基本都有效果。但是急病、疑难病、潜在隐患病等，我皆一一解释，需要正规而及时治疗，从未有随意介绍小方而延误病机、影响需要正规治疗者。

猪胆汁——泻火明目，清热解毒

猪胆汁为猪苦胆的胆汁。味苦，性寒。入心、肝、胆经。功能泻火明目，清热解毒。主治目赤肿痛、肺热咳嗽、湿热黄疸、百日咳等症。

【临证应用】用于湿热黄疸，可于利湿退黄饮（藤梨根 60～90g，田基黄 15g，叶下珠 30g，栀子、黄芩、龙胆草各 15g，茵陈、车前子、丹参、生薏苡仁各 30～60g，甘草 6g）药汁中加入适量饮服，有清肝利胆退黄作用。

用于目赤肿痛、肺热咳嗽、小儿百日咳，可用本品适量隔水蒸熟饮服，以清热解毒，清泻肝火。

一般用量 1 日 9～15g，炖服。

猪胆汁，因其味苦、气腥，虽然泻火解毒作用较好，但是应用不多。用治百日咳，似乎不如鸡苦胆汁（一般认为白公鸡的胆汁较好）作用显著。偶用于肝胆湿热引起的口苦胁满、目赤及黄疸等病症，也只是适量隔水炖熟，和入汤药内服，确有泻火退黄及明目作用。

动物胆汁能供药用的颇多，如鸡胆汁用治百日咳；羊胆汁用治肺结核；熊胆汁用治肝热目赤、热盛抽搐；蛇胆汁用治目疾、肺热咳嗽；青鱼胆汁仅可外用治疗目疾，不能服用。其余鱼胆汁皆不可内服。有人误服青鱼胆汁险些丧命，住院数月，幸得康复。

【治验举例】未作主药应用，故无与猪胆汁有直接作用的治疗案例。

黄芩——清热燥湿，泻火安胎

黄芩，为唇形科多年生草本植物黄芩的根。味苦，性寒。入心、肺、胆、大肠、小肠经。功能清热燥湿，泻火解毒，安胎。前人有"泻中焦实火，除脾家湿热，养阴退阳"之说。主治湿温发热，胸闷口渴不欲饮，湿热泻痢腹痛，热病烦渴，肺热咳嗽，或热盛迫血外溢，吐血、衄血、便血、崩漏，黄疸，五淋，目赤肿痛，热毒疮疡，热盛胎动不安等症。

【临证应用】黄芩能泻上焦肺火，除肠中湿热，为临证最为常用药之一。配以柴胡，则清里解表；配桑白皮，则泻肺火；配黄连，则清热泻火燥湿；配白芍，则清热止痢而缓痛；配白术，则清热补脾而安胎；配白鲜皮，则清热燥湿止痒。酒炒以清上焦之热；炒炭则清热止血，配以仙鹤草，止血效果更佳。

此药所治病症较广，由于配伍不同，所治病症各异。但总不离乎清热燥湿、泻火解毒、凉血安胎之用。当今人们，脏腑湿热偏旺者甚多，尤其是肝、胆、脾、胃、肺、大肠，无论外感四时不正之气化热，或者以上脏腑素禀湿热偏旺，总之，湿热为患者多。如时病之湿温发热，胸闷口渴，泻痢腹痛，热病烦渴，痰热咳嗽，或热盛迫血外溢，吐血、衄血、便血、崩漏，黄疸，五淋，目赤肿痛，热毒疮疡，胎动不安等症，皆多与湿热有关。尤其是上焦肺热，黄芩则是"主角"，清肺热为君。中、下焦湿热，则与黄连、黄柏配伍，乃可直达病所。炒炭止血，亦属常用。

常用量1日9～15g，水煎服。

【成方举例】黄芩滑石汤、黄芩汤、龙胆泻肝汤、凉膈散、泰山磐石散等。

【治验举例】使用本品案例已见前书多处，再举二例如下。

湿温身热，渴不思饮　徐某，男，48岁。2007年7月15日首诊。自诉："半月以来，总觉得全身发热，量体温正常，偶尔下午37℃。胸脘痞闷，饮食乏味，心烦口渴，但不想饮水，大便有时溏稀，四肢无力。当感冒治，几乎无效。加抗生素输液，胸闷纳差更甚，身热依然如前。"视其面色黄浮，似蒙垢尘，舌质乏泽，舌苔黄腻；切其脉，濡滑而数。辨证：外感暑湿，肺失清肃。治宜清热利湿，和胃醒脾。方用黄芩滑石汤为主加减。黄芩15g，滑石18g，白豆蔻9g（后下），通草12g，茯苓15g，大腹皮12g，佩兰18g，青蒿12g，牡丹皮15g，薏苡仁30g，苍术、厚朴各12g，甘草3g，2剂。水煎温服。药渣再煎，适温泡足。暂勿饮酒，忌食生冷、荤腥油腻之物，切勿冷浴。服药2剂，身热退尽，湿温病愈。续用黄芩6g，白豆蔻、青蒿各3g，为1日量，开水泡服3天，余热肃清，身体获安。

热淋溺赤，涩痛淋沥　杨某，男，57岁。2009年5月13日首诊。自诉："近来饮酒偏多，劳作出汗过多，饮水偏少。前天起小便黄赤、次数增多、量少，尿道涩痛，心烦口渴，腰腹不适。"视其面色乏泽，舌质红绛，苔少乏津；切其脉，滑数有力。辨证：湿热下注，津液亏乏。治宜清热养阴，利尿通淋。方用八正散加黄芩。黄芩15g，栀子、木通各12g，车前子30g，萹蓄12g，滑石18g，薏苡仁、生地黄、麦冬各24g，牡丹皮15g，灯心草、甘草梢各6g，3剂。水煎温服。三煎宽水，适温泡足。节制饮酒，忌辛辣干燥上火之物，多饮水。患者服药头剂淋涩即缓，3剂病愈。嘱其续用黄芩、麦冬各9g，滑石6g，甘草2g，为1日量，清热养阴利湿，经常开水泡服，以防热淋复发。后得知杨某谨遵医嘱，饮食注意，小方经常泡水当茶饮，旧疾未见复作。

肺热干咳，目赤鼻衄 张某，男，39岁。2009年9月15日首诊。自诉："干咳无痰已2个月，肺部胸透检查正常。近十天咽喉干燥，烦渴欲饮，咯痰带血，目赤涩痛，右鼻孔出血，吃下火药、输液消炎，几乎无效。听很多人建议，特来请老先生诊治。"视其面色干糙乏泽，双目红赤，舌质红绛，苔少乏津；切其脉，数而有力。辨证：肺火过旺，迫血外溢。治宜清热泻火，肃肺润肺。方用黄连解毒汤合沙参麦冬汤为主加减。黄芩15g，黄连9g，牡丹皮、栀子各15g，金银花30g，连翘15g，玄参、麦冬各18g，川贝母、桔梗各12g，蜜炙枇杷叶30g，甘草6g，3剂。水煎温服。四煎宽水，煎开后适温泡足，以助引火下行。忌酒，勿食辛辣油腻干燥上火之物，保障睡眠，适当休息。

9月14日二诊。观其双目红赤已淡，面色微润，舌质红绛色退，仍显深红，舌苔薄黄，津液不足；复切其脉，数象稍缓。热盛稍衰之象，原方续服3剂，服用法及注意同首诊。

9月19日三诊。自诉："咽痛干咳、目赤涩痛、烦渴欲饮及流鼻血均已消除，可否不再吃药？"再诊其舌脉，基本近乎常人，可以停服汤药，但需小方泡水续饮，以清余热。黄芩6g，玄参、麦冬各9g，桔梗3g，甘草1g，为1日量，经常泡水当茶饮。

用黄芩治疗外感发热、便血、崩漏、黄疸、热毒疮疡、热盛胎动不安等症案例，已见前书各相关方证下，此处不予重述。

黄连——清热燥湿，泻火解毒

黄连，为毛茛科多年生草本植物黄连或同属植物的根茎。味苦，性寒。入心、肝、胆、胃、大肠经。功能清热燥湿，泻火解毒。主治湿热内蕴，胸中烦热痞满，黄疸，肠胃湿热留恋，呕吐，泻痢，目赤肿痛，咽喉肿痛，口舌生疮，热毒疮疡及痔疮等症。

【临证应用】用于湿热内蕴，脘腹胀闷等症，常与黄芩、大黄、枳壳、厚朴等味。用于湿热留恋肠胃，时欲呕吐等症，常与半夏、竹茹等味同用。用于湿热痢疾，常与木香、黄芩、秦皮、白头翁、车前子等味配合。

用于热病高热，口渴烦躁，甚至神昏谵语，心火亢盛，失眠心烦，血热妄行，吐血衄血，以及口舌生疮、痔疮肿痛等症，常与栀子、连翘、麦冬、牡丹皮、玄参等同用。

用于血热妄行鼻衄、便血等症，常与黄芩、炒大黄、生地黄、玄参、牡丹皮、大蓟、藕节、侧柏叶等味同用。

用于热毒疮疡红肿焮痛等症，常与金银花、连翘、赤芍、牡丹皮、天花粉等味同用。用于中焦实火，胃火烦渴，常与鲜芦根、天花粉、麦冬、石斛、玄参、知母、沙参等味同用。

用于目赤肿痛、眵泪热黏等症，常与野菊花、木贼、生地黄、白蒺藜、木通、牡丹皮、栀子、黄芩等味同用。

黄连用人乳浸泡取汁点眼，可治火盛目赤涩痛，涂口可治口舌生疮。

黄连性寒，其味极苦，主要功能为泻心火、解热毒，为治湿热泻痢及止呕要药。与黄芩、栀子同用，则清热解毒；与大黄、黄芩同用，则泻火止吐衄，且可治目赤、口疮、便秘；配木香则治痢疾腹痛里急后重；配竹茹则清胃热而止呕吐；配吴茱萸则和肝胃而治胃痛泛酸；配天花粉、知母、玄参、鲜芦根则清胃火而治中消症烦渴引饮；配朱砂、连翘则清心宁神。黄连与肉桂同用，交心肾而水火相济；左金丸用黄连、吴茱萸，一阴一阳，可谓制方之妙。酒炒上行，以治口疮肿痛；姜汁制清胃止呕；猪胆汁制以泻肝胆实火。苦寒泻火之药，凡一切虚寒为病者禁用。

久服黄连、苦参、黄柏、黄芩等苦寒燥湿类药，反而火不能退，甚至热反甚者，原为苦寒燥湿伤阳，燥从火化，故见热反不退而甚。且苦寒沉阴肃杀，伐伤脾胃中和之气，故不可常服、久服。

常用量1日6～9g，水煎服，为末吞服量减半。

【成方举例】 古方如黄连解毒汤（《外台秘要》，黄连、黄芩、黄柏、栀子），主治热毒疮疡，而泄三焦实火。

香连丸（《局方》），黄连、木香），主治下痢腹痛，里急后重。

左金丸（《丹溪心法》，黄连、吴茱萸），主治呕吐吞酸。

芍药汤（刘河间方，芍药、当归、黄连、槟榔、木香、甘草、大黄、黄芩、官桂），清热通滞，和血止泻。主治湿热泻痢，舌红苔腻。

【经验小方】 遇到过农村多人眼睛红赤涩痛，嘱每日用黄连6g，鲜竹叶30g，野菊花6g，夏枯草、霜桑叶、密蒙花各15g，开水冲泡当茶饮。同时用黄连3g，人乳小半两浸泡半日，取乳汁点眼，1日三五次。勿饮酒及食辛辣等上火之物，大多反映效果良好。且以上诸药除黄连需要购买外，其余都能自己采到，农村到处都有生长。

　　民间普遍使用单味黄连治红眼病、口舌生疮、体生毒疖、尿黄便秘及心烦口渴、湿热泄泻等症。很多人反映说："吃药打针三天，不如黄连三钱。"这是指心火过旺、热毒为患的许多病症而言。说明中药的作用广为大众所知晓，应该发扬。若能咨询专业中医药人员再使用，则更为稳妥。

　　【治验举例】湿热积滞，泻下臭腐　张某，男，40岁。2003年7月30日首诊。自诉："素来身体健康，几乎未得过啥病，可能是太大意，啥都不在乎，因为近来天气炎热，吃凉面、喝冰冻啤酒及瓜果过多，加上夜寐纳凉开空调等，随之感觉脘腹胀闷，肠鸣泄泻，泻下溏黄臭腐，阵阵腹痛，口渴饮冷，心烦体倦。"视其面色滞暗，舌质暗红，舌苔黄厚而腻；切其脉，滑实兼弦。病属实热积滞泄泻，治宜清热化滞止泻。方用芍药汤为主加减。白芍15g，当归、黄连各12g，槟榔15g，木香、酒大黄（后下）各9g，厚朴、黄芩、葛根、茯苓、白术各15g，车前子30g，甘草6g，煨姜9g，2剂。水煎温服。饮食以温和容易消化为要，暂勿饮酒，忌食生冷油腻、瓜果之类。

　　8月2日二诊。自诉："腹痛、泄泻已止，仍觉胸脘微闷，食欲不旺，体倦乏力。"视其面色仍乏亮泽，舌质暗红已退，黄厚腻苔化为薄黄津润；复切其脉，缓滑之象。湿热已退，脾胃待调。方用参苓白术散为主加减。党参18g，白术、茯苓、山药各15g，白扁豆9g，薏苡仁18g，黄连（酒炒）、陈皮、砂仁（后下）各9g，炒山楂15g，藿香、厚朴各12g，滑石15g，甘草3g，粳米15g，2剂。服用法及忌口同首诊。3日后张某来告知："泄泻痊愈，胃口正常。"

　　胃痛泛酸，胸脘胀闷　梁某，男，50岁。2007年3月4日首诊。自诉："很早就有'慢性浅表性胃炎'，偶尔胃胀微痛，也没在意，甜、酸、苦、辣、酒，从未禁忌。可是近半年来胃痛泛酸加重，胸脘痞闷胀气，嗳气嘈杂，甚至口干口苦，饮食不敢大胆，身体略感疲倦，已经影响到劳作。"视其舌质红绛，舌苔微黄厚腻，脉来弦滑。辨证：肝胃失和。治宜调和肝脾，泻火降逆。方用左金丸为主加味。黄连12g，吴茱萸（水泡去浓烈辛辣味）6g，芦根、竹茹、煅牡蛎各30g，藿香、厚朴各15g，3剂。水煎温服。饮食需要清淡，戒酒，勿食辛辣刺激之物，劳逸适度。

　　3月9日二诊。自诉："效果很好，3剂药尚未尽剂，胃痛泛酸已止，嗳气嘈杂基本消除。煎汤药麻烦，能否配制丸药服用？反正我这是慢性病，加上种菜又忙，配丸药治不影响劳作。"视其舌质转为深红，舌苔薄黄微腻，脉象无明显变化。嘱其原方取5剂，共为细末，水泛为丸绿豆大。每服9g，日服2～3次，用温开水送服。但饮食需要继续注意，尽量勿再只顾满足"口福"。"病从口入"，胃病首当其冲。三分治疗，七分保养。胃病症状控制，要想不再明显复发，全凭自己养护。而养护的关键主要在饮食方面，千万莫再随意饮食，继续伤害脾胃。语重心长的告诫，梁某很受触动，服药加饮食等方面注意，胃痛泛酸症未再明显复发，也没再服其他药物，身体劳作正常。

热毒炽盛，头面生疖 常某，男，37 岁。2010 年 9 月 2 日首诊。自诉："母亲胃火经常过旺，口舌生疮，体生毒疖不断，轮到我又是一样，时常口干舌燥，咽喉肿痛，甚至溃破，尤其是头皮、面颊、后背等处，毒疖续生不断，此愈彼生，火辣热痛，治法很多，都不能根本控制，着实令人心烦！"视其形体健壮，唇色暗红，颜面、头皮、背部等处赤红色毒疖，大的如莲子，小者似绿豆，旧痕新疖，疏密不等；舌质红绛，苔少薄黄，津液不足；切其脉，滑实有力。辨证：热毒炽盛。治法：清热解毒。方用黄连解毒汤为主加味。黄连、黄芩、黄柏、大黄（后下）、栀子、赤芍、牡丹皮、野菊花各 15g，金银花、紫花地丁、蒲公英各 30g，天花粉 12g，玄参 18g，生甘草 6g，5 剂。水煎温服。三煎药渣宽水，煎开后加陈醋 150mL，先熏后洗全身。饮食越清淡越好，勿人为熬夜。

9 月 8 日二诊。自诉："火辣热痛减轻，原有毒疖萎缩，少量新疖复生，大小便略感顺畅，总的来说有效。"复诊其舌脉，与首诊时相比无明显变化，看来此人热毒盛实之状，临证少见。上方加生地黄 18g，红花 15g，以凉血活血，助清热解毒药和营排毒，续服 10 剂，服用法及注意同首诊。

9 月 24 日三诊。自诉："毒疖基本消掉，未再出新疖，身体、心情都感到轻松许多。但不知道以后是否还会复发？"视其毒疖已无，唇色正红微润，舌质红润，舌苔薄黄津润；复切其脉，滑而微数。热毒盛实之势已衰，但余毒尚未清除。嘱其二诊方续服 5 剂，改为 2 日 1 剂缓服。另取 5 剂，共为细末，炼蜜为丸绿豆大。待汤药尽剂，接服丸药，每服 15g，日服 2 次，用黄连 3g、金银花 15g 开水冲泡当茶饮，并取汁送服丸药。温开水送服丸药亦可。

3 年后偶遇常某，说他照方每年配制 2 料，并用小方当茶饮，毒疖基本控制，未再明显复发，身体、工作正常。

黄连所治病症较广，以上仅举最为常见的病症治验案例，以证个人用法。

黄柏——滋阴清热，燥湿解毒

黄柏，为芸香科落叶乔木黄檗或黄皮树除去外皮的树皮。味苦，性寒。入肾、膀胱、大肠经。有清热燥湿，泻火解毒，沉阴下降，兼清虚热之功。用于湿热痢疾，黄疸，小便淋沥涩痛，目赤耳鸣；赤白带下，阴囊肿痛；足膝肿胀，痿软无力；湿毒疮疹，痛痒交作；阴虚发热，梦遗滑精等症。乃取黄柏泻肾火而退虚热、除下焦湿热以解毒之功。

【临证应用】用于湿热泻痢，常与黄连、黄芩同用；用于湿热黄疸，常与栀子、茵陈配合；用于足膝红肿疼痛，常与牛膝、苍术等味同用；下肢痿软乏力，或兼小便黄短，常与知母、生地黄、竹叶、木通等味同用；妇女带下阴肿，常与白芷、龙胆草等味配合；用于阴虚发热或夜寐遗精等症，常与地黄、知母等味配伍；用于湿热疮疹，内服常与金银花、赤芍、千里光、栀子等味同用；外用常与大黄、苦参、滑石、蒲公英根等味，研末调敷患处。

黄柏、黄连、黄芩三药，都是苦寒之品，均能清热燥湿、泻火解毒。但黄柏泻肾火而清虚热，且能除下焦湿热；黄芩则以清肺热为专长，又能安胎；黄连泻心火而除烦，兼泻胃火，善止呕逆。此为三药同中有异之处。所谓黄芩治上焦、黄连治中焦、黄柏治下焦之说，即是根据黄芩清肺火、黄连止呕逆、黄柏泻肾火功效的侧重而来。但作为清热解毒药使用，三药又多同时使用，并无严格区分。而辨证上、中、下所属脏器不同，对证选择运用，或者重用某味，则效果明显不同。若是热毒疮疡，则又不必过分求异，往往三药同用，以达到清热解毒之目的。

常用量1日6～15g，水煎温服。其性味苦寒，久服伤胃，尺脉弱者禁用。外用适量，同苦参、木芙蓉叶、金果榄等份为细末，加冰片少许和匀，湿毒疮疹溃破流水洗净后，干撒；未破痒痛，用稀蜂蜜或陈醋调糊，涂敷患处，大有清热燥湿、解毒止痒之功。

【成方举例】栀子柏皮汤、易黄散、滋肾丸、二妙散等。

【治验举例】**会阴湿毒，痛痒交加**　方某，男，27岁。2012年7月30日首诊。自诉："睾丸生硬疹如豌豆大，色紫暗，痒痛交加，同时会阴部潮湿发黏。专科医院诊为'顽固性湿疹'，治疗效果不佳。中医用清热解毒药治，偶尔见效，但不能治愈。已有3年之久。如今夜寐盗汗，偶尔梦遗失精，体力下降，精神压力很大。"视其面色黄糙，舌质暗红，舌苔微黄乏津；切其脉，滑数之象。辨证：肾阴不足，湿毒蕴结。治宜清热燥湿，滋肾养阴。方用易黄汤为主加减，内服外洗。黄柏、苦参各15g，车前子30g，山药24g，白果仁15g，芡实、薏苡仁、龙骨各30g，苍术、土茯苓、草薢各15g，生地黄、知母、山茱萸各18g，甘草6g，粳米 15g，5 剂。水煎温服。四煎药渣宽水，煎滚后加陈醋 250mL，先熏后洗会阴部，冷则加热泡足。禁止饮一切酒，忌食海鲜及水里一切动物、猪头肉、猪蹄、猪血等发病之物。勤换内裤，保持清洁。

8 月 6 日二诊。自诉："服药有效。会阴部湿黏、硬疹痛痒等症，均已明显减轻。"药已见效，暂不更动，续服 5 剂，内服同上；外洗另加臭椿树皮、苦楝树皮、千里光、野菊花全草各 120g，土槿皮、露蜂房各 30g，枯矾、雄黄各 6g，同药渣煎煮数滚，熏洗会阴部，洗毕加热，再泡双足，忌口不可忽略。

8 月 14 日三诊。自诉："此次效果更好。特别是外用熏洗，随洗痛痒随轻，睾丸硬疹已消。"复诊其舌质，暗红已退，舌苔薄黄津润，脉缓微滑。湿热之势大减，原方续服 5 剂，外用法同二诊。5 剂服后，只用外洗法方药，经常熏洗会阴部，饮食忌口继续，如未痊愈，再来诊治。后来方某电话告知："谨遵医嘱，注意忌口，并经常熏洗会阴部，湿毒痊愈，未再出现新疹，痛痒已除。"

夜寐盗汗，梦遗失精　近期遇到数例男性患者，年龄都在 70 岁左右，均为肾火过旺，右手尺脉滑实有力，自感性欲反常旺盛，足心发热，甚至夜寐盗汗、遗精，老伴嫌烦。此患偶亦见过，并非返老还童，实乃肾火过旺、精不守舍所致。若不及时治之，阳旺过度，必致阴虚水枯，须防加速衰老。治验如下。

包某，男，70 岁。2009 年 11 月 7 日首诊。见患者满面红光，精神饱满，动作敏捷，言谈声音洪亮，岂是有病之人？视其舌质，略显暗红，舌苔薄黄，津液不足；切其脉象，唯见两尺独旺，右尺尤甚。暗自思量：古稀之人，何故肾气如此之旺，岂不是反常？我戏言曰："您吃了啥好东西，如此强壮？"患者笑答："就因为这个，老伴嫌烦，夜里还梦遗失精呐！甚至手足心烦热，夜寐前胸后背出汗，偶尔口渴欲饮。可能是退休后吃得好，心又闲，常锻炼，莫非是要返老还童吧？我感觉不正常，特来瞧瞧。"由上所见，乃肾阳偏亢、相火过旺无疑矣。遂用知柏地黄汤为主加减，以滋养肾水，而泻过旺之相火，以免盛极则衰，恐生他患。黄柏、知母各 18g，生地黄 30g，泽泻、茯苓、山药、牡丹皮、山茱萸各 15g，莲须 30g，五味子 9g，麦冬、车前子、芡实各 30g，3 剂。水煎温服。四煎药渣宽水，煎滚后加陈醋 250mL，适温泡足。暂勿饮酒，饮食清淡。后得知：包某服药 3 剂，心烦盗汗、夜寐遗精等症消除，一切恢复平静，身体依旧健康。

热毒湿疹，痛痒交加　二妙散合二味拔毒散加味，共研细粉，淡醋调糊，外敷热毒疮疹、湿毒痒痛等症，具有清热解毒、燥湿止痒之功。常用于无名肿毒、湿疹痛痒交加者，效果较为显著。处方如下：黄柏、苍术各 30g，雄黄、枯矾各

15g，大黄、滑石、木芙蓉叶、白鲜皮、栀子各 30g，冰片 6g。上药除冰片另研极细粉外，余药共研细粉，将冰片粉合入混匀，瓶装密封备用。用时视患处大小，用药适量，陈醋、冷开水各半调糊，厚敷患处。1 日敷一二次。若疹毒溃破流黄水，则用金银花、千里光煎水，微温洗净患处，趁湿将药粉干撒患处。忌食一切腥辣发病之物。

此方所治案例甚多，药物不贵，配制简便，对证使用，效如桴鼓，立能止痛止痒，消肿解毒。

识用黄柏简叙于此，仅作回味小结。此药所治病症较多，案例前书多有记述，可以互为参看。

<h2 style="text-align:center">龙胆草——清热泻火，燥湿止带</h2>

龙胆草，为龙胆科多年生草本植物龙胆或三花龙胆等的根茎和根（以根为主）。味苦，性寒。入肝、胆经。功能清热泻火，燥湿止带。主治湿热黄疸、头痛目赤口苦、胸胁胀闷刺痛、阴囊肿痛、黄色带下等症。

【临证应用】用于湿热黄疸，常与茵陈、栀子、垂盆草等味同用，以清利湿热。用于下部湿热，阴囊潮湿肿痛，常与知母、黄柏、苦参、金银花等味同用，以清热燥湿解毒。

用于头痛目赤、胸胁胀闷刺痛等症，常与栀子、黄芩、赤芍、丹参、郁金等味同用，以泻肝胆实火，而治肝火上炎。火降热退，诸症可息。

常用量 1 日 6～12g，水煎服。外用煎水熏洗适量。

个人体会，龙胆草用于治疗阴囊潮湿或胀痛，用龙胆泻肝汤为主加减，内服、熏洗，多在 10 剂药左右即可基本治愈。但不能饮酒及食腥辣油腻上火之物，更不能熬夜久坐，否则服药效果不佳，即使治愈，亦随时复发。

【成方举例】胆草清带汤（经验方）：龙胆草 12g，车前子 30g，知母 18g，黄柏、樗白皮各 9g，栀子、白芍、生地黄各 15g，生薏苡仁 30g，白扁豆 12g，山药 15g，白果仁 9g，甘草 6g。水煎服。末煎药渣宽水，煎开后趁热先熏后洗阴部。功能清热燥湿止带。主治湿热下注，心烦郁闷，黄色带下，甚至阴痒阴肿阴痛等。

龙胆泻肝汤（《局方》，龙胆草、黄芩、栀子、木通、车前子、当归、柴胡、生姜、甘草），清热泻火利湿。主治肝胆实火上逆，胁痛口苦，耳聋耳肿，以及肝胆湿热下注，小便淋浊，下疳溃烂，阴囊肿痛，阴痒阴肿等症。

【治验举例】胁满口苦，耳鸣肿痛　张某，男，43 岁。1999 年 12 月 20 日首诊。自诉："因为近来邻里红白喜事需要帮忙的较多，连续劳累熬夜饮酒十余天，身体尚能坚持，只是感到头痛，耳鸣耳痛，口苦烦躁，胸胁胀满，饮食乏味，尿黄便秘，情绪容易波动。吃消炎药症状不减，口苦、便秘愈甚。"视其面色枯糙，舌质暗红，苔黄微腻；切其脉，滑实而数。此为肝胆火旺、肾水亏乏所致。治宜清泻肝胆实火，滋养肾水通窍。方用龙胆泻肝汤为主加减。龙胆草、黄芩、栀子、木通各 15g，车前子 30g，当归、柴胡各 9g，生地黄、知母、磁石、麦冬各 24g，大黄 12g（后下），甘草 6g，3 剂。水煎温服。三煎药渣宽水，煎开后加陈醋 250mL，适温泡足。暂勿饮酒，饮食清淡，劳逸适度，保障睡眠。

12 月 26 日二诊。自诉："头痛、耳鸣耳痛、心烦、口苦、胁满等症已经减去大半，二便基本通畅，只是睡眠、食欲仍然欠佳。"视其面色微润，舌质红退，舌苔薄黄津润；复切其脉，滑而微数。上方去木通之利水、柴胡之疏肝，加茯神 15g、酸枣仁 18g 以安神，陈皮 9g 以和胃，大黄改为酒制，以减轻寒泻，续服 3 剂，服用法及注意同首诊。

张某共服汤药 6 剂，不适症状完全消除，身体恢复正常，劳作无误。

心烦口苦，黄色带下　余某，女，47 岁。2005 年 5 月 5 日首诊。自诉："经常口苦胁闷，心烦易怒，睡眠不实，腰胀腿强，黄色带下，气味较浓，1 个月有十余天不干净，影响劳作。"视其舌质暗红；舌苔黄厚而腻；切其脉滑数。辨证：肝胆湿热下注。治法：清热燥湿止带。方用胆草清带汤为主加减。龙胆草 12g，车前子 30g，黄柏、苦参、樗白皮各 9g，龙骨、牡蛎、生地黄各 18g，白芍、白扁豆、山药各 15g，甘草 6g，5 剂。水煎温服。四煎药渣宽水，煎开后趁热先熏阴部，不烫时坐浴，而后再泡足。药渣再利用，虽然麻烦，但却有效。勿饮酒及食辛辣油腻干燥上火之物，饮食以清淡为要，注意个人卫生，勤换内裤，劳逸适度。

5 月 15 日二诊。自诉："谨遵医嘱，服药熏洗，不再饮酒，饮食清淡，服药期间未干农活，心烦、口苦、带下基本消除，身体已感轻松。若能以后不再复发，可要谢谢先生。"视其舌质暗红已退，舌苔薄黄津润；复切其脉，滑而微数。湿热已衰之象。嘱其上方续服 3 剂，服用法及注意同首诊；另取 5 剂，共为细末，炼蜜为丸绿豆大。每服 9g，日服 2～3 次，山药、莲子、粳米煮粥送服，白开水送服亦可。所嘱注意事项切勿淡忘。

偶遇询问多次，余某湿热带下治愈后未再明显复发，仅在月经期前后数日有少量微黄色带下，不治亦可自愈。

苦参——清热燥湿，杀虫止痒

苦参，为豆科落叶亚灌木植物苦参的根。味苦，性寒。入心、肝、小肠、大肠、胃经。功能清热燥湿，祛风杀虫。主治湿热黄疸、下痢、赤白带下、阴部瘙痒、周身风痒、疥疮、顽癣、湿毒疮疹等症。

【临证应用】用于湿热下痢、赤白带下阴痒及黄疸等症，常与黄柏、龙胆草、樗白皮、茵陈、栀子等味同用，以清热燥湿，止痢，止带，退黄。

用于湿毒瘙痒等症，可与白鲜皮、地肤子、生地黄、赤芍、黄柏、苍术等味同用，以清热燥湿，杀虫止痒。内服、外洗，效果明显。

常用量1日6～12g，水煎服。外用适量为末，淡醋调糊涂敷或用白酒浸泡外擦，主治湿毒瘙痒。

苦参清热止痢功效与黄连相近，除下焦湿热与黄柏、龙胆草相似。而苦参又能祛风杀虫止痒，用于治疗皮肤湿疹瘙痒，则是此药之长。

【成方举例】苦参清带汤（经验方）：苦参、黄柏、樗白皮各9g，白扁豆12g，山药、芡实各30g，蛇床子15g，生薏苡仁、龙骨、牡蛎各30g，苍术15g，水煎服。药渣再煎，熏洗阴部，坐浴更佳。功能清热燥湿止带。主治湿热带下，气味腥臭，阴部瘙痒。

古方如治痢散（《医学心悟》，苦参、葛根、赤芍、山楂、陈皮、麦芽、松萝茶），主治湿热痢疾。

苦参散（《证治准绳》，苦参、丹参、蛇床子），治一切疥癣及风疹瘙痒，搔之成疮。

【经验小方】苦参、黄柏各30g，明矾15g，煎水泡洗干湿脚气，有很好的清热燥湿、收敛止痒作用。湿脚气再加龙骨、苍术各30g同煎，效果更佳。

苦参6～9g，入粳米15g水煎服，对于慢性肠炎腹泻，也有较好效果。脾虚加白术15～30g同煎服，可提高疗效。腹痛下坠加木香6～9g，滑泄不止加乌梅、诃子各15g，功效俱佳。实效小方，能够对证使用，常获奇效。

苦参、黄柏、土槿皮、苍术、露蜂房各30g，用高度白酒1500～2500mL浸泡7天，取酒涂擦患处，有燥湿杀虫止痒功效。用于手足皮肤湿毒疥癣等症，年久不愈，干燥或水湿浸淫，痒痛交加，皆有显效。

本品同雷公藤根皮、土槿皮、大枫子等量，雄黄、枯矾少许（前4味各

30g，后2味各3g），水煎熏洗湿毒疥癣等皮肤顽疾，有出乎意料的显著效果，即使是牛皮癣，治愈者亦常有。但此方不能用酒泡外擦，因为有大毒，且渗透性极强，药到止痒作用甚速，但是皮肤出现小裂纹出血，可见此方药物的烈性一斑。水煎熏洗功效不减，亦无皮肤裂缝出血之虞。

【治验举例】手足双掌，干燥瘙痒 李某，女，43岁。2011年8月7日首诊。自诉："身体哪儿都没病，感觉一切正常，每次体检也未发现问题。就是手足掌面常起小红点，奇痒难忍，随后干燥皲裂脱皮，涂过很多药膏，有的有效，有的无效。有效的也只管暂时，用过几天后，再用也无效。专科医院反复检查，除了说是'湿疹'外，别的没有其他结论。如此已经四五年，咋也治不好。"视其精神气色如其所述，乃无病之象。观其手足双掌小红疹，大的如高粱米，小者似粟米，色红而硬，掌侧皮肤状若云片，色白干燥脱皮，颇似银屑病，但仅限于掌侧，说是鹅掌风，患者说医院未发现真菌，就当手足癣治吧。患者坚决不吃药，其实外用也可以。遂以祛风润燥、杀虫止痒法，煎水泡洗。药用：苦参90g，黄柏、当归、紫草、白鲜皮、露蜂房、土槿皮各30g，明矾、雄黄各6g，水煎2次混合，一半泡双手，一半泡双足，连泡7天，看效果如何。

8月15日二诊。看患者表情，猜测可能已经见效。患者笑着说："您看，基本上好了。"我视其手足双掌，皲裂、脱皮、小红疹几乎已经看不到，效果也出乎我的意料之外。既然效果可以，嘱其续用原方泡洗。患者又用7天，特地让我看，肤色已经正常，痛痒也都消除，患者非常满意。但是我依然担心复发，因为手足癣本来就缠绵难愈，好得太顺利，反而心存疑虑。遂又嘱咐患者：在这几个月内，一定要戒酒，千万莫吃海鲜及一切发病之物，饮食尽量清淡。并嘱咐她用苦参90g，雄黄、明矾各15g，白酒500mL，将3味药浸泡于白酒中，若有复发迹象，用此苦参酊涂擦，或用上方泡洗。控制复发，争取治愈。

顺访2年，李某手足癣未再明显复发。她还将配制的苦参酊送给相似患者涂擦，称效果亦佳。

用苦参治疗湿热泻痢、湿毒癣疹、妇女带下色黄腥臭等病症案例，大致与白头翁、黄柏相近，用药亦无较大差别，故不重述。

秦皮——清热燥湿，明目止痢

秦皮，为木犀科落叶乔木大叶梣（苦枥白蜡树）的干皮或枝皮。味苦、涩，性寒。入肝、胆、大肠经。功能清热燥湿，清肝明目。主治湿热下痢、里急后重、目赤肿痛、目生翳膜等症。

【临证应用】用于湿热下痢，常与白头翁、黄连、黄芩、木香、白芍等味同用，以清化湿热，涩肠止泻，而治湿热下痢、里急后重。

用于目赤肿痛或目生翳膜，常与龙胆草、黄芩、黄连、栀子、淡竹叶、密蒙花、赤芍等味同用，水煎内服，同时用药汁洗眼，以清肝泄热、退翳明目。

常用量 1 日 9～15g，水煎服。

秦皮与黄连皆有治湿热下痢、目赤肿痛之功，黄连苦寒泄热之力较大，并能泻心火、止呕除烦，临证应用较为广泛；秦皮则性涩收敛，故多用于湿热痢疾及妇女湿热带下。

个人体会，其清肝明目、燥湿止带功效不可小觑。运用对证，配伍适宜，效果亦佳。如治湿热痢疾配白头翁；治湿热带下配苦参；治肝胆火旺目赤配黄连等。关键在于熟谙药性，辨证无误，对证配伍，方能效果稳妥。

【成方举例】古方如秦皮散（《证治准绳》，秦皮、滑石、黄连），主治风毒赤眼，痛痒涩泪，昏暗羞明。白头翁汤，见白头翁药下。

【治验举例】湿热带下，目赤肿痛 黄某，女，47 岁。2000 年 7 月 15 日首诊。自诉："每逢月经期前后眼睛红肿涩痛，黄色带下，同时心烦口渴，夜寐不宁，大便秘结，小便黄短，饮食乏味，身体倦怠无力。西医说是'妇科炎症'，中医说是'肝火过旺'，治疗都有效果，但只是症状略微减轻，到经期来临，病情依然如旧。起初可以忍受，后来影响到劳作，甚至心烦懊恼。这次已经十余天，不仅黄带淋沥不绝，同时眼睛也肿痛。"视其双目白睛红丝满布，不时流泪，舌质暗红，舌苔黄厚乏津；切其脉，滑数之象。由上可见，患者乃一派湿热旺盛之象。辨证：肝经湿热盛实。治法：清热燥湿泻火。方用秦皮汤合龙胆泻肝汤加减，以泄肝胆实邪，明目，止带。秦皮 15g，滑石 18g，黄连 9g，龙胆草、泽泻各 15g，车前子 30g，黄芩、栀子各 15g，密蒙花、白蒺藜、木贼、生地黄各 18g，黄柏、苦参各 9g，甘草 6g，3 剂。水煎温服。四煎药渣宽水，煎开后先取少量熏洗双目，另外加陈醋 250mL，适温坐浴，最后加热泡足。饮食尽量清淡，切勿饮酒，保障睡眠，心情平和，劳逸适度。另用霜桑叶、甘菊花各 15g，开水冲泡当茶饮，取少量洗目。再用黄连 3g，浸泡于人乳汁约 20mL，取汁点眼，1日 3～5 次。

7 月 20 日二诊。自诉："按先生所嘱内服外用，眼睛肿痛已消，黄色带下基本干净，心情也好多了。"视其双目白睛红丝已退，舌质红润，舌苔薄黄津回；

复切其脉，数象已缓。湿热盛实之势已缓，余热有待续清。原方续服 3 剂，改为 1 日半 1 剂缓服，熏洗、点眼、泡足及小方泡水饮继续，但黄连乳汁点眼 1 日 2 次即可（需要放冰箱冷藏保质，如已酸腐变味，切不可再用）。

嘱患者务必在下次行经前，目赤、带下尚未出现时，续用上方提前治疗，坚持连续 3 个月调治，饮食及其他方面继续注意，争取根治。患者欣然接受，表示一定遵嘱调治。后通过黄某介绍来的相似病症患者口中得知，她的目赤、带下病痊愈，一切恢复正常。

秦皮一药，更多用于治疗湿热泻痢，案例同于白头翁药下。

金银花——清热解毒，消痈止痢

金银花，为忍冬科半常绿缠绕性灌木忍冬的花蕾。味甘、苦，性寒。入肺、胃、心、脾经。功能清热解毒，消痈，止痢。主要用于外感风热或温病初起，痈毒疮疖，咽喉肿痛，口舌生疮；热毒泻痢，便带黏冻，或夹脓血，里急后重等症。

【临证应用】金银花气味芳香，甘苦性寒，既可清热透表，又可解血分热毒，尤为治疗热性疮疡要药。配以连翘、牛蒡子、薄荷、荆芥之类，则疏散表热；配以鲜生地、玄参、连翘、灯心草等味，则泻热清营；配以紫花地丁、野菊花、蒲公英、天葵子等味，则治热毒疔疮；配以生黄芪、当归、穿山甲、生甘草之类，则托毒消痈；配以桔梗、玄参、山豆根、大青叶、甘草之类，则治口舌生疮；配以黄芩、白芍、秦皮、白头翁之类，则清热治痢。

用金银花治疗病症较多，主要归为两类：一是外感热病，如人们常说的"火感冒"，即风温、风热、温热、时疫之类病症；二是热毒疾患，如口舌生疮、痈毒疔疖、无名肿毒等症，皆是取其清热解毒之功。非热实证慎用，虚寒证禁用。

单味泡水饮，1 日 6～15g，用于清热解毒，以治咽喉肿痛、口舌生疮、颜面毒疹等症。合野菊花等量泡水饮，其清热解毒功效大增。脾胃虚寒者禁服。

常用量 1 日 15～30g，水煎服、泡水饮均可。外用适量。

【成方举例】银翘散、降痈活命饮、五味消毒饮等。

【经验小方】经常口舌生疮，红肿疼痛，或兼头面易生毒疖等症，每日用金银花 15g，千里光 30g，甘草 3g，开水冲泡当茶饮，可明显减轻热毒为患。

痛风红肿热痛，甚至足不能任地及行走，用忍冬藤（金银花的藤茎）60g，络石藤、大血藤各 30g，水煎温服。药渣再煎，加陈醋 250mL，微温泡足，有减轻红肿疼痛功效。

体生毒疖，红赤热痛，金银花 60g，野菊花 18g，赤芍 15g，水煎温服。同时饮食清淡，勿饮酒食海鲜及一切辛辣上火之物。热毒不甚者多能治愈。

【治验举例】热毒赤痢，便血腹痛 张某，男，40 岁。2003 年 7 月 3 日首诊。自诉："种植蔬菜，甚是繁忙，饮食缺乏规律，冷热饥饱，日晒地蒸，是为家常便饭。入夏以来，肠胃经常不好，只要吃了不合适的东西，特别是生冷油腻之物，便觉腹痛泄泻。最近拉肚子已经半月有余，吃药打针都有效，就是不能痊愈；这两天还出现泻下黏冻夹带血，腹痛一阵泻一阵，肛门感到灼热，小便短赤，饮食乏味，全身乏力。"张某素来体健少病，今日见其面色暗红，舌质深红，舌苔黄厚乏津；切其脉，沉弦微数之象。此必为外受天暑地热蒸腾，内伤生冷饮食，或饥饱无度，湿热积滞，损及肠胃，久而不去，热入营血，以致泻下黏冻，腹痛下坠，大便带血。治宜清热解毒，和营止痢。方用自拟金苋葛根汤为主。金银花 30g，鲜品马齿苋 90g，葛根、白芍、当归、地榆、黄芩、秦皮、白头翁、白芍各 15g，木香 9g，白术、茯苓各 15g，车前子 30g，甘草 6g，粳米 15g，3 剂。水煎温服。药渣再煎，适温泡足。忌食生冷瓜果、荤腥油腻、辛辣刺激之物，暂勿饮酒。饮食以养胃容易消化为要。

7 月 7 日二诊。自诉："泻痢已止，腹痛消失，可否停药？"观其面色暗红、舌质深红已退，舌苔薄黄津润；复切其脉，沉弦转为缓滑。湿热已退，营血转和之象。嘱其每日用鲜品马齿苋 90g，薏苡仁 30g，大蒜瓣 6g，煎水当茶饮，连服 5 天，以巩固疗效。后得知，张某用小单方仅服 3 天，加上饮食、劳作注意，痢疾未再复发，劳作正常。

按语：我用此方治疗湿热火毒引起的泄泻、痢疾，或夹脓血，烦渴溺赤，肛门灼热等症，屡获显效。体实无其他兼夹病症者，即用本方。体弱或有兼夹症者，可随症加减，用量因人增损。

风热感冒，续发毒疖 熊某，男，45 岁。2005 年 4 月 20 日首诊。自诉："起初咽干舌燥，继而头痛发热，全身酸痛，吃西药打针 5 天，发热已退，心烦口渴又起，数日内口腔溃疡，颜面、头皮生出毒疖，大的如樱桃，小的似豌豆，红赤灼热嫩痛，吃药打针几乎无效。饮食稍沾辛辣，毒疖随之复生。大便秘结，小便热赤，烦渴欲饮，夜寐不安。"视其面色暗红枯糙，舌质红绛乏津，舌苔薄黄干糙；切其脉，数而有力。辨证：热毒炽盛，津液耗伤。治宜清热解毒，养阴生津。方用银翘散合清营汤加减。金银花 30g，连翘、荆芥各 15g，芦根 30g，生地黄、玄参各 24g，黄连 12g，黄芩、牡丹皮、赤芍各 15g，紫花地丁、蒲公英各 30g，野菊花、天花粉各 15g，甘草 6g，3 剂。水煎温服。三煎药渣宽水，煎开后先熏洗毒疖，后加热泡足。戒酒及禁食一切辛辣油腻发病之物，饮食清淡。

4 月 24 日二诊。自诉："服药效果很好，只是味道太苦。3 剂后毒疖消除过半，再坚持服 3 剂，应该可以了。"复诊其舌象、脉象，热毒已衰大半。视其首诊时毒疖大多都已萎缩、消散。嘱其续服 3 剂，改为 1 日半 1 剂缓服，其余同首诊。熊某共服药 6 剂，热病余毒消除，毒疖全消，舌苔恢复正常。为了减少复发，除饮食注意、保持清淡外，嘱其经常用金银花 15g，连翘 6g，紫花地丁 15g，为 1 日量，开水泡饮，以清热解毒。

连翘——清热解毒，泻火宁烦

连翘，为木犀科落叶小灌木连翘的果壳。味苦，性微寒。入心、胆经。功能清热解毒，泻火宁烦，消肿止痛。常用于外感风热或温病初起，热病高热烦躁，口渴或发斑疹，咽喉肿痛，目赤口疮；热毒疮疹，丹毒，乳痈红肿焮痛等症。

【临证应用】连翘味苦性凉，轻清上浮，可治上焦诸热，尤能解毒散结，消肿止痛，为治热毒疮疹要药。配金银花、薄荷、荆芥、牛蒡子、甘草等，则散风热；配玄参、麦冬、莲子心、淡竹叶等，则清心泄热；配金银花、蒲公英、紫花地丁、天葵子、赤芍等，则解毒消肿；配玄参、夏枯草、贝母、昆布等，则散结消瘰。朱砂拌连翘使用，则清心宁神。

连翘与金银花均有良好的清热解毒功效，既达表，又清里，消散热毒疮疡，则为必用之品。外感热病、温病初起、口舌生疮、心烦不宁等病症，多适宜此药。金银花尚能凉血止痢，连翘又可清心宁神、散结而消瘰疬。

常用量 1 日 12～18g，水煎服。一切虚寒证及寒性疮疡禁用。

【成方举例】连翘解毒汤、连翘汤、清营汤、凉膈散等。

【治验举例】个人用连翘治疗病症已见前书及"疮疡证治"，再举例如下。

心火过旺，烦躁不寐 李某，女，44 岁。2004 年 11 月 3 日首诊。自诉："近来心情不好，心烦易怒，无事找事，老发脾气，以酒解闷，越喝越烦，以致口渴欲饮，饮不止渴，夜寐难以入睡，入睡梦惊易醒，食不甘味，手足心热，大便正常，小便黄赤，全身乏力。"视其面色暗红失润，舌质红绛，中间裂纹明显，苔少乏津；切其脉，滑数有力。辨证：心火过旺，神不守舍。治宜清热泻火，安神宁志。方用清营汤为主加减。连翘 18g，淡竹叶、牡丹皮、栀子各 15g，黄连

9g，丹参、麦冬各 30g，玄参、生地黄各 24g，莲子心 12g，茯神 15g，朱砂 3g，甘草 3g，3 剂。水煎服。四煎宽水，煎开后加陈醋 250mL，适温泡足。暂勿饮酒，饮食清淡，心情平和，以配合清心安神药去烦。

11 月 12 日二诊。自诉："药服至 2 剂后，烦躁已轻，夜能入睡；3 剂服后，小便已清，食已知味。"视其舌质转为红润，复切其脉，数象已减，心火势衰、心神复宁之兆。嘱其原方续服 3 剂，有望痊愈。如能达到预期效果，可不再续服大剂量汤药。用连翘壳 60g，冷开水喷湿，再用朱砂细粉 6g 拌于连翘中令匀，晾干。每日用连翘 6g，莲子心 3g，麦冬 9g，开水泡饮。以清心宁神，防止心火复盛，烦躁不寐又作。后多次遇到李某，得知烦躁症 6 剂药治愈。偶尔反弹，用所嘱小方泡水饮，即可消除。

丹毒疱疹，痛如火燎　张某，男，33 岁。2007 年 9 月 20 日首诊。自诉："半夜感觉烦躁口渴，继而右胁下巴掌大一块皮肤红赤焦痛，随之起疱，大小不等，大如豌豆，小如粟米，痛如火燎。在诊所用抗过敏合消炎药输液 7 天，并无明显效果。"视其患处，确如所述，红赤一片，疱疹连串，此为丹毒无疑，即所谓带状疱疹。观察舌质，红绛乏津，舌苔微黄干糙；切其脉，滑数之象。辨证：热毒伤营，气血瘀滞。治宜清热解毒，活血散瘀。方用连翘解毒汤为主加减。连翘、牡丹皮各 18g，红花、赤芍、天花粉各 15g，金银花 30g，黄芩 15g，生地黄、玄参各 18g，大青叶 60g，僵蚕、川牛膝各 15g，薏苡仁 24g，甘草 6g，3 剂。水煎服。忌一切酒，勿食腥辣油腻发病之物，只食五谷蔬菜。外用复方玉露散蜂蜜调敷患处及其周围。木芙蓉叶（霜降后采，去叶梗及杂质，阴干）60g，青黛 30g，冰片 6g，硼砂 15g，雄黄 6g，麝香 0.1g（无真货不用亦可）。麝香、冰片另研极细，余药共研细粉，和匀，瓶装密贮。用时视患处大小，用药适量，以淡蜂蜜水少加陈醋调稀糊，涂敷患处及周围，干则用淡蜂蜜水润之，1 日涂敷 3 次。

9 月 24 日二诊。自诉："红赤疼痛大减，疱疹已经萎缩，烦躁口渴已除。"视其患处，即如所述，红赤已退，疱疹萎缩。复诊其舌质红润，舌苔薄黄津润；复切其脉，数象大衰，转为滑而微数。热毒瘀滞已见化解之征，仍须清除余毒，原方续服 3 剂，外用法不变，忌口继续。

半月后其父来告知："疱疹已经痊愈，上班已有数日，身体无任何不适。"

按语：我用以上方法治疗无数例带状疱疹，初起来治，多在 7 天内治愈，尚未发现一例有任何不适后遗症者。即使延误多日，患处面积扩大，痛苦不堪，亦能迅速控制，进而治愈，治愈后并无一人遗留神经痛。其中连翘、大青叶、玄参、金银花、牡丹皮等味，乃是最为重要之药。外用药作用亦不可轻视，医者需要预先配制，以备急用。饮食清淡，注意忌口，亦是保障治愈此病重中之重，千万不可忽视。

曾在多年前见到一李姓女患者，亦是半夜突感右小腿外侧痛如火燎，迅速起疱如粟米，身发寒热，速到卫生院诊治，未能控制病情，不及 10 天疱破深烂见骨，建议截肢，因不愿致残而回家。其家人诚邀我治之，用时 40 天方得治愈，保全肢体。可见热毒之患，特别是丹毒、疱疹、疔疮之类疾患，发展之快，危害之大。类似案例多在"疮疡证治"下。

大青叶——清热解毒，凉血泻火

大青叶，为十字花科二年生草本植物菘蓝的叶。味苦，性大寒，入心、胃经。功能清热解毒，泻火凉血。主治时行热病、热入血分、高热神昏、热毒发斑、发颐腮肿等症。

【临证应用】用于热郁发斑，常与黄连、黄芩、赤芍、栀子、牡丹皮、紫草、玄参、升麻、金银花之类配伍，以清热解毒，和营化斑，消肿散瘀。

用于丹毒疱疹、咽喉肿痛、口舌生疮等症，常与金银花、连翘、黄芩、玄参、栀子、金银花、生地黄、赤芍、酒大黄等味同用。

常用量 1 日 9 ~ 18g，水煎服。

此药品种较杂，本人除使用十字花科菘蓝叶、根外，其他品种概未用过。

板蓝根（菘蓝的根）性味功能与大青叶相近，主治大头瘟毒、热毒斑疹、咽喉肿痛、带状疱疹、病毒性肝炎等病症。

大青叶或板蓝根，均能清热凉血解毒，为临证常用清热解毒药之一。主要用于热病发斑、丹毒疱疹、咽喉肿痛、发颐腮肿、口舌生疮、无名肿毒等症，以解心、胃、营分热毒。

青黛为大青叶的炮制品粉末，其色蓝灰，性味与大青叶相似。外用治疗口舌生疮溃烂、皮肤热毒湿疹溃破痒痛交加等病症。常与孩儿茶、玄明粉、白蚤休、硼砂、冰片各适量研细粉，吹喉或涂敷湿热毒疹患处。均有较好清热解毒、消肿止痛、止痒、收敛功效。

【成方举例】清肝败毒汤（经验方）：板蓝根（或大青叶）15g，龙胆草、黄芩、栀子各 12g，酒大黄 6g，藤梨根 30g，田基黄、茵陈、赤芍各 18g，丹参30g，当归、红花各 12g，甘草 6g，白术、陈皮各 9g，粳米 15g，水煎温服。主治肝经湿热偏盛，肤黄、目黄、尿黄，厌油恶食，胁满倦怠等症。有退黄、降酶、疏肝利胆之功。

普济消毒饮（李东垣）：黄芩、黄连（俱酒炒）各 15g，牛蒡子、大黄各 9g，橘红、玄参、生甘草、连翘、板蓝根各 6g，马勃、川芎、防风各 3g，炒僵蚕、升麻、柴胡各 2g，薄荷 1.5g，桔梗 1g，共为细末，一半用温开水调服，一半用蜂蜜为丸噙化，亦可水煎食远服，但用量需要变通。原方无大黄，便秘者酌加酒炒用。主治时行温热，咽痛腮肿，或头面肿盛，即所谓大头瘟等症。

其他古方如大青汤（《沈氏尊生书》，大青叶、玄参、知母、栀子、石膏、木通、升麻、桔梗），主治热毒内陷，身发斑疹等症。

【经验小方】板蓝根或大青叶同野菊花各 9 ～ 15g，开水冲泡当茶饮，清热解毒泻肝火，用于"红眼病"目赤肿痛，有较好作用；同金银花、蒲公英等量同用，服法同上，药渣捣融敷患处，可治热性疮毒；同玄参、赤芍、紫草等药同用，服用法同上，可治热病发斑；同贯众等量，服法同上，可预防时疫温热（流感）等病症。

单味大青叶，1 日 9 ～ 15g，或同桔梗 9g，服法同上，可用于咽喉肿痛。

配伍不同，所治病症略异，总不失其清热解毒之功。

【治验举例】带状疱疹，痛痒交加　金某，男，17 岁。1980 年 4 月 30 日首诊。自诉："右侧腰胁处起初有巴掌大一块焦痛加痒，肤色发红起小疱，状若粟米，昨天晚间不能盖被子，任何东西挨着都痛痒难受，今天早上小疱变大，痛痒更甚。"小伙子身体健壮，说话声音洪亮，面色略红，舌质深红，舌苔薄黄乏津；切其脉，沉数有力。观察右侧腰胁处有宽 10cm、长 15cm 一块，密布大小不等红色疱疹，大的似豌豆，小者如粟米，皮肤红赤。此为热毒疱疹无异。辨证当属毒滞营血，故见焮痛红赤。治宜清热解毒，和营散瘀。方用大青汤为主加减内服，加外敷药，内外兼治。大青叶 18g，玄参、知母、栀子各 15g，石膏 60g，升麻 12g，牡丹皮、赤芍、紫草各 15g，金银花 18g，连翘 12g，甘草 6g，3 剂。1 日 1 剂，水煎温服。外用：青黛 30g，硼砂、明矾各 15g，冰片 3g，共为细粉。用白酒调稀糊，以内服药药汁或淡盐开水洗净患处，从疱疹外围向内敷，1 日敷三四次，干则用白酒洒之，保持湿润。饮食一定要清淡，所有酒、海鲜及水生一切动物、葱、姜、蒜、香菜、椿芽、黄豆芽、魔芋、动物内脏等，均在禁忌之列，并保障睡眠，适当休息，心情平和，切勿着急烦躁。

5 月 3 日二诊。自诉："先敷外用药，敷上数分钟即感灼热痛痒减轻，半日后大疱萎缩，小疱未再复生，皮肤颜色变浅，痛痒大减。3 剂药尚未尽剂，疱疹已经控制住，今天已觉舒适许多。"视其患处肤色已正常，初起疱疹萎缩蜕皮，未见新疹出现。舌质、舌苔已与常人相近；复切其脉，已见缓匀，皆病情向愈之象。嘱其原方续服 2 剂，以清余毒；外用药改为 1 日敷一二次即可。需要再忌口半月，以防复发。顺访至今，一切正常。

时行温病，咽痛腮肿 李某，男，51 岁。1999 年 3 月 19 日首诊。自诉："近来我们家有几个人症状相似，都是起初状似感冒，憎寒恶热，身体沉重，接着咽痛腮肿，舌干口燥，甚至头面浮肿，大便不畅。"视其两腮微肿，咽喉红肿，舌质瘀暗，舌苔微黄而厚乏津；切其脉，浮数之象。结合近期多有类似病症发生，病属时行温热病无疑。为邪热客于心肺，上攻头目为患。治宜清热解毒，消肿止痛。方用普济消毒饮为主。黄芩 15g，黄连 12g（2 味俱酒炒），牛蒡子 18g，大黄 9g（后下），橘红 12g，玄参 18g，生甘草 6g，连翘 15g，金银花、板蓝根各 18g，马勃 12g（纱布包煎），川芎、防风各 9g，炒僵蚕、升麻、柴胡各 12g，薄荷、桔梗各 9g，3 剂。1 日 1 剂，水煎温服。三煎宽水，煎开后适温泡足。或共为细末，一半用温开水调服，每服 15g，日服 3 次；一半用蜂蜜和为丸噙化。暂勿饮酒，忌食一切热燥上火之物。并用大青叶或板蓝根、金银花、芦根各 9 ～ 15g，薄荷 3 ～ 9g，开水泡饮，以预防及治疗较轻症状者。

3 月 23 日二诊。自诉："症状基本消除，病已减轻大半。"视其颜面两腮肿消，咽喉红肿已不明显，舌质已现亮泽，舌苔薄黄津润，邪热郁结已解之兆。原方续服 3 剂，改为 2 日 1 剂缓服，以清余热余毒。

按语：偶因某些年份秋不凉、冬不寒、雨雪偏少之时，则有类似病症发生。时疫温热、发颐（即所谓腮腺炎）、流感等病症时有发生。大青叶或板蓝根乃为常用清热解毒药。大青叶或板蓝根与金银花、连翘、黄芩、玄参、赤芍、马勃等味同用，水煎内服；并用仙人掌去净刺捣融，同青黛适量，少加冰片研细粉和匀厚敷患处，干则以淡醋润之，1 日换二三次，对于发颐（急性腮腺炎），民间称为"喉包"，无论发热与否，皆能起到清热解毒、消肿散结的作用，包括咽喉肿痛、头痛心烦等症，5 天左右，多可治愈。

用板蓝根或大青叶治疗案例较多，包括病毒性肝炎等病症，前书已多有治验案例记述。皆取其清热解毒之功，故多用于时疫温热、发颐、发斑及热性疮疡疖毒、病毒性肝炎之类症候。

白蚤休——清热解毒，消肿止痛

白蚤休（又名七叶一枝花、重楼），为百合科多年生草本植物华重楼或七叶一枝花的根茎。味苦，性微寒，有小毒，入肝经。功能清热解毒，消肿，解痉。主治热毒疮疡、疔毒疖肿、咽喉肿痛、虫蛇咬伤等症。

【临证应用】此药有较强清热解毒功效。内服、外敷，均可清热解毒，消肿散结。用于治疗热毒疮疡，常与金银花、连翘、蒲公英、赤芍等味同用。

用于虫蛇咬伤，常与山慈菇、杠板归、鬼针草等味同用，可治虫蛇咬伤。

用于癌肿，常与白花蛇舌草、半枝莲、石见穿、夏枯草、山慈菇、龙葵等配合，以清热解毒，软坚散结。用于小儿高热惊风抽搐，亦可配伍于天麻、钩藤、蝉蜕、僵蚕等祛风镇痉群药中应用。

白蚤休外用治热毒疮疖及虫蛇咬伤等症，与山慈菇作用基本相同。无论单味使用，或在复方中配伍运用均可。

常用量1日6～15g，水煎服。入丸散及外用适量。

【成方举例】消肿利咽汤：白蚤休9g，开口箭（根、叶俱可，根作用较强）叶12g或根6g，金果榄3g（为末吞服），桔梗12g，赤芍、玄参各15g，金银花18g，黄芩12g，甘草3g，水煎服。或用白蚤休、金果榄、开口箭根各等份为细粉，蜂蜜和为丸，重约3g，每用1丸含于口中缓缓咽下，日含2～3次，效果俱佳。功能清热解毒，消肿利咽止痛。

【治验举例】咽喉红肿，心烦口渴　此类患者较为常见，一般常用药效果不佳时，用上方消肿利咽汤为主加减，多可效果显著，病程大为缩短。

方某，男，45岁。2004年7月15日首诊。自诉："常发口腔溃疡，多处治疗效果都不理想。每欲复发时，便咽喉红肿，继而溃破，心烦口渴，冷热酸甜入口即痛，一次持续半月有余，实在令人心烦。此次已经近10天，依然红肿溃破，小便黄短。各种方法治疗，似乎都已产生耐药性，皆无明显效果。"视其舌质红绛，舌苔薄黄干糙；切其脉，近乎洪实而数。看来患者必是素体中上焦火旺，故舌脉表现如此盛实。治法若非大剂量清泄中上焦心、肺、胃的热毒盛实之邪，恐难速见效果。遂用消肿利咽汤加减，内服、外含并用。白蚤休15g，开口箭根、金果榄各9g，桔梗15g，生石膏90g，知母18g，鲜竹叶30g，金银花24g，连翘15g，玄参、麦冬各24g，木通15g，甘草6g，3剂。水煎温服，1日1剂。三煎药渣宽水，煎开后加陈醋250mL，适温泡足。另用白蚤休、金果榄各60g，开口箭根 30g，冰片 3g，共为细粉，蜂蜜和为丸，樱桃大，每次口含 1 丸，1 日含三四丸。切勿饮酒，饮食越清淡越好，保障睡眠，心情平和，劳逸适度。

7 月 19 日二诊。自诉："效果很好！不仅小便变清，大便也很顺畅，心烦口渴已止，红肿疼痛大减，可以说是已经基本治愈。"视其舌质红润，舌苔薄而微黄津润；复切其脉，仍显滑数。盛实之势虽减，但余热尚存。嘱其上方续服 3剂，改为 1 日半 1 剂缓服，口含药 1 日二三丸即可。饮食注意继续。

顺访 2 年，患者自服汤药 6 剂后，此次复发治愈。以后常配制丸药口含，口舌生疮基本治愈，未再出现明显复发。偶尔复发，即用口含药及玄麦甘桔汤（玄参、麦冬各 18g，甘草 3g，桔梗 9g，鲜竹叶 15g）开水泡饮，并饮食清淡数日，即可消退。

土茯苓——清热解毒，除湿通络

土茯苓，为百合科攀援状灌木光叶菝葜的块根。味甘、淡，性平。入肝、胃经。功能清热解毒，除湿通络。主治湿热疮毒、梅毒、筋骨拘挛疼痛、瘰疬、湿疹瘙痛等症。

【临证应用】用于湿热疮疹，痒痛交加，抓破流黄水或淡血水，水流处复生新的疱疹，以及会阴部潮湿瘙痒等症，常与苍术、黄柏、苦参、白鲜皮、千里光、僵蚕等味同用，以清热燥湿解毒。

用于湿痹筋骨不利，甚则拘挛疼痛等症，常与独活、木瓜、生薏苡仁、威灵仙、石楠叶、川芎等味配伍，以祛风除湿，通络止痛。

常用量 1 日 15 ~ 30g，水煎服。

【成方举例】祛湿解毒汤（经验方）：土茯苓、萆薢、生薏苡仁各 30g，苦参12g，苍术 15g，黄柏 9g，当归、赤芍、白鲜皮各 15g，千里光 30g，僵蚕、乌梢蛇各 9g，水煎，内服外洗。清热燥湿，解毒止痒。主治湿毒瘙痒及湿毒性疮疹等症。

古方如搜风解毒汤（《本草纲目》，土茯苓、薏苡仁、金银花、防风、木瓜、白鲜皮、皂荚子、木通），主治梅毒，筋骨拘挛。

【治验举例】**阴囊潮湿，腰腿沉重** 姜某，男，40 岁。2007 年 10 月 5 日首诊。自诉："阴囊潮湿已有 2 年多，近半年睾丸又生暗红色硬疹，痛痒相兼，缠绵不愈，继而夜间盗汗，腰腿沉重乏力。到大医院检查说是'阴囊湿疹'，别的没什么病。但是会阴部总是潮湿，湿疹痒痛难忍，40 岁就腰腿沉重乏力，仅仅湿疹会这么严重?"视其精神气色正常,舌质色暗乏泽,舌苔灰白厚腻;切其脉,沉滑微迟之象。辨证:湿毒阻滞,营血失和。治宜清热燥湿,活血解毒。方用搜风解毒汤为主加减。土茯苓、薏苡仁、金银花各 30g,防风、木瓜各 15g,白鲜皮 18g,木通、黄柏、苍术、当归、赤芍、红花各 15g,甘草 6g,5 剂。水煎温服。三煎药渣宽水,加入苦楝树皮 60g,枯矾、雄黄、皂荚各 6g,煎开后再煮数滚,入陈醋 150mL,先熏后洗会阴部,1 日熏洗一二次。饮食需要清淡,戒酒,勿食荤腥油腻及海鲜等一切发病之物。

10 月 13 日二诊。自诉:"遵嘱内服外洗并忌口,会阴部潮湿及湿疹都有明显减轻,腰腿沉重亦有好转。"复诊其舌脉均无大的变化,看来此人虽然年轻,但其湿毒却是很重。上方苍术、黄柏量各加至 18g,土茯苓加至 60g,以增强清热燥湿解毒之功。续服 5 剂,外用熏洗不变,忌口继续。

10 月 21 日三诊。自诉:"会阴部已不再潮湿,湿疹也未再复生,除过暖热偶感干痒外,余无不适感觉。腰腿沉重早已消失,不知道以后是否还会复发?"复诊其舌脉,已与正常人相近。为争取疗效巩固,嘱其二诊方续服 5 剂,改为 2 日1 剂缓服,外用熏洗可减少次数。另取 5 剂,为末蜜丸绿豆大。待汤药尽剂,接服丸药,每服 15g,日服 2 次,土茯苓 30g 煎水送服。饮食继续注意。后得知姜某共服汤药 15 剂、丸药 1 料,并坚持外用熏洗,共治疗 2 月余,会阴部潮湿及阴囊湿疹、腰腿沉重等症痊愈,加以饮食注意忌口,病愈后 1 年余未复发。

按语:上方用于身体其他部位湿疹,内服、外洗基本相同,疗效也较显著。只要能够忌口,多能治愈。用于治疗湿痹腰腿沉重乏力,搜风解毒汤方中去金银花、白鲜皮、皂荚子等清热解毒止痒之味,加独活、当归、苍术以祛湿活血,而治腰腿沉重、筋骨拘挛。湿寒重者,再加制川乌、制草乌各适量,以加强祛寒燥湿、温经止痛功效。肾虚湿滞者,加金毛狗脊、巴戟天、杜仲各适量,水煎服、浸酒服均可。个人经验,仅作小结。

湿热毒滞、会阴等处湿疹痒痛而兼筋骨拘挛者,则用原方以治"梅毒"(尖锐湿疣等与性病有关病症)痛痒溃破、筋骨拘挛等症。上辈治梅毒较多,我认为西药比中药效果可靠,无"性病"类治验案例。

蒲公英——清热解毒,消肿散结

蒲公英,为菊科多年生草本植物蒲公英或其他同属植物的全草。味苦、甘,性寒。入肝、胃经。有化热毒、解食毒、消肿核、疗乳痈、清热解毒之功。主治乳痈肿痛、疔疮热毒、肺痈咯吐脓血等症。

【临证应用】此药对于热毒所致的以上诸症，均有良好效果。可单味煎浓汁服、捣融外敷，亦可配伍清热解毒药同用。

用于痈疽肿毒、乳痈、疔疮等患，常与金银花、连翘、紫花地丁、野菊花、天葵子、赤芍等味同用，以清热解毒，消肿散结。

用于肺热咳嗽，或伴咽喉肿痛等症，常与玄参、麦冬、金银花、大贝、桔梗等味同用。用于肺痈咳吐脓血，常可与鲜芦根、冬瓜子、鱼腥草、生薏苡仁、天葵子、大贝、桔梗、黄芩、白及、甘草等味配合。

用于"副乳"腋下胀痛，常与金银花、瓜蒌皮、海藻、昆布、穿山甲、生黄芪、当归、赤芍等味同用。

用于胃燥胃痛，甚或烦渴等症，常与金果榄、鲜芦根、玉竹、生石膏、知母、延胡索、海螵蛸等味同用。

蒲公英主要作用为清热解毒，消肿散结。以往仅用于治疗乳痈、疔疮外科疾患。用于内科病症如咽喉肿痛、目赤肿痛、痰热郁肺咳吐浓痰、热毒泻痢腹痛、胃火胃痛、热淋小便涩痛等病症，适当配伍相须之药，均有较好效果。

常用量 1 日 15 ~ 60g，水煎温服。外用适量。

【成方举例】消核汤（经验方）：蒲公英、夏枯草各 30g，浙贝母、柴胡各 12g，醋制香附、桔梗各 12g，白芥子 12g，昆布、海藻、陈皮各 15g，牡蛎 18g，姜半夏 9g，甘草 6g。清热解毒，消肿散结。主治瘰疬，痰核，瘿瘤，乳癖，以及肿核偏于上半身如颈项、锁骨、腋下等处者。

古方如五味消毒饮（《医宗金鉴》，蒲公英、紫花地丁、野菊花、金银花、紫背天葵），主治热毒疔疮及一切热性疮疡肿毒。

【经验小方】单用蒲公英鲜品捣融，加冰片研细粉和匀，外敷热毒疮疖，大有清热解毒、消肿止痛功效。

挖取鲜蒲公英连根洗净，滚开水略烫，凉拌食之，普遍反映有清热解毒作用，并用于辅助治疗高血脂、糖尿病、痛风等疾病，有一定疗效。

肺热咳嗽，吐痰黄稠，胸闷烦躁等症，鲜蒲公英同鲜鱼腥草等量，做蔬菜食之，亦有很好的清肺化痰止咳作用。

此药天然生长，无农药污染，虽然有点苦，但良药苦口，有利于败毒。挖挖野菜，动动身体，吸收点郊外清新空气，再吃点无污染野菜，对身体只有好处。特别是身患顽疾的人们，这是很好的康复方法之一。个人偶尔咽喉肿痛溃破，也想图个方便，吃中成药、消炎药，结果每次都是事与愿违，欲速反慢。亲手采点蒲公英、金银花叶（四、五月采花蕾最好）、鱼腥草等鲜品一二种，泡水饮，至多一天就能见效，远比花钱买药效果好得多。这不是一两次的证实，而是很多人吃过野生草药后的评价。

能做菜蔬食用的中草药品种很多，蒲公英只是其中一味（有人写专书，我只谈亲历），药食兼用，简单有效，难怪民间广为应用。

【治验举例】湿热气滞，胃脘胀痛　王某，男，54岁。2009年7月21日首诊。自诉："胃痛已有多年，以前做胃镜检查诊断为'慢性浅表性胃炎'，因为疼痛加重，最近复查又成为'胃十二指肠球部溃疡'，胃部多处红肿充血伴糜烂。西药吃了不少，仅能暂缓疼痛，不能根本治愈。胃部燥热胀气，泛酸刺痛，连及背部胀痛，口渴欲饮，大便常秘。若饮酒及食辛辣食物刺激，则疼痛更甚。"视其身体尚健，面色红赤，舌质绛红，舌苔薄黄乏津；切其脉，弦滑偏数。辨证：湿热气滞，血瘀失活。治宜清热解毒，行气活血。胃为多气多血之府，红肿溃疡，胀气刺痛，犹如体外热毒疮疡，故感燥热刺痛，仅以理气止痛之方，多难奏效。根据个人经验，消肿散瘀，兼以制酸；清热解毒，佐以理气止痛，并忌腥辣刺激、干燥上火之物继续伤害，大多都能较快消除不适症状，并可基本治愈。用多年经验效方公英化瘀汤，以清热解毒，活血止痛。蒲公英60g，金银花、芦根各30g，甘葛15g，生薏苡仁30g，佛手、木香各12g，牡蛎30g，海螵蛸、五灵脂、延胡索、郁金各12g，甘草6g，3剂。水煎，饭后半小时温服。末煎药渣宽水，煎开后加陈醋250mL适温泡足。

7月26日二诊。自诉："遵照要求，饮食温和无刺激，滴酒不沾，3剂药服后止痛效果甚佳，胃部已感舒适许多。但是我胃火历来过旺，故胃痛虽然大减，而便秘尚未通畅。"复诊其舌脉，包括面色红赤等，尚无明显变化，湿热依然盛实。上方加大黄12g（后下），芒硝9g（分2次冲服），续服3剂。

7月31日三诊。自诉："大便已经通畅，脘腹顿觉舒畅，疼痛续有减轻。"视其面色红润，舌质正红微润，舌苔薄黄津回；复切其脉，弦数之象已不明显，接近缓匀。二诊方去芒硝，加金果榄6g，以清热消肿止痛，续服5剂，服用法同首诊；另取5剂，共为细末，炼蜜为丸绿豆大。每服15g，日服2～3次，用蒲公英开水冲泡取汁送服。

翌年3月王某带他的孙子来看病，问及他的胃脘痛，王某回言道："共服汤药11剂、丸药1料，至今胃痛基本未再明显复发。但是我的'口福'却大打折扣了，再也不敢胡吃乱喝。"

用蒲公英治疗乳痈及其他热毒疮疖等案例，前书及"疮疡证治"有专述，不复重述。

红藤——清热解毒，活血通络

红藤，为大血藤科落叶藤本植物大血藤的藤茎。味苦，性平。入胃、大肠经。功能清热解毒，活血通络。主治肠痈腹痛（慢性阑尾炎或阑尾炎较轻者。急性阑尾炎需西医手术治疗，切勿用药延误时间）、热毒疮疹、风湿痹痛等症。

【临证应用】 用于治疗肠痈，常与大黄、厚朴、蒲公英、金银花、牡丹皮、生薏苡仁、败酱草、冬瓜子、桃仁、赤芍、当归等味配合，以清热解毒，散结消肿止痛。

用于热毒疮疹，红赤焮痛，常与金银花、连翘、蒲公英、天花粉、赤芍、牡丹皮、大青叶、白鲜皮、黄柏之类同用，以清热燥湿解毒，消肿止痛止痒。

用于风湿痹痛、关节不利、痛风红肿等症，常与络石藤、忍冬藤、鸡矢藤、羌活、独活、赤芍、红花等味同用。用于跌打损伤肿痛，常与八棱麻根、土鳖虫、三七、红花、赤芍等味同用，以活血散瘀，消肿止痛。

常用量 1 日 15 ~ 30g，大剂量可用至 60g，水煎服。

此药可杀蚂蟥（水蛭），过去无农药，农民将红藤放于进水口处，田中蚂蟥不到 1 个月即无踪影。入药内服，大剂量对证使用治疗肠痈及风湿痹痛、关节不利等症，未见任何不良反应。对于阑尾炎术后腹痛，亦有明显止痛作用。

【成方举例】 古方如大黄牡丹汤（《金匮要略》，大黄、牡丹皮、桃仁、芒硝、冬瓜子），主治肠痈。

红藤煎（《临床经验汇编》，红藤、紫花地丁、乳香、没药、连翘、大黄、延胡索、牡丹皮、金银花），功能主治与上方同。

【治验举例】肠痈术后，气滞腹痛 张某，女，40 岁。2000 年 7 月 7 日首诊。自诉："急性阑尾炎手术后已经 2 年多，右下腹依然经常胀痛，多次复查说是'腹膜粘连'，吃药打针，暂缓一时，不久胀痛复作。以前能够坚持，后来影响到食欲减退、精力不足。这次已经半月，右下腹胀气刺痛，绵绵不绝，解便不畅。吃药打针，效果都不明显。"视其精神微烦，形体尚健，舌体两侧瘀斑紫暗，舌苔黄厚乏津；切其脉，弦数之象。辨证：气滞血瘀，湿热偏旺。治宜清热通便，行气散瘀。方用大黄牡丹汤为主加减。大黄 12g（酒炒，后下），牡丹皮 15g，桃仁 12g，芒硝 6g（分 2 次冲服），冬瓜子 18g，红藤 30g，败酱草 15g，生薏苡仁 30g，赤芍、厚朴、枳壳各 15g，甘草 6g，粳米 15g，3 剂。水煎温服。药渣宽水再煎，加陈醋 250mL，适温泡足。饮食以清淡为要，一切刺激肠胃及辛辣发病之物皆当避之，劳逸适度，谨防感冒。

7 月 12 日二诊。自诉："3 剂药服后，大便顺畅，疼痛消失，但食欲仍未恢复。"视其情绪已安，舌体瘀斑略淡，黄厚苔退至薄黄津润；复切其脉，转为小缓，乃湿热瘀阻退化之象。大便已通畅，食欲依然不佳，方中去苦寒泻下之味芒硝、败酱草，加白术 15g，陈皮、木香各 9g，以健脾和胃理气，续服 3 剂，服用法及注意同首诊。

顺访 3 年，张某自服药 6 剂后，右下腹胀气刺痛未再复发，身体正常。

痛风红肿，足难任地 李某，男，39 岁。2003 年 9 月 4 日首诊。自诉："起初双足蹈趾根节微红疼痛，继而足背、踝下红肿，灼热焮痛。住院治疗肿消痛轻，不久又犯，如此已经数年，大蹈趾根节已经变形。海鲜及动物内脏、啤酒、黄酒等，都不敢吃喝，这病真缠人！"视其身体尚健，精神正常，舌质略显深红，舌苔黄厚微腻；切其脉，弦滑有力。辨证：风湿凝滞，脉络失活。治宜疏风通络，活血止痛。此病极易复发，很难根治。曾治多例，消肿止痛容易，欲求根治颇难。成方也不少见，效果也都略同。遂用红藤为主，对证配伍。红藤 60g，赤芍、生地黄、当归、红花各 15g，川牛膝、独活各 18g，生薏苡仁 30g，木瓜 15g，制乳香、制没药各 9g，黄柏、苍术各 15g，5 剂。水煎温服。三煎药渣宽水，煎开后加陈醋 250mL，适温泡足。忌口已经知道，但要坚持。

9 月 11 日二诊。自诉："红肿焮痛已退，效果还算理想。但已经变形的蹈趾根节膨大，按之仍痛。"视其舌脉与首诊时相比，均无明显变化。嘱其上方续服 5 剂，服用法同首诊。

按语：此病很难根治，我也手无妙方。所治患者不少，也只能消肿止痛，减少复发。因而此类病人很少跟踪随访。

败酱草——清热解毒，散瘀排脓

败酱草，为败酱草科一年生草本植物白花败酱草的全草。味辛、苦，性微寒。入胃、大肠、肝经。功能清热解毒，消痈排脓，活血行瘀。主治肠痈、肺痈及热性疮疡肿毒等症。

【临证应用】用于肠痈（慢性阑尾炎，急性者须速到医院外科处治），常与红藤、生薏苡仁、桃仁、牡丹皮、大黄等味配伍，以散结泄热，消肿止痛。用于肺痈及热性疮疡，多与鱼腥草、桔梗、生薏苡仁、冬瓜子、芦根、金银花、蒲公英、浙贝母、连翘等味同用，以清肺泄热，解毒消痈，并可捣融外敷疮肿。

用于实热所致的胸腹疼痛、产后瘀滞腹痛等症，则与桃仁、红花、山楂、五灵脂、酒大黄之类同用，以泄热散瘀。如属虚寒瘀滞，则去酒大黄，加用炮姜、当归、川芎、人参、白术，以益气养血，散瘀止痛。

用于湿热黄疸，肝气郁结，常与茵陈、栀子、大黄、泽泻、赤芍、丹参、柴胡、郁金、垂盆草之类同用，以清热利湿，疏肝散瘀。

用于慢性胰腺炎、脾大等症，常于茵陈蒿汤中加入败酱草、红藤、当归、赤芍、红花、白术、陈皮、甘草、粳米之类同用，亦有较好效果。

常用量 1 日 12 ～ 18g，水煎服。

黄花败酱草又名墓头回，其气味有较浓"酱"气，我多用此。其中萝茇亦名白花败酱草，还有苣荬菜等品种，很少使用，因为它们并无"酱"气，不知道效果如何。

【成方举例】败酱散瘀汤（经验方）：败酱草 15g，茵陈 30g，栀子 15g，酒大黄 6g，赤芍 15g，丹参 30g，柴胡 9g，郁金 12g，白术 15g，木香、陈皮各 9g，甘草 6g，粳米 15g。功能清热利湿，解郁退黄。主治湿热黄疸及慢性胰腺炎等症，水煎温服，药渣再煎，加陈醋泡足。

薏苡附子败酱散（《金匮要略》，薏苡仁、附子、败酱草），治肠痈有脓。

【治验举例】湿热阻滞，肝脾失和　胡某，女，57 岁。2004 年 5 月 7 日首诊。自诉："曾经得过'黄疸型肝炎'，前年又诊断出'慢性胰腺炎'，住院治疗多次，依然反复发作，两胁、脘腹经常胀气疼痛，饮食稍不合适，立马胁腹胀气，大便时秘时溏，身体精力不佳。"视其精神不振，面色乏泽，舌质暗红，舌边隐隐瘀斑，舌苔微黄偏厚，津液不足；切其脉，细弦偏数。辨证：湿热阻滞，肝脾失和。治宜清热利湿，疏肝和胃。方用败酱散瘀汤为主加减。败酱草 15g，茵陈 30g，栀子 15g，酒大黄 6g（后下），当归、赤芍各 15g，丹参 30g，柴胡 9g，香附（醋炒）、郁金各 12g，党参 18g，白术 15g，木香、陈皮各 9g，甘草 6g，粳米 15g，3 剂。水煎温服。饮食需要清淡，心情保持平和，保障睡眠，谨防感冒，劳逸适度。

5 月 12 日二诊。自诉："服药有显效，症状明显减轻，胁腹胀痛基本消除，食欲稍振，但不敢随意加量。"虽然自感症状减轻，但舌脉仍与首诊时相近。原方续服 3 剂再诊。

5 月 17 日三诊。自诉："胁腹未再胀痛，精神精力略有好转，但饮食仍不敢大胆。"反复叮嘱：即使不适症状完全消失，饮食也要谨慎。复视其舌质瘀斑基本消退，舌苔薄黄津润；脉来细匀，数象已退。上方去粳米，取 3 剂，共为细末。每服 6 ~ 9g，日服 2 ~ 3 次，用稀粥或温开水送服。定时到医院复查，如有不适，及时诊治。顺访 3 年，病情未见明显反复，身体健康状况也有改善，但依然不敢放松警惕。

按语：用败酱草主要取其清热解毒、活血散瘀之功。曾治过多例"脾大"及慢性胰腺炎，肝脾失和，胁腹胀闷，甚至脘胁刺痛，口苦易怒，大便不畅等症，加入败酱草、红藤、大黄适量，其清热散瘀、通便止痛效果随之明显提高。其余用法，如药下配伍所述。

紫花地丁——清热解毒，消肿止痛

紫花地丁，为堇菜科多年生草本植物紫花地丁的全草。味苦、辛，性寒。入心、肝经。功能清热解毒，消肿止痛。主治疔疮热毒、痈肿发背、丹毒疱疹及一切热性无名肿毒等症。

【临证应用】用于热毒疔疮焮痛，常与金银花、连翘、玄参、赤芍、野菊花、蒲公英等味同用，以清热解毒，消肿止痛。用治无名肿毒热疖等患，与此配方相近。

常用量 1 日 15 ~ 30g，水煎服。虚寒体质及身无热毒者皆当忌服。

犁头草与蒲公英同样清热解毒，主治病症亦同。单味内服外用、作野菜食用，亦与蒲公英相近。

【成方举例】古方如紫花地丁散（《证治准绳》，紫花地丁、当归、大黄、赤芍、金银花、黄芪、甘草），治诸疮肿痛等症。五味消毒饮，见蒲公英下。

【治验举例】治验案例同蒲公英、金银花等药。

鱼腥草——清肺泻火，消肿止痛

鱼腥草，为三白草科多年生草本植物蕺菜的根及全草。味辛，性微寒。入肺经。功能清肺泻火，消肿止痛。主治肺热咳嗽、咽喉肿痛、肺痈痰热壅滞、胸闷胸痛、咳吐脓血，以及百日咳等症。

【临证应用】用于肺痈胸痛，咳吐脓血，常与桔梗、鲜芦根、瓜蒌皮、冬瓜子、生薏仁、桃仁、大贝、甘草等味配伍。用于百日咳，常与百部、麦冬、天冬、百合、川贝、白公鸡苦胆、蜂蜜等味配伍。

常用量 1 日 15 ~ 30g，至多 60g，水煎温服。外用适量。

人们常把它当蔬菜吃，泡水当茶饮，用来清火者甚为普遍，故有"蕺菜"之名。清肺泻火，爽口利咽，治干咳鼻燥咽痛功效显著。亲眼所见，很多乡下人夏天拔连根鱼腥草三五斤，清水洗净，宽水煎煮数滚，盛于大盆中，放于露天高处，夜露一宿，全家人取汁当茶饮，用以清火败毒防病，以免体生疮疖。一代代传承，至今仍有不少人这样做。可见它的清热解毒作用久已深入人心。肺寒咳嗽，吐痰清稀，无咽干鼻燥症状者忌服。胃寒纳差、消化不良者亦不可服。

【成方举例】鱼腥草清肺饮（经验方）：鱼腥草 30g，金银花 18g，连翘、黄芩各 15g，桔梗 12g，川贝母 9g（为细末，分 3 次吞服），蜜炙桑白皮、蜜炙枇杷叶、鲜芦根、鲜白茅根各 24g，瓜蒌皮、知母各 15g，甘草 6g，粳米 15g，水煎温服。功能清肺泻火，化痰止咳。主治肺热咳嗽、咽干口渴、吐痰不利、胸闷燥热等症。

其他方如银苇合剂（上海曙光医院，金银花、连翘、鱼腥草、麻黄、淡豆豉、桃仁、桔梗、生甘草、冬瓜子、薏苡仁、芦根），治急性支气管炎及较轻大叶性肺炎。

【经验小方】肺热干咳，咽干鼻燥，病情不重者，用鱼腥草 18g，黄芩、金银花各 15g，桔梗 9g，甘草 3g，水煎温服，或开水泡饮，多能及时治愈。

用于喉痒咳嗽，咯痰不利，声音沙哑者，用鱼腥草 60g，薄荷 15g，加水适量浸泡 1 小时，煎滚即可，趁热气蒸发之时，用口吸入蒸气，冷则加热再吸，或开水泡饮亦可，有清肺利咽、促使痰液排出的功效。

鲜蒲公英、鲜鱼腥草适量捣融，加冰片少许，外敷热毒疮肿，或用二味鲜品食之，或开水泡饮，均有清热解毒、消肿止痛作用。

【治验举例】肺热干咳，咽痛鼻燥　张某，男，48 岁。2000 年 12 月 2 日首诊。自诉："可能最近吃火锅过多引起，起初咽干鼻燥，继而咽喉肿痛，干咳少痰，咯吐不利，胸闷烦躁，近两天又见流鼻血，吃消炎药已经六七天，几乎未见效果。"视其面色浮红，舌质红绛，舌苔薄黄干糙；切其脉，浮数之象。辨证：燥热伤阴，肺受火灼。治宜清热泻火，养阴润肺。方用鱼腥草清肺饮为主加减。鱼腥草 45g，金银花 24g，连翘、牡丹皮、黄芩各 15g，麦冬 24g，桔梗 12g，川贝母 9g（为细末，分 3 次吞服），蜜炙桑白皮、蜜炙枇杷叶、白茅根各 24g，瓜蒌皮、知母各 15g，甘草 6g，3 剂。水煎温服。暂勿饮酒，饮食清淡，谨防感冒，劳逸适度。

12 月 7 日二诊。自诉："咽痛干咳及流鼻血等症都已消除，效果很好。"视其面色浮红已退，舌质正红，舌苔薄黄津回；复切其脉，浮数稍缓。肺火虽衰，余热待清。上方加玄参 15g，续服 2 剂，服用法及注意同首诊。2 剂药服后，续用鱼腥草、白茅根、玄参各 15g，为 1 日量，开水泡饮数日，以巩固疗效，并饮食清淡半月，以防肺火复燃。顺访数次，患者饮食谨慎，不再吃火锅、饮酒，肺热干咳、咽痛、鼻衄等症未再复作。

按语：和张某症状相似患者，多发生在冬暖季节，空气干燥，人们过度取暖，加上饮食辛辣等，都是引发此患的主要诱因。但是治愈不难，能忌口治愈后也少有复发者。

白花蛇舌草——清热解毒，活血消肿

白花蛇舌草，为茜草科湿生伏地小草本植物白花蛇舌草的全草。味甘淡、苦，性微寒。入胃、大肠、小肠经。功能清热解毒，活血消肿。主治肠痈（阑尾炎）、热毒疮疖、湿热黄疸、小便不利、各种癌肿等症。

【临证应用】用于肠痈，可与红藤、败酱草、冬瓜子、大黄等味配伍，以清热通便，消肿解毒。用于热毒疮疖、带状疱疹、丹毒等因于热毒引起的疾患，常配合大青叶、金银花、连翘、蒲公英、玄参、赤芍、牡丹皮、甘草清热解毒之类，其消肿止痛之功甚为显著。

用于湿热黄疸，多与栀子、黄芩、茵陈、藤梨根等味配合，以清热利湿，利尿退黄。用于热淋，小便不利，则与车前子、木通、泽泻、茯苓等味同用，以渗湿清热利尿。

用于肺热咳嗽、咽喉肿痛，可与鱼腥草、黄芩、浙贝母、桔梗等味配合，亦有清热泻火、清肺止咳作用。

用于各种癌肿，常与白花蛇舌草、半枝莲、野葡萄根或藤、蒲公英等味配合，以清热解毒，消肿散结。单味疗效有待进一步观察。

常用量 1 日 15 ~ 60g，至多 120g，水煎服。

【验方举例】抗癌方（经验方）：白花蛇舌草、凤尾草、藤梨根、野葡萄根各 30g，半边莲、半枝莲各 18g，龙葵 30 ~ 60g，八月札 15g，水煎温服。个人常用剂量，仅作参考。功能清热解毒，消肿散结。主要用于各种癌肿，如肺癌、肝癌、食管癌、胃癌等，有一定消除肿结、减轻疼痛作用。肺癌也可再加浙贝母、半夏、鱼腥草、白英等；胃癌、食管癌加寻骨风、急性子、山慈菇等；肝癌加郁金、石见穿、赤芍等。正气不足者，酌加人参、黄芪之类；脾虚纳差者，酌加白术、陈皮、砂仁等；消化不良酌加炒山楂、鸡内金等味；大便秘结酌加酒大黄、郁李仁等味。余随症加减。

热毒疮疖方（经验方）：白花蛇舌草 30 ~ 60g，蒲公英、金银花、紫花地丁各 30g，天葵子、牡丹皮、当归、赤芍各 15g，甘草 6g，水煎服。功能清热解毒，消肿止痛。主治热毒疮疡、肿毒疔疖、赤肿焮痛等症。烦渴加天花粉，溺赤加木通，便秘加大黄。虚寒性疮疡禁服。

【治验举例】以往和现在，使用本品于群药中治疗肺癌、胃癌、肝癌等，虽有一定疗效，如减轻疼痛、缩小肿块，或配合放化疗以减少癌细胞等。经过相关复查，一部分患者有效，有少数人效果较为理想。但使用本品时多在复方中应用，故很难说明此药在治疗癌症中到底有多大作用。

以往治疗此类患者的个人体会前文已有交代，因为我不会治癌症，但癌症患者却陆续前来求治，我也是十分无奈。比如现在还在治疗的一位 66 岁的肝癌患者，吃中药已年余，经过反复检查，三甲医院专家及患者都说是个"奇迹"，但我却高兴不起来，因为我只是个"配角"。这种例子以往也有，没有手术及放化疗而痊愈者，百例当中仅有一二例而已，不能说明什么。所以对我而言，依然是谈癌色变，如临顽敌，甚至身心疲惫，但又颇感无奈！

肺热咳嗽，缠绵不愈 张某，男，43 岁。2007 年 8 月 20 日首诊。自诉："我这咳嗽已有 3 年之久，大医院住过不下三家，小诊所及民间医生记不清看过多少，总治不好。肺部等方面反复检查无定论，身体感觉还可以，就是咳嗽太烦人，时常感觉胸燥咽干，咳痰多半稠黏色黄，咳吐不利，甚至影响睡眠。"视其形体健壮，面色滞暗枯糙，舌质暗红乏泽，舌苔暗黄乏津；切其脉，滑数偏沉。辨证：湿热郁肺，痰浊阻遏，肺失清肃。治宜清热化痰，降浊肃肺。方用自拟清肺饮与服。白花蛇舌草、鱼腥草、金银花各 30g，连翘、黄芩、浙贝母各 15g，海蛤壳（打碎）、浮海石各 30g，桔梗 15g，天冬、木蝴蝶各 18g，山豆根 12g，生甘草 6g，5 剂。水煎，饭后半小时温服。四煎药渣宽水，煎开后加陈醋 250mL，适温泡足。暂勿饮酒，饮食以温和为要，勿近寒凉、温燥饮食，勿熬夜，谨防感冒，劳逸适度。

8 月 28 日二诊。见患者神情愉悦、面色微润的样子，已知其病情已有减轻。

张某笑言道："看来人们对您的传说不虚，我服药 2 剂后，咳嗽已大为减轻；5 剂药服后，咳嗽已完全消除，几年来第一次感到如此舒服。依我的感觉，不再吃药就行了，但再巩固下好些。"视其舌质红润，舌苔薄黄津回；复切其脉，微数略滑之象。方药不变，续服 3 剂即可。服用法及注意同首诊。

2013 年 9 月 13 日，张某又来言道："吃您的 8 剂药管了 6 年多咳嗽未犯，这次因为灰尘及电焊烟雾熏呛，加上喝了 1 瓶冰冻啤酒，接着老毛病又犯了。住院半月，又在小诊所打针吃药六七天，咳嗽依然不见好转。只有远道再来请您治疗。"观察其面色、舌质、舌苔及切其脉象，与首诊时病情基本相同，但无首诊时病重，仍用首诊方嘱其先服 3 剂，服用法及注意仍同首诊。

9 月 23 日张某电话告知："3 剂药服后咳嗽已基本止住，又观察了这几天，感觉没什么大的反常，但又不放心，故再来看看。"嘱咐他最好再服 3 剂，以巩固疗效，患者应允。并希望他以后注意养护，以前的诱发原因尽量回避。

射干——清热解毒，利咽消痰

射干，为鸢尾科多年生草本植物射干的根茎。味苦，性寒。入肺、肝经。功能清热解毒，利咽消痰。主治外感风热或痰热壅盛，咽喉肿痛、咳痰黄稠、胸咽不爽等症。

【临证应用】射干能降逆祛痰，散结泄热。此药除用于消痰利咽外，在鳖甲煎丸中还用以消癥瘕、除疟母、通经闭。故前人谓其"能消心脾老血，行太阴（肺脾）、厥阴（肝）之积痰"，治喉痹咽痛、癥瘕、经闭不通等症。可见射干一药，并非仅用于咽喉肿痛、痰涎壅盛咳喘等症。

用于咽喉肿痛，常与牛蒡子、淡豆豉、薄荷、连翘、桔梗、玄参、麦冬、山豆根、甘草等味配合，以清热利咽，消痰止咳。

用于痰涎壅盛、咳嗽气喘等症，常与炙麻黄、杏仁、前胡、炙紫菀、炙款冬花、苏子、厚朴、黄芩、浮海石、甘草等味同用，以清热消痰，止咳平喘。

常用量 1 日 6 ~ 12g，水煎服。

【成方举例】古方如射干麻黄汤（《金匮要略》，射干、麻黄、细辛、半夏、五味子、紫菀、款冬花、生姜、大枣），主治咳嗽上气，喉中有水鸡声。

射干消毒饮（《张氏医通》，射干、玄参、连翘、荆芥、牛蒡子、甘草），主治咳嗽音瘖，咽喉肿痛。

【经验小方】射干与山豆根、胖大海各 6 ~ 9g 开水冲泡当茶饮，对于慢性咽炎咽喉红肿疼痛，有一定清热解毒、消肿止痛效果。

　　【治验举例】咳逆喘促，胸脘憋闷　白某，男，76岁。2011年5月20日首诊。自诉："我这毛病已四十余年。起初为三九天下水救人，当夜即发热恶寒，喷嚏咳嗽，治愈后十余年身体尚可，复因冬季受寒发热咳嗽，十余天后基本治愈。之后每到秋末冬初至来年春暖，咳嗽方止。因为我体质尚可，即使复发咳喘，也不影响劳作。近3年人老了抵抗力下降，复发时间提前，咳喘延至夏初，现在已经初夏，依然咳喘气逆，胸脘憋闷，痰灰青色而硬，难以咳出，上坡、用力，喘闷更甚。"视其形体尚健，精神无碍，舌质淡暗津润，舌苔灰白厚腻；切其脉，滑迟之象。辨证：脾肺虚寒，宿痰阻窍。治宜宣肺散寒，消痰平喘。方用射干麻黄汤为主加味。射干15g，蜜炙麻黄9g，细辛5g，姜半夏9g，五味子5g，蜜炙紫菀、蜜炙款冬花各18g，生姜3片，大枣3枚，茯苓15g，橘红、厚朴、苏子、白芥子各12g，甘草6g，3剂。水煎温服。三煎药渣加生姜150g切薄片，宽水煎开后适温泡足，以助温膝散寒。饮食以温和为要，切勿饮酒，谨防感冒。

　　5月25日二诊。自诉："服药效果很好，胸闷咳喘减轻，吐痰已利，昨天起痰色由灰色变浅白，也无以往硬结。"视其舌质微泽，舌苔白润；复切其脉，缓滑之象。寒湿已见退化，肺气初现宣畅。仍用原法，上方续服3剂。服用法及注意同首诊。

　　5月30日三诊。自诉："6剂药服后，上坡、用力胸前已不明显憋闷，呼吸顺畅多了，再服3剂我看就差不多了，根治我也不敢强求。"复视其舌脉，已接近常人。老汉不但体质较为健康，而且思维敏捷，通情达理。嘱其上方再服3剂，并将药方保管好，待到夏末旧疾尚未复发之时，提前服药，以预防性治疗，争取今冬症状减轻。并嘱咐他如有复发迹象，除内服药外，再用白芥子微炒研细末，生姜汁调稠糊，厚敷颈后高骨处，橘叶覆盖、固定，一日夜一换，连敷7日。以温肺消痰，减轻寒喘症状。饮食及其他注意切勿忽略。

　　顺访3年，白某谨遵嘱咐，细心调治，当年冬季症状即减轻许多，2年后复发时间不到半月，症状续有减轻，身体基本无碍。

　　咽喉肿痛，咳吐黄痰　李某，男，51岁。2009年9月23日首诊。自诉："入秋以后，咽喉时常干痛，小舌两旁红赤，时而咳吐黄痰，胸前燥闷，口渴但饮水不多，吃消炎药、下火药不少，效果均不显著。这几天好像是喉咙咯破，少量黄稠痰中偶见血丝，吞咽不利。X线片检查肺部正常，还是请中医调治。"视其精神无碍，身体尚健，面色浮红乏泽，舌质近乎红绛，苔少薄黄干糙；切其脉，细数有力。辨证：肺火炽盛，气阴两燔。治宜泻火解毒，润肺止咳。方用射干消毒饮为主加减。射干15g，玄参18g，连翘、薄荷、牛蒡子、黄芩、桔梗各15g，沙参、麦冬各24g，山豆根15g，金银花、白茅根各30g，甘草6g，3剂。水煎温服。需要饮食清淡，保障睡眠，劳逸适度，谨防感冒。

9月27日二诊。自诉："干咳、咯血已除，咽喉红肿及胸闷烦躁减轻，好像热退下去了，小便黄短，大便解时不够顺畅。"复诊其舌脉，肺火炽盛之势略衰，余热有待续清。上方去荆芥、牛蒡子之疏散风热药，加大黄12g（后下），木通15g，以苦寒泻下，通利二便。续服3剂，服用法及注意同首诊。若6剂药服后，不适症状完全消除，自感基本正常时，续用射干、山豆根、桔梗各6g，玄参、麦冬、鱼腥草各9g，为1日量，开水冲泡当茶饮，小方缓治，以防病情反弹。若未达到预期效果，需要再来诊治。后得知李某自己又取3剂汤药煎服，之后用小方续服半月，肺热咯血症痊愈，身体恢复正常。

射干治疗哮喘等案例多见于《沉疴治悟录》"哮喘证治"卷下。

山豆根——清热解毒，消肿利咽

山豆根，为豆科植物广豆根、北豆根、山豆根的根。味苦，性寒。入心、肺经。功能清热解毒，消肿利咽。主治上焦心肺火旺、咽喉肿痛、口舌生疮、肺热咳嗽等症。

【临证应用】用于咽喉肿痛，常与金银花、连翘、黄芩、桔梗、玄参、麦冬、薄荷等味同用，以清热解毒，消肿止痛。

用于湿热黄疸，可与茵陈、栀子、大黄、藤梨根、垂盆草、车前草等味配伍，以清热利湿退黄。

用于肺热咳嗽、咽干喉痛等症，与鱼腥草、黄芩、桔梗、浙贝母、桑白皮、枇杷叶、甘草等味同用，以清热泻火，润肺止咳。

常用量1日6～12g，水煎服。单味泡水饮治咽喉肿痛亦良，配薄荷、金银花、桔梗、玄参、胖大海，清热解毒、消肿利咽之功更佳。

【成方举例】山豆根汤（经验方）：山豆根、桔梗、僵蚕、薄荷、赤芍、牡丹皮、连翘各12g，玄参、麦冬各15g，开口箭、金果榄、甘草各6g，水煎服。功能清热解毒，消肿止痛。主治咽喉肿痛，口舌生疮。

泻火退黄饮（经验方）：山豆根12g，藤梨根、垂盆草各30g，栀子12g，茵陈60g，大黄6g（后下，以大便通利为度），黄芩、赤芍各15g，生薏苡仁30g，甘草 6g，水煎温服。功能清热泻火，利湿退黄。主治湿热黄疸，肤黄、目黄、尿黄，色如橘皮，烦渴便秘，厌油倦怠等症。

【经验小方】山豆根 12g，藤梨根 60g，垂盆草、车前草、鲜竹叶各 30g，栀子 15g，1 日 1 剂，水煎温服。有清热解毒、泻火利尿功效。治疗咽喉肿痛、湿热黄疸及热淋小便黄短涩痛等症，见效甚速。

山豆根 6 ~ 9g，鲜竹叶 30g（或淡竹叶 15g），二味水轻煎当茶饮，治疗咽喉肿痛、小便黄赤、心烦等症，亦有显效。单味用仅可治疗咽喉肿痛，利尿泻火作用较弱。

【治验举例】口舌生疮，咽燥干咳　黄某，男，50 岁。2008 年 9 月 5 日首诊。自诉："平时身体无病，吃、睡、干活都行。近来偶感风寒，头痛无汗，肢体强痛，自用葱、姜煎汤热服发汗，随即汗出淋漓，当时即感轻松，到后半夜时，咽喉感觉干燥、烦渴，早饭时喉咙疼痛，吞咽不利，用镜子照着一看，咽喉、小舌红肿，买来下火药、消炎药同时吃，3 天不到，口腔开始溃疡，咽喉干燥更甚，又出现干咳咯吐黄痰。"视其咽喉红肿溃破，舌质红绛，舌苔薄黄干糙；切其脉，滑数有力。辨证：肺胃火旺，津液不足。治宜清热泻火，生津润燥。方用山豆根汤为主加减。山豆根 12g，桔梗 15g，僵蚕 12g，金银花 30g，黄芩 15g，大黄（后下）、黄连各 9g，牡丹皮、连翘各 15g，玄参、麦冬、白茅根各 24g，甘草 6g，3 剂。水煎温服。三煎药渣宽水，煎开后加陈醋 250mL，适温泡足，以助引热下行。暂勿饮酒，饮食清淡，劳逸适度，谨防感冒。

9 月 9 日二诊。自诉："病好多了。"视其红肿已退，溃破范围缩小，舌质已显红润，舌苔淡黄微厚津回；复切其脉，滑而微数。心肺火盛已明显减退，津液回潮之象。嘱其上方续服 2 剂，以清余热，服用法同首诊。并继续饮食清淡一段时间，汤药尽剂后续用山豆根、桔梗各 6g，玄参、麦冬、金银花各 12g，为 1 日量，开水泡饮数日，以巩固疗效。半月后得知，黄某共服药 5 剂，咽燥干咳、口舌生疮痊愈，续用小方泡饮 3 天，疗效巩固，身体依旧健康。

金果榄——清热消肿，利咽止痛

金果榄，为防己科多年生常绿缠绕藤本青牛胆属植物金果榄及青牛胆的块根。味苦，性寒。入肺、胃经。功能清热解毒，利咽消痛。主治咽喉肿痛、肺热咽干咳嗽、胃火燥热、胃脘热痛、热毒疮疖焮痛、湿热腰痛、跌仆伤痛等。

【临证应用】用于咽喉肿痛，单味泡水饮，或用金果榄 30g，冰片 1g，薄荷

9g，共研细粉，蜂蜜为丸樱桃大，含于口中缓缓咽下，其效甚佳。

用于胃火烦渴、胃脘胀痛，用金果榄 6g，木香 9g，鲜芦根 60g，水煎温服。或单味金果榄 3g，为末吞服，日服 2～3 次，泻火止痛效果甚速。

用于湿热腰痛或跌打损伤腰痛、劳伤腰痛，每用 6～9g，为末老黄酒送服，日服 2 次，效果显著。鄂西北不少地方如苍狼山、赛武当、神农架等处的人们，都把它作为"伤力药"使用，普遍反映疗效良好。所以给它起了众多的名字，其中就有"九子还阳丹"的传颂。

用于腰痛时痛苦失声、痛如刀割等症，用本品与缬草等量为细末，每服 9g，日服 2 次，用温黄酒送服，服至二三次，其痛即大减。一年将七旬之人，竟然身体恢复正常，劳作无误！遗憾的是，未做 B 超确诊。这样的患者一共经治 3 例，平均连续服药 2 个月，2 味药始终未作加减。后来他们的身体也都还算健康。可惜他们都不做 B 超确诊，只能小结临证应用效果（这个方子是患者来我这儿配药才知道的）。

用于热毒疮疖、蚊叮虫咬、红肿疼痛、丹毒疱疹等症，金果榄 60g，冰片 3g，白蚤休、青黛、明矾各 30g，共研细粉，用陈醋或白酒调糊涂敷，有清热解毒、消肿止痛显效。

单味金果榄用陈醋磨浓汁涂敷患处，治疗蚊叮虫咬感染，或者是无名肿毒等症，效果也很显著。但要饮食清淡、戒酒，勿食海鲜及一切发病之物，以配合此药的清热解毒、消肿止痛功效发挥。治疗这类案例较多。

常用量 1 日 6～12g，水煎服。为末吞服量减半。

因为此药以往药店无售，多在民间使用，且珍之又珍，故少有用于水煎服者。为节省药量，基本都是为末吞服。其珍贵之状，《本草纲目拾遗》叙述最详。我亦将此药视为珍宝，因为对证运用，屡获医患皆满意效果。

因为此药多生于岩石缝中，故极其难以挖出，这是我感受颇深的。正如我早年小诗"采金果榄"所云：千镐万锤掘，三炮五雷轰。一株得数枚，乐坏采药翁。拾遗有记载，药行却陌生。民间视为宝，治病有奇功。

【成方举例】此药多单味应用，尚未见有代表性成方。

【治验举例】**腰脊骨折，神奇康复**　1995 年秋采药于九道崖，偶遇熟人林场护林员胡某，他见我正在采挖金果榄，便给我讲起他自己的经历："5 年前因为上木楼梯，梯横撑折断，面朝上跌下，送到大医院 X 线片显示为腰脊骨折，住院半年多回家，依然腰不能直起，活动受限，勉强行走腰胯疼痛，不能上班。后来买来金果榄半斤，研末吞服，每次服 6g，1 日服 2 次，用老黄酒加热送服，服下感觉有效，随之又买来一些，继续服用。当服完 1 斤多金果榄后，慢慢能够行走、直腰，疼痛也随之减轻，不久便要求上班。后来自己在山里也采挖到少量金果榄，接着服用。两三年中，总共连买带采金果榄干品约四五斤，吃下后骨折旧伤后遗症彻底消除，现在腰和年轻时比一点不差，上下山、负重，等等，一点不亚于年轻人。"

在我采药到过的不少地方，听到很多人讲述自己及家人用金果榄治疗新旧外伤腰痛、劳伤腰痛的故事，而且都说效果显著，治愈后依然劳作如常。加上陆续有人向我讨要、购买此药，且都说是用来治腰腿痛。甚至有人患肾囊肿、肾癌待排除的患者，也来寻找金果榄。吃到半斤以后，无不说"效果极佳，疼痛消失"。时间长了，案例多了，不免引起我的重视。可是在我能够查到的所有记载中，从无言及金果榄可以治疗腰痛的文字。我也有肾囊肿，当劳累过度腰痛难受时，多次单用金果榄，服法如胡某，服药三五天后，确有明显缓痛作用，且以后疼痛时明显较以往为轻。但它的治腰痛药理至今难以明白。

按照前辈岳美中老先生的说法："流传在民间的单方、秘方和验方，是我国劳动人民长期与疾病做斗争的产物，是宝贵的医学遗产的一个组成部分""所以既不要轻视单方的简单，更不要忽视成方的'陈旧'……'千方容易得，一效最难求'……经过实践的检验，所以应予重视。"（《岳美中论医集·谈民间验方的整理研究》）基于此，因而将金果榄一药的无文字考究功效作用的见闻及实际使用效验，粗记于此，只能作为案例参考。

胃脘疼痛，饮酒更甚　此类患者不为少见，多属胃火过旺、气滞血瘀所致。经过胃镜检查，大多都是慢性、糜烂性胃炎伴红肿糜烂及有出血点等。患者自感胃部灼热烦渴，胀气刺痛，甚至泛酸，饮酒及食辛辣、焦硬等饮食刺激，则疼痛加剧。辨证大多属于湿热气滞型。在用过多种胃药效果不佳时，单用金果榄为末吞服，每服 6g，日服 3 次，用温开水送服。并饮食注意，勿食腥辣油腻及一切干燥上火、不容易消化之物，多可一两天内疼痛缓解，甚至消失。若兼有泛酸刺痛，可与煅牡蛎研细粉同金果榄细末等量吞服，其止痛效果更佳。胃热烦渴者，用芦根 30 ~ 60g，石斛 30g，甘葛 15g，水煎取汁，送服金果榄末，常常收到良好效果。若兼有胃胀，可用木香 9g，厚朴、枳壳各 12g，煎水送服药末。大便秘结者再加酒大黄 6 ~ 12g，煎水送服，以大便通畅为度。

这是用金果榄为主治疗胃火伤津、气滞血瘀胃痛的个人经验。用法简单，效果显著。

心胃火旺，口舌生疮 此类患者更多。大多因为素体火旺，加之喜食辛辣上火之物，而致心胃火旺，热毒为患。在用清热泻火、消肿解毒药如黄连、黄芩、栀子、连翘、淡竹叶、木通、生地黄、玄参等汤药服用时，再吞服金果榄细末 3 ~ 6g，续用金果榄 60g，冰片 3g，共为细粉，用蜂蜜调糊敷于咽喉红肿溃破处，或为细粉吹于患处，即可显著提高疗效，甚至数小时内即见显效，红肿疼痛明显减轻。单用金果榄为末吞服（量同上），效果亦可。用鲜竹叶 30g、薄荷 12g 水轻煎取汁送服，效果更佳。

治疗这类案例较多，《临证效为实》及《沉疴治悟录》"疮疡证治"下已有记述。

马勃——清热解毒，利咽消肿

马勃为马勃科马勃菌的子实体。俗称"灰包"。味辛，性平。入肺经。功能清热解毒，利咽消肿。主治热邪火毒郁滞所致的咽喉肿痛、肺热咳嗽失音、手足冻疮溃烂等症。

【临证应用】用于火毒郁滞，咽肿失音，常与金银花、薄荷、栀子、玄参、牛蒡子、僵蚕等药配伍，以清热利咽，消肿解毒。

用于手足冻疮溃破，用生姜、生黄芪各适量煎水，滤净渣微温洗净患处，再以净马勃粉适量掺于疮口，外用纱布包裹、固定。

常用量 1 日 6 ~ 9g，布包水煎服。外用适量。

【成方举例】普济消毒饮（李东垣方，引自《成方切用》）：酒炒黄芩、酒炒黄连各 15g，牛蒡子、大黄各 9g，橘红、玄参、生甘草、连翘、板蓝根各 6g，马勃 3g，川芎 2.7g，炒僵蚕、升麻、柴胡各 2.3g，薄荷 1.5g，桔梗 1g。共为细末，半用汤调服，半用蜜丸噙化，尽剂而愈。或水煎食远服。原方无大黄，便秘加用酒炒大黄。治邪热客于心肺，上攻头面而肿，舌干咽燥，目合喉喘等症。

清咽消毒饮（《疫喉浅论》，马勃、金银花、犀角、连翘、板蓝根、人中黄、黄连、山栀子、牛蒡子、玄参、薄荷、绿豆衣），治疫喉腐烂。此方犀角、人中黄二药已多年不见，可用水牛角、苦甘草等药替代。

【治验举例】**时疫温毒，腮肿发热** 鲁某，男，30 岁。2001 年 3 月 17 日首诊。自诉："起初咽喉肿痛，继而发热头痛，两腮微肿，口渴心烦，小便黄短，大便秘结，甚至饮食吞咽不利。我不愿意到大医院去看，因为太麻烦。家里老人让我请您看，说是花钱少、好得快。故前天起病，今天一早就来诊治。"视其面色浮红，两腮略肿微红，触摸灼热，咽喉红肿，舌质红绛，舌苔微黄乏津；切其脉，浮滑微数之象。思近来类似患者较以往为多，无论成人、小儿，症状大致相似，应与春温时疫有关。病与"大头瘟""发颐"相近。辨证：时疫温毒，邪热上攻。治宜清温败毒，泄热消肿。方用普济消毒饮为主加减。酒炒黄芩、酒炒黄连各 15g，牛蒡子 18g，酒大黄 9g（后下），金银花 30g，玄参 18g，生甘草 6g，连翘、板蓝根各 18g，马勃 9g（布包煎），炒僵蚕 15g，升麻、柴胡各 9g，薄荷 15g，桔梗 12g，3 剂。水煎温服。三煎药渣宽水，煎开后加陈醋 250mL，适温泡足。饮食清淡温和，谨防感冒，最好休息数日。外用青黛 60g，冰片、雄黄、明矾各 3g，共研细粉，麻油鸡蛋清调糊敷两腮，干则随敷不计时。

3 月 20 日二诊。自诉："药服下轻微腹泻，烦渴已止，身热已退，两腮及咽喉肿痛也基本消尽，效果甚好。"视其面浮红已退，腮肿及咽喉红肿已消，舌苔薄黄津回；复切其脉，数象已缓。温热之邪势衰之象。上方酒大黄量减至 6g，黄连减至 9g，以防苦寒太过。续服 3 剂，可改为 1 日半 1 剂缓服，以续清余热。外用药也要续敷数日，1 日敷二三次即可。饮食切勿陡进温热发病之物，谨防感冒，以防余热复起。

按语：与鲁某相似症状者，能够及时治疗，大多数都能在 3 ～ 5 天治愈。但要在饮食等方面注意，配合治疗，治愈后多无病情反复者。

白头翁——清热解毒，凉血止痢

白头翁，为毛茛科多年生草本植物白头翁的根。味苦，性寒。入胃、大肠经。功能清热解毒，凉血止痢。主治湿热毒痢，痢下赤白黏冻，腹痛下坠，里急后重，或身发高热、烦渴欲饮等症。

【临证应用】用于痢疾腹痛、里急后重等症，常与黄连、黄柏、秦皮、车前子、木香、白芍等味同用，以清热燥湿止痢。

用于痔疮出血，肠风便血，时感肛门灼热或疼痛等症，则与槐花、地榆、白芍、生地黄、牡丹皮、当归、黄连等味同用，以清热凉血，消肿止痛。

常用量 1 日 15 ～ 24g，水煎服。

白头翁为治痢疾要药，单味大剂量使用亦有效果。与其作用相近之委陵菜，亦称"翻白草"，山缘荒坡及路旁多有生长，夏秋采集连根全草，去净泥土杂质，切段晒干备用。亦有清热凉血、止痢、止带功效。一般用量较大，干品 30 ～ 60g，鲜品 60 ～ 120g，水煎服。

【成方举例】 古方如白头翁汤（《伤寒论》，白头翁、秦皮、黄连、黄柏），主治热痢下泻。

【经验小方】 单味白头翁 30g，水煎服，治痢疾腹痛有显效。轻者连服 3 日即愈，重者亦可减轻症状。若痢疾时日延久不愈，用白头翁、红药子、粳米各 30g，为 1 日量，水煎至米化，去白头翁及红药子，米汤分 2 次温服，效果稳妥。轻者服一二日即愈，重者不过三五日即止。痢疾止后，并不留邪，饮食、身体随之恢复正常。

此方用于妇女湿热带下，色黄腥臭，腰腹胀痛等症，煎煮后拣出白头翁、红药子，宽水再煎，熏洗阴部；米汤服法同治痢疾，止带效果亦佳。

单用白头翁或委陵菜 60g，水煎服，药渣再煎熏洗阴部，亦有止带显效。

【治验举例】痢下脓血，里急后重 刘某，男，40 岁。2003 年 8 月 5 日首诊。自诉："患痔疮多年，偶因饮酒及吃辛辣之物，或劳累过度，即感肛门灼热坠胀，甚至出血。近来又夹烦渴引饮，肠鸣腹痛下坠，大便臭腐兼有黏冻，红白相间，痛一阵泻一阵，饮食乏味，食欲减退，身体倦怠乏力。"视其舌质红绛，舌根苔黄厚腻；切其脉，弦滑微数。病为宿疾痔疮复夹湿热痢疾，辨证当为热毒伤营，故见里急后重、脓血兼下。治宜清热解毒利湿，和营凉血止痢。方用白头翁汤为主加味。白头翁 24g，秦皮、黄连、黄柏各 12g，木香 9g，当归、白芍、生地黄、槐花、地榆各 15g，金银花 24g，葛根 15g，马齿苋干品 30g（鲜品 90g），甘草 6g，粳米 15g，3 剂。水煎温服。勿食腥辣油腻刺激之物，饮食以温和容易消化为要，劳逸适度。

8 月 9 日二诊。自诉："痢疾及痔疮出血基本止住，腹痛下坠等症已完全消除，但饮食乏味与体倦尚在。"视其舌质红绛转为红润，舌根黄厚苔略薄；脉来滑而微弦，热毒已衰之象。上方去黄柏之苦寒、马齿苋之酸寒，加白术、砂仁以健脾和胃，续服 2 剂，服用法及饮食注意同首诊。刘某共服汤药 5 剂，痢疾痊愈，痔疮出血亦暂未出现，饮食劳作如常。

马齿苋——清热解毒，凉血止痢

马齿苋，为马齿苋科一年生草本植物马齿苋的全草。味酸，性寒。入心、大肠经。功能清热解毒，凉血止痢。主治热毒引起的痢疾、疮疖。

【临证应用】 用于热毒痢疾，可与黄连、黄芩、金银花、葛根、白芍、木香、车前草等味同用，以清热解毒，凉血止痢；亦可单味水煎服，治湿热痢疾。

用于治疗热毒疮疖，同金银花、千里光、野菊花等味水煎服，有清热解毒、消肿止痛功效。或用马齿苋、千里光鲜品等份，去净杂质，洗净，甩去水气，共捣融敷患处，并以适量水煎服，清热解毒、消肿止痛亦佳。

用于肺热咳嗽，或兼咽痛咯血等症，常与知母、川贝母、吉祥草、天冬、白茅根、小蓟等味同用。

常用量 1 日干品 30 ~ 60g，鲜品 60 ~ 120g，水煎服，外用适量。

【经验小方】马齿苋止痢方：马齿苋干品 60g（鲜品 120g），白头翁 15g，大蒜瓣 9g，水煎服。清热解毒止痢。

马齿苋治热毒疮疖方：马齿苋、瓦松、千里光、蒲公英鲜品等份，捣融外敷患处。再以野菊花 12g，金银花 18g，紫花地丁 30g，赤芍 15g，千里光 30g，甘草 6g，水煎服。一般热毒疮疖及无名肿毒红赤焮痛等症，均可在三五天治愈。鲜品效果较佳，大剂量使用效果明显。肺热咳嗽咯血亦可配伍应用。

【治验举例】治验案例如上所述。凡属于热毒为患，对证使用，效验多良。治痢疾验案同白头翁，治热毒疮疖验案同黄连，案例不复重举。

山慈菇——清热解毒，消肿散结

山慈菇，为兰科多年生草本植物杜鹃兰的假球茎。味甘、微辛，性寒。入肝、胃经。功能清热解毒，消痈散结。主治实热性疮痈肿毒、虫蛇咬伤、瘰疬结核、食管癌及淋巴肿瘤等病症。

【临证应用】用于热毒疮疡疔疖、瘰疬结核等症，常与夏枯草、浙贝母、金银花、连翘、蒲公英、赤芍之类同用，以清热解毒散结。单味研细末陈醋调糊外敷，治疗热性疮疖、无名肿毒，有清热解毒、消肿散结之功。

用于食管癌，常与急性子、寻骨风、土鳖虫、石见穿、野葡萄藤、蒲公英等味同用。用于淋巴肿瘤，常与夏枯草、土贝母（或浙贝母）、海藻、昆布、当归、赤芍、生黄芪、甘草、陈皮、醋制香附等味同用。

常用量 1 日 6 ~ 12g，水煎服。入丸散及外用适量。

【成方举例】著名成药玉枢丹，亦名紫金锭，用其为主药之一。能解百毒，通治恶疮、瘟疫时气、胸腹攻痛、窒塞不通、虫蛇咬伤等症。外敷内服，其效甚捷。方中合大戟、千金子霜、麝香等味，皆通利迅疾之品，所以药效迅捷。古人多作丸散用，今已入汤剂。

【经验小方】山慈菇等味研细粉，陈醋调敷，一般蚊虫咬伤及热毒疮疖，均有消肿排毒、止痛治痒功效。与白蚤休等份同用，其消肿解毒作用更强。

【治验举例】我曾在 20 岁时，盛暑季节入山采药，渴饮溪水过多，加之感受暑热，累了坐于阴凉处打盹，不料醒来胸脘郁闷，欲吐不吐，欲泻不泻，腹痛肠鸣。幸亏带有玉枢丹，遂用溪水送服约 3g。过了一会儿，上则连声嗝气顺畅而出，下则轻泻一次，顿时感到身体轻松，脘腹气顺，便又开始寻找草药。不料转回之时，又被黄蜂蜇伤前额二三箭，瞬间红肿焮痛难忍，随即又用玉枢丹约 2g，口中嚼碎如糊状，敷于蜇伤处，坐下休息少时，疼痛随之缓缓减轻。当走回家中，红肿亦基本消尽，但还是有些疼痛。也没用其他药，到第二天便一切恢复正常。

70 年代前后，生疮的人很常见，特别是夏季，头部、臀部生毒疗者最为常见。用玉枢丹内服、外敷，大多都能完全治愈。治愈后也未见有后遗症者。一般内服 1 次 3g，1 日 2 次即可。外用须看所患大小轻重，以白酒或陈醋将玉枢丹化为稀糊敷患处，干则用白酒或陈醋淋湿，毒轻者三两日即愈，毒重者加服清热解毒药如金银花、蒲公英、连翘、紫花地丁等味水煎服，则治愈更快。

用于颈项瘰疬及癌肿，个人只能说是有点肤浅认识，治疗案例观察也多不完整，虽然也有经三甲医院反复检查、癌肿消除、癌细胞已无、身体较病前明显健康的治愈者，如胰腺癌 1 例、肺癌 2 例；癌肿基本消除、身体自感基本正常、癌细胞未完全消除、身体较以往健康的临床治愈者，如胃癌 2 例、颈淋巴肿核十余例等，但仅为点滴体会，极不成熟，故从不敢认为我会治癌症。此类内容《沉疴治悟录》已有初步小结，不复重述。

白蔹——清热解毒，消肿止痛

白蔹为葡萄科多年生攀援藤本白蔹的块根。味苦，性微寒。功能清热解毒，消肿止痛。主治热毒疮疡、红肿焮痛、水火烫伤等症。

【临证应用】用于热毒疮疡肿痛，常与金银花、蒲公英、牡丹皮、赤芍、甘草等味配合，水煎服；或本品和赤小豆等量，共研细末，用鸡蛋清调糊外敷。用治水火烫伤，可用冷开水调敷患处，以清热解毒，消肿止痛。

常用量 1 日 6～15g，水煎服。外用适量。

【成方举例】清热解毒散（经验方）：白蔹、蒲公英根各 30g，冰片 3g，共为细粉。用鸡蛋清或麻油调糊敷患处。功能清热解毒，消肿止痛。主治热毒疮疖，红肿焮痛，或水火烫伤红赤起疱等症。

内托白蔹散（《沈氏尊生方》，白蔹、赤芍、当归、连翘、黄芩、白芷、瓜蒌仁、川芎、乳香、防风、桔梗、柴胡、白蒺藜、生甘草），治热毒疮疡。

白蔹散（《证治准绳》，白蔹、黄柏），治冻耳成疮，或痒或痛。

【经验小方】在毒疖初起，红赤肿痛之际，速用白蔹、蒲公英根、赤小豆各 60g，冰片 6g，各研细粉混匀，以鸡蛋清调糊厚敷患处，干则再敷，并饮食清淡、戒酒、勿食发病之物，多能在三五日内消散。若加用金银花、连翘、紫花地丁、生地黄、赤芍、甘草等味水煎服，其效更稳。此法亦可治烫伤较轻者。

【治验举例】湿热毒滞，臀生毒疖　李某，男，30 岁。2005 年 5 月 20 日首诊。自诉："连续 3 年夏秋季节臀部生疮，最大的如鸡蛋状，小的也有樱桃大，红赤肿痛，坐卧不安。起初打针吃药管用，六七天可消，或者脓出即消，后来老办法作用就差了，十天半月都好不了，差不多个把月不能劳作。今年我早一点来请您用中药调治，看看能不能把毒气解除了。"视其形体健壮，面色暗红，舌质欠泽，略显滞暗，舌苔偏于黄厚、微腻；切其脉，滑实有力之象。辨证：湿热毒滞，凝聚生疖。治宜清热利湿，和营托毒。方用内托白蔹散为主加减。白蔹、赤芍、当归、连翘、黄芩各 15g，白芷、天花粉、制乳香各 12g，生黄芪、金银花、蒲公英各 24g，穿山甲（炒起泡锉碎）3g，川牛膝 15g，生甘草 6g。1 剂药连煎 3 次，药汁混合一处，早、晚饭后半小时各温服 1 次，1 日半服 1 剂。四煎药渣宽水，煎开后加陈醋 250mL，适温泡足。连续服 10 剂，半月后再来看看情况。最好戒酒，饮食尽量清淡，至少今年夏秋季节勿食海鲜及一切水生动物、猪头、猪爪之类发病之物。减少露天暴晒，争取彻底治愈。

11 月 5 日李某来告知："首先说声对不起！因为我已经到发病的时候，感觉没啥异常，所以没听您的话半月后再诊；其次告诉您：10 剂药已经治愈 3 年之患，今年夏秋季节，平安度过。谢谢您呀！"嘱咐李某：平时用金银花 15g，白蔹 6g，开水冲泡当茶饮，并在来年发病前再服上方三五剂，以防复发，但饮食等方面尚须注意。

后断续顺访 3 年以上，李某的夏秋季节臀生毒疖痊愈，未再复生新疖。

白鲜皮——清热燥湿，祛风止痒

白鲜皮，为芸香科多年生草本植物白鲜皮的根或根皮。味苦，性寒，入脾、胃、膀胱、小肠经。功能清热燥湿，祛风止痒。主治风疹疥癣、湿热疮毒、黄水淋沥、皮肤瘙痒、阴部潮湿肿痒等症。

【临证应用】用于湿毒瘙痒，常与苦参、黄柏、苍术、地肤子、千里光、蝉蜕、金银花等味同用，以祛风清热，燥湿止痒。水煎内服、外洗，效果较好。

常用量1日9～18g，水煎服。外用煎水熏洗适量。

【成方举例】祛风解毒饮（经验方）：白鲜皮15g，地肤子24g，蝉蜕、荆芥、防风、僵蚕各12g，千里光18g，当归、玄参、赤芍、紫草、苍术、黄柏各15g，水煎内服、外洗。功能疏风清热燥湿，活血排毒止痒。主治湿热毒疹、风疹，皮肤潮红，痒痛相兼等症。

【经验小方】白鲜皮配地肤子，各30g，水煎内服、外洗，用于治疗"风湿疙瘩"及风疹皮肤瘙痒，亦有显效。

【治验举例】**风湿疙瘩，状若漆疮** 常某，男，39岁。2011年5月5日首诊。只见患者面目、颈项等凡露出的部位，肤色红赤浮肿，满布破与未破的大小不等凸起红赤疙瘩，颇似土漆过敏引起的漆疮，闻其说话声音干涩。问其何故如此？患者答道："不明原因全身出现风湿疙瘩，瘙痒难忍，西医说是'皮肤过敏''荨麻疹'，打针吃药四五天，毫无效果，反而皮肤红赤溃破，凸起疙瘩连片，心烦口渴，小便黄赤，面目浮肿，令人坐卧不安。"我说你再想想，饮食方面是否与往常有不同？得病前都吃了些啥？或者接触过漆树、土漆？患者沉思了一会儿，似有所悟，随之言道："哦！想起来了，是否与连续几天吃太多韭菜有关？漆树、土漆及漆木我都没接近过。"看来应与吃韭菜太多导致辛辣疏散太过有关。视其舌质红绛，舌苔薄黄乏津；切其脉，滑数之象。由上所见，乃一派热伤营血、风血相搏之象。治宜疏风清热，和营排毒。方用祛风解毒饮为主加减。白鲜皮、地肤子各24g，蝉蜕、荆芥、防风、僵蚕各15g，金银花、千里光各30g，牡丹皮15g，玄参18g，赤芍、紫草、黄柏各15g，甘草6g，3剂。水煎温服。三煎药渣宽水，煎开后先熏后洗全身。饮食需要清淡，忌食一切辛辣油腻、干燥上火及发病之物。

5月9日二诊。见其面部红赤浮肿更甚，我不免心中一愣！问他为何病未减轻？患者笑言道："全身都好多了，您看！"说着他便让我观看原有部位，确实红赤肤色及凸出大小疙瘩已明显消退。患者又说："脸上是我不注意熏洗时烫的，别看红肿没消，但痛痒轻多了。"复诊其舌象，舌质红、苔黄已退，脉来已见微缓，风血相搏、湿热毒滞之势已衰，余邪需要续清。嘱其原方续服3剂，可以1日半1剂缓服。药渣煎水熏洗切勿太热，并用鬼箭羽（亦称卫矛，民间习惯叫"疤树"）的连叶树枝一二斤，清热活血，与药渣同煎，取汁待温，如洗澡状泡浴。忌口同首诊。

数日后患者来告知："遵照先生嘱咐，又服药3剂，并找到疤树枝叶同药渣水煎熏洗了四五次，管它是荨麻疹、土漆过敏或风湿疙瘩什么的，治好了就行。反正以后吃东西要注意了。"

按语：如药下所述，白鲜皮与地肤子二味合用，视其病情轻重定量，一般各15～30g，水煎内服，药渣再煎熏洗，治疗风湿疙瘩，亦有疏风清热、解毒止痒之功。上二方均为个人常用经验方，治疗风湿疙瘩及湿热毒疹之类皮肤病，常获较好效果。

漏芦——清热解毒，消痈下乳

漏芦为菊科多年生植物漏芦的根。味苦，性寒。入胃经。功能清热解毒，消散痈肿，下乳。主治疮痈初起、红肿焮痛、乳汁不下、乳房肿痛等症，亦有用于肿瘤者。

【临证应用】用于疮痈初起，红肿焮痛，常与连翘、大黄、金银花、赤芍等药配合，水煎服，以清热解毒，消肿止痛。

用于乳房红肿胀痛，乳汁不通（俗称"吹乳"），欲成乳痈者，可与瓜蒌皮、蒲公英、贝母、穿山甲等味同用，以清热消肿，通络止痛；同王不留行、通草等味配合应用，亦可用于乳汁不下。

用于肝癌，则多与半枝莲、半边莲、野葡萄藤、白花蛇舌草、八月札等味同用，以清热解毒，散结消肿。

常用量1日6～15g，水煎服。

【成方举例】漏芦汤（《卫生宝鉴》，漏芦、升麻、大黄、黄芩、蓝叶、玄参），治脏腑积热发毒，头面红肿，咽喉堵塞，水米不下，一切危恶疫疠。

漏芦解毒饮（经验方）：漏芦15g，金银花30g，连翘15g，板蓝根24g，牡丹皮、赤芍各15g，玄参18g，紫草、黄芩各15g，酒大黄9g（后下），甘草6g，水煎服。功能清热解毒，凉血活血。主治热毒疮疖、带状疱疹、无名肿毒、赤肿焮痛等症。

【治验举例】**咽喉肿痛，体生毒疖** 姜某，男，40岁。2003年9月20日首诊。自诉："以往经常咽喉肿痛，甚至溃烂；今年夏末以来，头面及胸背、臀部等多处生出毒疖，大的如樱桃，小的似豌豆，红赤灼热，焮痛难忍，数日后溃破，流出黄色稠脓，脓尽痛止，自行愈合。此愈彼生，缠绵至今。没少打针吃药，就是治不断根。"视其形体尚健，面色滞暗乏泽，咽喉及小舌色暗红微肿，舌质滞暗，舌苔暗黄微腻；前额及颈项、手腕、脊背等处仍有稀疏疖肿，暗红肿硬，触摸灼热，患者呼痛，切其脉，滑数有力。辨证：湿热炽盛，毒滞营血。治宜清热泻火，活血解毒。方用漏芦解毒饮为主加减。漏芦18g，金银花、大青叶各30g，连翘、当归尾、赤芍、玄参各18g，天花粉、黄芩、野菊花各15g，酒大黄9g（后下），绿豆衣60g，苦甘草9g，3剂。水煎温服。药渣宽水再煎，煎开后加入明矾、冰片各适量（洗全身用明矾约15g、冰片约3g共为细粉，融化于药渣所煎水中），先熏后洗全身。饮食一定要清淡，戒酒，勿食辛辣海鲜及一切发病之物。这比服药还重要，若不能忌口，服药罔效！即使暂时治愈或减轻，不久必会复发。患者答应一定配合治疗，因为自己也感到病虽不大，却是痛苦不小。

9月25日二诊。自诉："谨遵医嘱，认真服药忌口，并1日熏洗2次，3剂药服用后，已经见到显效。您看前几天生出的毒疖已经萎缩，身体感到清爽，就是嘴有点馋。"复诊其舌脉，湿热毒滞之势未见明显消退之象，只是体外毒疖确实已见明显萎缩。看来患者体内热毒较深，并非今年夏末才有，难怪他平时就经常咽喉肿痛。就凭他忌口方才数日，就感到"嘴有点馋"的反应，就能说明他是"病从口入"，毒疖应是吃出来的。上方绿豆衣量加至90g，续服5剂，服用法及忌口仍同首诊。

10月3日三诊。自诉："先生您看，8剂药内服外洗之后，全身毒疖已经好了，咽喉前几天就不痛了，您给开几味泡水喝的就可以了，再过几天能不能喝酒、吃肉？"观察其面色、舌象，复切其脉，热毒已经消散，大致与常人相近，但是脉象依然偏于滑数，这也可能是年轻气血旺盛的反应。但我还是反复强调：尽量饮食清淡，以防毒疖复发。并嘱咐他每日用金银花30g，漏芦、绿豆衣各15g，开水冲泡当茶饮，以清余毒，争取减少复发。

半月后姜某又来说道："一直都听您的，到现在咽痛及毒疖都未复发，小方还在当茶饮，能不能饮酒开荤？"我只好笑言道：你可先开荤，但不能吃鱼虾，酒还是暂时不饮为好。患者道："想想毒疖痛得难受，再忍忍也好。"

半枝莲——清热解毒，利尿消肿

半枝莲为唇形科多年生草本植物并头草的全草。味辛，性寒。功能清热解毒，利尿消肿。主治热毒疮疡、虫蛇咬伤、肺痈、肺癌、胃肠道癌肿等症。

【临证应用】用于热毒疮疡及虫蛇咬伤，既可单味水煎服或捣融外敷，亦可配合清热解毒药如野菊花、金银花、白蚤休、紫花地丁等味同用，以清热解毒，消肿止痛。药渣捣融加陈醋适量、冰片少许，外敷患处，以增强消肿止痛功效。

用于肺癌，常与白花蛇舌草、鱼腥草、浙贝母、野荞麦根（开金锁、开银锁）、蒲公英等配合应用，以清热解毒，消肿散结。用于胃肠道癌症，可与白花蛇舌草、石见穿、八月札、野葡萄根或藤等同用，以消肿散结，利气止痛。

此药亦有利尿、祛瘀、止血作用，可用于腹水及损伤出血等症，配合相应之味同用。

常用量 1 日 15 ~ 30g，水煎服。

【验方举例】常用配方同白花蛇舌草。

【治验举例】此药与白花蛇舌草一样，个人多用于肺癌、肝癌等癌症，因为在群药中应用，其功效难以观察到有多大。用于治疗热毒疮疖，它与蒲公英、金银花等药作用相近，有一定清热解毒功效。案例前书已有，不再重述。

绿豆——清热解毒，消暑明目

绿豆为豆科一年生植物绿豆的种子。味甘，性寒。入心、胃经。功能清热解毒，凉肝明目，清暑解渴。主要用于暑热烦渴、热毒疮疖、肝火目赤，附子、川乌、草乌、巴豆、马钱子等中草药中毒的解救。

【临证应用】用于暑热烦渴、肝火目赤、热毒疮疖，常单味适量煮成绿豆汤，放凉当茶饮，以清热解暑除烦，排毒消肿止痛；或用绿豆 30g 打碎，鲜荷叶 90g，金银花或甘菊花 30g，用开水冲泡，取汁当茶饮，其清暑解毒、凉肝明目作用亦佳。同麦冬、玄参、乌梅各适量煮汤温饮，盛暑季节可以冷饮，其清热解毒、生津止渴之功甚良。

用于川乌、草乌等药的中毒，用绿豆 120g、甘草 60g 煎汁候冷，频频饮服。或单用绿豆 60 ~ 120g，研细粉开水冲泡，用筷子搅之，待冷频饮，解毒效果更佳，多在 10 分钟左右，中毒症状逐渐缓解，乃至消除。若是中毒重者，最好到医院抢救，以免误事。

常用量 1 日 15 ~ 30g，大剂量可用至 120g，水煎服。

绿豆衣，即绿豆的种皮。性味甘寒，功能解热毒，退目赤。它的清热消暑解毒功能在绿豆之上。一般用量 9 ~ 15g，水轻煎，微温服。

【成方举例】古方如绿豆饮（《证治准绳》，绿豆、黄连、甘葛、甘草），治误服热毒之剂，烦躁闷乱，作呕发狂烦渴者。

【经验小方】心火过旺，口舌生疮，用绿豆衣、连翘各15g，玄参、金银花、鲜竹叶各30g，宽水轻煎，当茶频饮。大有清心泻火、解毒消肿之功。

暴发火眼，红肿涩痛，用绿豆衣、野菊花各15g，白蒺藜30g，龙胆草、栀子各15g，煎服法同上方。功能清泻肝火，解毒消肿，明目止痛。

酷暑季节，体生毒疖，用绿豆衣、金银花各30g，连翘15g，紫花地丁60g，服法同上方。以清热解毒，消散疮疖。

绿豆衣15～30g，鲜荷叶60～120g，麦冬、车前草各15～30g，服用法同上方。有清暑生津、利尿除烦作用。炎夏饮之，清暑解毒，除烦止渴。

【治验举例】草乌中毒，舌强抽搐 吴某，男，35岁。2007年9月7日中午往诊。进门只见患者双目直视，牙关噤闭，握拳蹬足，语言难出之状，速用绿豆粉约120g，凉开水2碗搅匀，稍微沉淀，便用较清汁液，撬开嘴频频灌之，灌下约一半绿豆汁，时间不足10分钟，中毒症状即开始缓解，10分钟以后，患者即能说话，握拳蹬足平息。问其因何口服生草乌？患者言道："风湿痹痛多年，近来又出现腰椎间盘突出，几经治疗，效果不佳，卧床不起着急，因而用生草乌大约5g为末，用温黄酒送服，不料服下不到半小时，便感觉嘴麻舌强，牙关噤闭，四肢不由自主地麻木抽搐。中午已经下班，到医院恐耽误时间，家人只好请您来看。"

如同吴某类似者偶有，多为生草乌、生川乌、附子、马钱子之类药物中毒，我均用生绿豆粉冷开水搅之，取汁灌服，皆一一解救成功，之后并无一例有后遗症。因为这一带的人们习惯用生草乌泡酒饮，故中毒情况时有发生。

凤尾草——清热利湿，凉血解毒

凤尾草为凤尾蕨科多年生常绿草本植物凤尾草的全草。味甘淡、微苦，性寒。功能清热利湿，凉血解毒。主治痢疾、腹泻、热淋、湿热带下、咽喉肿痛、尿血、便血、痔疮出血、胃肠道癌肿、湿热黄疸等症。

【临证应用】用于痢疾腹泻，可与马齿苋、车前草、金银花、葛根等味同用，以清热利湿止泻。用于热淋小便涩痛及湿热带下，常与萹蓄、瞿麦、茯苓、生薏苡仁等味配合，以渗湿利尿止带。

用于咽喉肿痛，则与大青叶、玄参、桔梗、甘草等味同用，以清热解毒，消肿止痛。用于尿血、便血、痔疮出血，多与侧柏叶、大蓟或小蓟、槐花、地榆等味配伍，以凉血止血。

用于胃肠道癌肿，可与半枝莲、白花蛇舌草、藤梨根、野葡萄藤等味配合，有一定清热解毒、消肿散结作用。用于湿热黄疸（急性黄疸型肝炎），常与垂盆草、田基黄、栀子、车前草等味同用，以清热利湿退黄。

常用量 1 日 30 ~ 45g，至重 60g，水煎服。

【验方举例】利尿止血方（经验方）：凤尾草、车前草、金钱草各 30g，栀子、黄芩、侧柏叶、槐花、牡丹皮各 15g，小蓟 18g，地榆、当归各 15g，甘草 6g。水煎温服。功能清热利尿，凉血止血。主治热淋、血淋、便血及痔疮出血等症。

利尿退黄方（经验方）：凤尾草、车前草、茵陈各 30g，栀子 15g，生薏苡仁、藤梨根各 30g，田基黄、滑石各 15g，甘草 6g。水煎温服。功能清热利湿退黄。主治湿热黄疸，三黄（尿黄、肤黄、虹膜黄），色如橘皮，脘痞胁闷，纳差体倦等症。大便秘结加大黄 9 ~ 15g（后下），以大便通畅为度。

消肿散结方（经验方）：凤尾草 30g，半枝莲 18g，白花蛇舌草 30g，八月札、藤梨根、野葡萄藤各 18g，枸橘、山慈菇、陈皮、白术、菝葜各 15g，甘草 6g，粳米 15g。水煎温服。功能清热解毒，消肿散结。主治胃癌、食管癌、肝癌，有一定消肿散结止痛作用。

【经验小方】凤尾草 30 ~ 60g（鲜品加倍），田基黄 15 ~ 30g，垂盆草 30 ~ 60g（鲜品加倍），藤梨根 30 ~ 60g，为 1 日量，用水轻煎温服，治愈多例急性黄疸型肝炎，时间都在 7 ~ 15 天以内，各项指标恢复正常（胆红素、转氨酶等），尿清，黄退，大便顺畅，胸胁满闷、厌油食少、全身倦怠等症状消除。

凤尾草、车前草、薏苡仁根各 30g，水煎服或开水泡饮，对于热淋，小便涩痛，淋沥不净，病情较轻者，一般都能治愈，但要饮食清淡，多饮开水。

凤尾草、金银花各 30g，川木通 9g，山豆根 6g，生甘草 3g，为 1 日量，开水泡饮，治疗口舌生疮、咽喉肿痛等症，也有较好效果。

【治验举例】熬夜醉酒，二便带血　史某，男，37 岁。2010 年 9 月 7 日首诊。自诉："平时小便经常色黄，饮水略少，或者饮酒偏多，即感小便时尿道涩痛。患混合痔已有好几年，饮酒、吃辛辣食物，有直接影响。近半个月连续熬夜饮酒致醉数次，接着即小便淋涩带血，肛门胀痛，大便时先血后便，有时血便混合，打针吃西药已经 5 天，症状未见明显减轻，特来请老中医调治。"视其面色暗红，形体健壮，舌质近乎红绛，苔少津乏；切其脉，滑数有力之象。辨证：湿热偏盛，迫血妄行。治宜清热解毒，凉血止血。方用利尿止血方为主加减。凤尾草、车前草、金钱草、金银花各30g，栀子、黄芩、侧柏叶、槐花、牡丹皮各15g，小蓟18g，地榆、当归、生地黄各18g，甘草6g，3剂。水煎温服。饮食以清淡为要，暂勿饮酒熬夜，要劳逸适度。

9月11日二诊。自诉："服药至第2剂时，二便出血已止，原来心烦躁热也明显减轻，我看再服几剂就行了。"视其面色已见微润，舌质红润，舌苔薄黄津润；复切其脉，由滑数转为小缓之象。湿热盛实之势已衰之征。患者年轻，病情单纯，用药对证，见效多速。嘱其原方续服3剂，其患即可暂愈，但非痊愈，需要饮食等方面继续注意。另用凤尾草15g、槐花6g、生地黄9g，为1日量，开水冲泡当茶饮，以求减少复发。后顺访多次，患者自此以后由于饮食等方面注意，并用小方坚持当茶饮，旧疾1年余未再明显复作，身体依旧健康。

口舌生疮，小便赤涩 仇某，女，43岁。2010年5月9日首诊。自诉："有尿道炎病史，一年总要复发一二次，发时小便淋沥涩痛，甚至尿中带血。这次因为口腔溃疡，咽喉肿痛，心烦口渴，随之尿道炎也跟着复发，小便黄赤，淋沥涩痛，又开始尿中带血，尿道灼热疼痛，可谓上下都难受。虽经及时治疗，但已有半月之久，未见明显好转。"视其面色红糙失润，舌质暗红乏津，舌苔薄黄干糙；切其脉，数而有力。辨证：上焦火旺，下移水道。治宜清热泻火，通利水道。方用导赤散加味。生地黄30g，川木通15g，甘草梢6g，凤尾草60g，金银花30g，玄参、麦冬、牡丹皮、栀子各15g，大青叶18g，桔梗、淡竹叶、灯心草（连皮）各15g，3剂。水煎温服。三煎药渣宽水，煎开后加陈醋250mL，适温泡足。饮食一定要清淡，保障睡眠，劳逸适度。

5月15日二诊。自诉："服药效果显著，上下痛苦、心烦口渴等症都有明显减轻，但尚未痊愈。"视其面色、舌质、舌苔，未见津液明显回潮；复切其脉，数象微缓。此为火邪之势略衰之象。上方玄参、麦冬各加至24g，续服3剂。服用法及注意同首诊。

5月19日三诊。自诉："这次的药服下，上下痛苦已除，花钱不多，效果满意。"视其面色已见微润，舌质红润，苔薄淡黄津润；复切其脉，略显微数。热势已退，有待续清。嘱其每日用凤尾草15g(鲜品30g)，玄参9g，车前子15g(或鲜车前草30g)，开水冲泡当茶饮，以续清余热，预防和减少复发。饮食最好清淡，勿熬夜饮酒，劳逸适度。

天葵子——清热解毒，消肿散结

天葵子为毛茛科多年生草本植物天葵的块根。味甘，性寒。功能清热解毒，消肿散结。主治瘰疬、乳痈、无名肿毒、肝癌、乳癌、淋巴肿瘤等症。

【临证应用】天葵子，民间名"千年老鼠屎（因其块根颇似老鼠屎而得名"），被广泛用于"老鼠疮"，即中医所说的"瘰疬"，捣融外敷患处。早期应用，有一定消肿散结止痛功效。本人用本品与夏枯草、浙贝母、生牡蛎、半夏、陈皮、白芥子等味配合，水煎服，用于治疗瘰疬及颈项等处肿核，均有一定消肿散结止痛效果。用于瘿瘤，颈粗或有肿块，又可与海藻、昆布等味同用，消散作用虽慢，但有效果。

用治乳癖，则与鹿角霜、蒲公英、陈皮、穿山甲等味同用，消散肿块及肿痛作用也较明显。用此药最多的还是热毒疮疖及疔疮，如五味消毒饮内服，外用蟾酥锭酒化为糊涂敷患处，无论初起或毒脓已成，用之皆验。

用于肝癌、乳腺癌、淋巴肿瘤等，常与白蚤休、八月札、野葡萄根或藤、山慈菇等味同用，以解毒消肿散结。

常用量 1 日 6 ~ 18g，水煎服。为末吞服量减半，入丸散及外用适量。

【验方举例】软坚化结汤（经验方）：天葵子 15g，夏枯草 30g，浙贝母（打碎）15g，生牡蛎 30g，半夏 9g，陈皮、白芥子各 9g，连翘、玄参、郁金、香附各 15g，甘草 6g。水煎温服。功能软坚散结，消肿止痛。主治颈项瘰疬、乳癖、肿核，颈项或胸胁隐痛、胀痛等症。

【治验举例】**颈项瘰疬，肿核隐痛**　此类案例前文已多有记述，方用自拟软坚化结汤为主，因人对证加减，多能治愈。无论瘰疬、乳癖或"副乳"、淋巴结肿大等疾患，用之都有明显的消肿止痛功效。案例前书已有，不复重述。

热毒疮疖，愈而复发　李某，男，39 岁。2003 年 7 月 30 日首诊。自诉："头皮、颜面、后背等处经常生小毒疖，红赤灼热，焮痛不能触摸，此愈彼生，缠绵已有四五年之久。若遇饮酒熬夜、多食辛辣海鲜之物，发作更甚。大的状若樱桃，破后流出黄稠脓血，甚是令人心烦！"视其形体健壮，面色红润，舌质暗红，舌苔黄腻而厚；切其脉，三部滑实有力。辨证：三焦湿热偏盛，毒滞肌腠生疖。治宜清热泻火凉血，和营散滞解毒。方用五味消毒饮合黄连解毒汤加减。天葵子 18g，紫花地丁、金银花各 30g，野菊花 15g，蒲公英 30g，连翘、黄连、黄芩、栀子、黄柏各 15g，大黄 9g（后下），赤芍 15g，生甘草 6g，粳米 15g，5 剂。

水煎温服。三煎药渣宽水，煎开后加陈醋 250mL、食盐少许搅匀，趁热先熏后洗全身（自上而下），最后泡足。戒酒，饮食清淡，勿熬夜，劳逸适度。

8 月 6 日二诊。自诉："服药时大便微溏，小便由黄变清，毒疖焮痛逐渐减轻，感觉已经好转。就是药味太苦，能否在不影响疗效的前提下，把太苦的药换几味？"视其原有毒疖赤红之色变浅，皮皱萎缩，未再出现新疖；舌质、舌苔无明显变化；复切其脉，滑实之象稍缓。治法方药已经对证，原方去黄连、黄柏、黄芩、栀子、野菊花 5 种太苦之味，换以大青叶、千里光各 24g，绿豆衣 60g，生地黄、玄参各 24g，这样苦味就会大减，口感明显好些。续服 5 剂，服用法及注意仍同首诊。

8 月 13 日三诊。自诉："这次口感好多了，效果不比头 5 剂差，我看再服 5 剂就行了。您看这些毒疖都已萎缩，就是担心以后会再复发。"观其舌质红润，舌苔薄黄津润；再切其脉，已见缓滑之象。嘱其二诊方续服 5 剂后，每日用绿豆衣、金银花、紫花地丁各 30g，开水冲泡当茶续饮，以清热解毒，寄希减少毒疖的复发。但更重要的是饮食要继续清淡，若再熬夜、饮酒或食辛辣油腻、海鲜之物，很难说不再复发。

藤梨根——清热解毒，利湿退黄

藤梨根为猕猴桃科藤状灌木猕猴桃属植物猕猴桃的根。味淡、涩，性微寒。功能清热解毒，利湿退黄。主治湿热黄疸、各种癌症、热痹肿痛等症。

【临证应用】在山野采药口渴无水可饮时，砍断较粗的猕猴桃藤茎，即有水液不断流出，饮之味甘淡，止渴甚良。

用于湿热黄疸，肤色黄如橘皮，溺赤烦闷等症，常与田基黄、车前草、栀子、茵陈等味同用，以清热利湿退黄。

用于各种癌症，多与野葡萄藤或根、半枝莲、白茅根、白花蛇舌草、龙葵、山慈菇、白英等味配合，以清热解毒，散结消肿。

用于风湿痹痛、关节红肿等症，则与络石藤、寻骨风、青风藤、鸡血藤、赤芍、当归、红花等味同用，以祛风清热，活络止痛。

常用量 1 日 15 ~ 60g，至多 120g，水煎温服。

此药用量偏大（60 ~ 120g 之间），无不良反应，本人用它治疗湿热黄疸及湿痹腰腿沉重或木痛等症较多，效果大都满意。

【验方举例】利湿退黄饮（经验方）：藤梨根 60 ~ 90g，田基黄 15g，叶下珠

30g，栀子、黄芩、龙胆草各 15g，茵陈、车前子、丹参、生薏苡仁各 30 ~ 60g，甘草 6g。水煎温服。功能清热利湿退黄。主治湿热黄疸，"三黄（肤黄、眼黄、尿黄）"鲜亮，心烦口苦，胸胁痞满等症。若伴大便秘结，可加大黄适量，大便通畅为度，以推荡湿热积滞，通利湿热。

治疗各种癌症经验方，同白花蛇舌草的配伍。

【经验小方】 藤梨根、白术各 60g，薏苡仁 90g，川牛膝、威灵仙各 18g，水煎温服。对于湿痹腰胀腿沉、重着疼痛、甚或麻木者，亦有明显效果。如兼有筋挛者，可加入木瓜 15g，以祛湿通痹，舒筋活络。

湿热黄疸，藤梨根与垂盆草各 30 ~ 90g，水煎服，利尿退黄作用也较显著。皆是取其清热解毒、利尿退黄之功。

【治验举例】 用于治疗湿热黄疸效果显著，案例前书已多有记述。

肝胆湿热，尿黄倦怠 胡某，男，40 岁。2009 年 9 月 3 日首诊。自诉："经常小便黄短，大便时秘时溏，胸胁痞满，腰胀腿沉，疲倦乏力。我怕是肝炎，到大医院查血、尿及做肝胆脾 B 超多次，均示正常，吃西药打针不少，似乎没啥作用，而身体越发倦怠，食欲不佳，偶尔口苦，口渴而不想饮水，腰腿沉重日甚。父母早就要我找您看看，我总想西药简单，见效快些，没想到这一拖就是大半年，劳作越来越无力。"视其面色滞暗，舌质乏泽，舌苔暗黄微腻；切其脉，沉滑微数之象。思其年方四旬，形体健壮，综合舌脉及自诉症状，应属肝胆湿热内蕴，外为湿邪所困，故见胸胁痞满、腰胀腿沉、小便时黄、倦怠乏力等症。辨证当为肝胆湿热，水道不利。治法应以清利肝胆湿热、祛湿通痹活络为要。方用利湿退黄饮为主加减。藤梨根 90g，栀子、黄芩、龙胆草、赤茯苓各 15g，漂白术 18g，生薏苡仁 90g，陈皮、砂仁（后下）各 12g，川牛膝 30g，木瓜 15g，甘草 6g，3 剂。水煎温服。四煎药渣宽水，煎开后加陈醋 250mL，适温泡足。暂勿饮酒，饮食清淡，劳逸适度。

9 月 8 日二诊。自诉："身体内外如释重负，尿已清长，胁满倦怠等症都已明显减轻。若能加点健脾开胃的药，再服几剂就行了。"遂将藤梨根减去 30g，另加党参 24g，茯苓、炒山楂各 15g，续服 3 剂。服用法及注意同首诊。

9 月 13 日胡某来告知："谢谢先生，我已感觉一切正常了，请您再号号脉，不吃药可以了吗？"视其面色已见微润，舌质接近红润，舌苔薄黄津润；复切其脉，滑缓而匀之象。此为湿热已退、血脉和顺之征。可以不再服药，但须注意调养，不得熬夜饮酒、过食腥辣油腻之物，劳逸适度，切勿忍渴不饮、寒湿不避，如此方能减少湿热复作、尿黄倦怠再起。

后多次偶遇胡某，言其谨遵医嘱，各方面注意，旧疾 3 年余未再复作，身体依旧健康，劳作无误。

白英——清热解毒，祛湿利尿

白英为茄科多年生蔓性草本植物白英的全草。味苦，性微寒。入肝、胃经。功能清热解毒，利尿，祛风湿。主治感冒发热、湿毒疮疹、湿热黄疸、风湿痹痛、肺癌、胃肠道肿瘤等症。

【临证应用】用于风热感冒发热，常与荆芥、防风、桑叶、柴胡、金银花、黄芩等味同用，以疏风解表退热。

用于湿热黄疸，配伍同藤梨根。用于肿瘤组方同半枝莲。

用于湿毒疮疹，多与土茯苓、地肤子、千里光、苍术、黄柏、生薏苡仁等味同用，以清热利湿，解毒止痒。

常用量 1 日 15 ~ 60g。单味白英 1 次鲜品 300 ~ 900g（或不拘多少），干品 150 ~ 300g，煎水饮少量，其余外用熏洗，亦可用于治疗风湿疙瘩（荨麻疹）、湿毒疮疹瘙痒。

【验方举例】祛湿解毒汤（经验方）：白英鲜品 90g（干品 30g），地肤子 30g，白鲜皮、土茯苓、生薏苡仁、千里光各 24g，苍术、黄柏、赤芍各 15g，甘草 6g。水煎温服。三煎药渣宽水，煎开后少加陈醋熏洗全身或局部。功能疏风清热，燥湿解毒。主治湿毒疮疹、皮肤瘙痒及湿热关节红肿疼痛等症。

【经验小方】白英漫山遍野都有生长，隆冬不凋，药用连根全株。有清热解毒止痒作用，无论内服、外洗，均较理想。湿毒瘙痒病情较轻者，一般单用本品适量（1 次用鲜品一二斤、干品半斤）水煎内服少量，其余熏洗患处或全身，即有较好的解毒消疹止痒效果。病情较重者，可与土茯苓、白鲜皮、苍术、苦参等药配合，水煎温服，药渣宽水再煎，熏洗患处或全身。治疗此患，戒酒、忌食海鲜及一切发病之物很重要，不然会直接影响疗效，甚至反复无度。

【治验举例】**湿毒疮疹，痒痛交加** 张某，女，53 岁。2013 年 7 月 30 日首诊。自诉："我这身上几乎都是新疮旧痕，大医院说我是顽固性湿疹、过敏性湿疹等，对粉尘、花粉、酱油、异味等好多东西都过敏，无论如何治疗，却是越来越严重，有时颜面还水肿，疮疹脓挤出来，慢慢形成瘢痕，肤色暗紫。如此已有五六年之久，我都不知道还有啥办法能治。"观其颜面等处，确如其说，几乎体无完肤，新疹大者如豌豆，小者如高粱米，色赤肿起，旧痕成小片，肤色深褐。但其身体尚健，精神正常。舌质滞暗，舌苔暗黄厚腻；切其脉，滑实微数。辨证：湿毒瘀滞，营血失活。治宜清热燥湿，和营解毒。方用自拟经验方祛湿解毒汤为主加减。干白英、地肤子、白鲜皮、土茯苓、生薏苡仁、千里光各 30g，苍术、黄柏、当归、紫草、红花、赤芍、乌梢蛇、僵蚕各 15g，甘草 6g，5 剂。水煎温服。四煎药渣再加菝葜、千里光、槐枝、土槿皮各 90g，宽水（至少 10L）再煎，入陈醋 250mL，先熏后洗全身，凉则去之，最好不要用清水冲洗。饮食一定要清淡，戒酒，勿食鱼虾、辛辣等一切发病之物。

8 月 7 日二诊。自诉："服药期间好像惹怒了体内毒气一样，更痒、更痛，脸又肿了，已经生出的毒疹出脓，没出的地方复生新疹，好难受啊！但是服药至 3 剂以后，不适症状即开始缓慢减轻，小便气味腥臊，大便比以前顺畅，睡眠也有改善，效果基本满意。"观察患者的面色及湿毒疮疹，瘀滞之色已见微泽，舌质、舌苔及脉象均无明显变化。上方加金银花、蒲公英各 30g，续服 10 剂。服用法及注意同首诊。药渣熏洗再加忍冬藤、白英各 120g，露蜂房 90g，以增强清热燥湿解毒作用。

8 月 22 日三诊。自诉："脸部未再水肿，旧的毒疹已在逐步萎缩，新疹未再出现，其他方面也都还好，治疗效果基本满意。"观其肤色瘀滞已退，舌质基本红润，舌苔薄黄津润；复切其脉，接近滑匀。湿毒之邪明显退化之象。二诊方不变，内服、外洗继续。

按语：张某的顽固性湿疹可谓顽固至极，连续治疗 3 个月，方基本治愈。不说患者难受，作为医者，亦感头痛。治愈后嘱咐她除继续忌口外，还要经常用白英、千里光、槐枝、忍冬藤、地肤子、露蜂房、土槿皮等，不拘多少煎水熏洗，以防复发。几乎天天都有顽固性湿疹病人来就诊，与治张某方法基本相同，患者大都对治疗效果基本满意。

龙葵——清热解毒，利尿散结

龙葵为茄科一年生草本植物龙葵的全草。味苦，性寒。有小毒。功能清热解毒，散结，利尿。主治咽喉肿痛、热毒疮疖、水肿、小便不利、肿瘤、倦怠嗜睡等症。

【临证应用】用于咽喉肿痛，常与开口箭、山豆根、桔梗、金银花、连翘、黄芩、甘草等味同用，以清热解毒，消肿止痛。

用于热毒疮疖，多与野菊花、蒲公英、紫花地丁、半枝莲等味配合，作用同咽喉肿痛；丹毒疱疹痛痒交加属于热毒为患者，民间常用鲜品揉烂外敷患处不计时，干则随换，有一定消肿止痛、减轻痛痒症状作用，病情轻的也有治愈者。若加内服清热解毒之味如野菊花、大青叶、金银花、蒲公英、牡丹皮、赤芍、甘草等，效果更稳。

用于嗜睡倦怠或嗜睡不醒，单味龙葵鲜品 60 ～ 120g（干品减半），水煎服，有显著减轻、乃至治愈嗜睡作用。

用于多种肿瘤，亦是取其清热解毒、消肿散结作用。因在复方中使用，尚无法证明它有多大功效。用于各种治疗肿瘤的配伍，基本同白花蛇舌草、半枝莲等味，有消肿散结作用。

水肿、小便不利，单味龙葵适量煎服，有利尿消肿功效，但仅作治标之用，还要因病对证施治，标本兼顾。

常用量 1 日干品 15 ～ 30g，鲜品加倍，水煎服。外用适量。

此药生长范围广，空旷处多有，夏秋季节拔去全草，切段晒干备用。鲜品应用效果较佳，但春、冬季节尚未生出或已枯死，且药房无鲜品供应。

【验方举例】热毒疱疹方（经验方）：龙葵、大青叶、生地黄各30g，玄参、牡丹皮、赤芍各18g，金银花30g，连翘、紫草各18g，酒大黄9g（后下，以大便通利为度），生甘草6g，水煎温服。功能清热解毒，消肿止痛。主治丹毒、疱疹、无名肿毒及一切热毒疮疖。

【经验小方】单味龙葵，干品 30 ～ 60g（鲜品 60 ～ 90g），水煎服。曾治过多例男女嗜睡不醒，而身体脏腑也无明显疾病，至多连服 3 天，其嗜睡困倦即除。服药期间及治愈后未见有任何不良反应。

一般热毒疮疖疱疹，红肿疼痛，以及毒虫叮咬后发红痒痛或肿，单味龙葵适量揉融敷患处，有明显的清热解毒、消肿止痛止痒功效。若能与白蚤休、冰片、青黛、雄黄等味各适量，共捣融外敷患处，其解毒消肿作用更强。

【治验举例】**热毒疱疹，咽喉肿痛** 吕某，男，41 岁。2010 年 5 月 3 日首诊。自诉："先是右侧腰胁部位半夜时灼热焮痛，继而生出大小不等的小红泡，火辣疼痛。农村人有'端瘤'习惯，请人弄了 3 天，疱疹未见减轻，咽喉又开始肿痛。烦渴欲饮，夜难入寐，小便黄赤，大便秘结，有人说赶快找您看看，千万别再耽误。"观察患者右侧胁腹处巴掌大一块肤色暗红、疱疹连片，此即所谓"带状疱疹"无疑。视其舌尖深红，咽喉及小舌周围红肿，舌苔黄糙乏津；切其脉，滑数有力。辨证：心火过旺，热毒伤营。治宜清心泻火，和营解毒。方用热毒疱疹饮为主加减。龙葵、大青叶、生地黄各30g，玄参、牡丹皮、赤芍各18g，金银花30g，连翘、紫草各18g，酒大黄12g（后下，以大便通利为度），栀子15g，生甘草6g。1日1剂，连服3剂再诊。水煎温服。三煎药渣宽水再煎，取药汁约500mL待凉，加入青黛30g、冰片3g（研细粉）和匀，涂敷患处，一日夜十余次；剩下所煎的药渣连汤适温泡足。饮食一定要清淡，戒酒，勿食辛辣及鱼虾等一切发病之物，最好休息数日。

5月6日二诊。自诉："谢谢先生调治！经过内服、外涂，饮食加以注意，只吃五谷蔬菜，治疗3天，已经基本控制住了，红赤已退，疼痛大为减轻，二便也已顺畅，咽喉肿痛明显见消。"视其患处疱疹已经萎缩，肤色红赤略淡；舌尖深红已退，咽喉周围红肿略消；复切其脉，滑数已缓。嘱其原方续服3剂，服用法及注意同首诊。

吕某共服药6剂，疱疹完全治愈。嘱咐他饮食需要继续清淡半月，并用龙葵30g，大青叶、金银花、玄参各15g，为1日量，开水冲泡当茶饮7天，以清余毒。顺访半年，疱疹治愈后未留下任何后患。

叶下珠——清热解毒，明目止泻

叶下珠为大戟科一年生草本植物叶下珠的全草。味苦、甘，性微寒。功能清热解毒，清肝明目，止泻，安神。主治泄泻、痢疾、黄疸、风火赤眼、夜盲、心烦及夜寐不宁等症。

【临证应用】用于治疗肠炎腹泻及细菌性痢疾，单味叶下珠30g水煎服有效，亦可与老鹳草15～30g同用，止泻止痢作用更为显著。

用于风火赤眼及夜盲症，用叶下珠鲜品30～60g，加鸭肝二三个同炖至鸭肝熟透，食鸭肝喝药汤，有一定功效。或叶下珠30g，白蒺藜、甘菊花、蝉蜕等味各15g同用，水煎服，有清肝明目功效。

用于夜寐心烦或睡眠不实，叶下珠、合欢花、首乌藤（夜交藤）各30g，莲子心6g，水煎服，以清心宁神。或用叶下珠、合欢花各30g开水泡饮，亦有较好的安神治失眠作用。

用单味叶下珠30g泡水饮，除安神治失眠有效外，尚有一定的助阳起痿作用，已被多人体验有效，有待进一步探索其机理。此药虽不如老鹳草止泻作用显著，但连服几日可引起便秘，证明它也有止泻功效。

用于湿热黄疸，与藤梨根、车前草、垂盆草等味同用，清热利湿退黄作用也较明显；同三颗针、泽泻、栀子、茵陈配合，利湿退黄作用更强。

常用量1日15～30g，最多可以至60g，水煎服。

【验方举例】清心安神汤（经验方）：叶下珠、合欢花各30g，莲子心9g，茯神18g，夜交藤30g，酸枣仁18g，珍珠母（打碎）30g，炙甘草6g，水煎服。功能清心安神。主治心烦不宁、夜寐失眠。

【经验小方】眼睛干痒或流泪，叶下珠、密蒙花、桑叶各18g，僵蚕、蝉蜕各6g，宽水轻煎，除当茶饮外，亦可熏洗双目。有疏风清热、止痒止泪功效。

心烦不寐，用叶下珠、合欢花各15～30g，开水泡饮，有安神作用。

湿热泄泻，叶下珠15～30g，葛根15g，车前草30g，水煎温服或开水泡饮，有清热利水止泻作用。

痢疾红白，叶下珠、马齿苋各30g，白头翁15g，服法同上。

泄泻、痢疾，日久不止者，上二方加入老鹳草6～15g，服法同上，治疗泄泻、痢疾，效果较佳。但泄泻、痢疾止后，最好饮食调理数日，不可陡进荤腥油腻、寒凉及辛辣燥热刺激之味，或对证服用汤药二三剂，以巩固疗效、恢复肠胃消化吸收功能。

【治验举例】心烦不宁，失眠多梦　李某，女，50岁。2009年9月30日首诊。自诉："近两年来总觉得无事心烦，夜寐多梦纷纭，偶尔咽干舌燥，情绪不够稳定，记忆力持续下降，身体倒是没大影响，精神却感到不佳。看过多处，大都说我是'更年期综合征'，吃过不少养血安神之类药，但效果都不够明显。"视其身体尚健，面色略显憔悴，情绪有些不宁。舌质偏于暗红，舌尖红绛，舌苔薄黄，津液不足；切其脉，微沉细数之象。辨证：心阴不足，虚烦不宁。治宜清心宁神，养阴除烦。方用清心安神汤为主加减。叶下珠、合欢花各30g，莲子心9g，麦冬、朱茯神各18g，夜交藤30g，酸枣仁18g，珍珠母（打碎）、龙骨各30g，小麦15g，大枣5枚，炙甘草6g，3剂。水煎温服。四煎药渣宽水，煎开后加陈醋250mL，适温泡足。精神尽量减压，饮食勿辛辣燥热，劳逸适度。

10月5日二诊。自诉："服药有效，这两夜入睡已感到安稳许多。"视其面色微显润泽，情绪已显平和，舌质及舌尖红绛略退，舌苔薄黄微润；复切其脉，细数微缓。方药对证，续服6剂。服用法及注意仍同首诊。此方服后，若不适症状基本消除，可用叶下珠、麦冬、朱茯神各6g，合欢花9g，为1日量，开水冲泡当茶饮十天半月，以巩固疗效，以防短期内复发。

垂盆草——清热解毒，利尿退黄

垂盆草为景天科多年生草本植物垂盆草的全草（俗称大、小"佛爷指甲"，功效相近）。味甘、淡、微酸，性凉。功能清热解毒，利湿退黄，消痈肿，解蛇毒。主治湿热黄疸口苦溺赤心烦、水火烫伤、热毒疮疖、虫蛇咬伤、肿瘤等症。

【临证应用】用于湿热黄疸，可单用垂盆草鲜品去净杂质泥土，捶融纱布包，拧取自然汁小半碗（60～120mL），加入白砂糖 30g，开水冲化搅匀温服。其清热利尿退黄、止渴去烦作用显著。

用于热毒疮疖、虫蛇咬伤，用垂盆草 240g，冷开水洗净，捣烂绞汁内服，1日服 1～2 次，渣敷患处；或与半枝莲、杠板归、白蔹休、野菊花、车前草、大黄各适量同用，水煎温服，药渣再加蛇莓草适量捣融敷患处，以解毒消肿止痛。此为民间及草药医生治疗毒虫蛇咬伤的常用方法。

用于肿瘤的配伍同白花蛇舌草、龙葵等药。

常用量 1 日干品 15～60g，鲜品 120～300g，水煎服或绞汁冲服。外用适量。

【验方举例】利湿退黄饮（经验方）：垂盆草 60g，茵陈 30g，藤梨根 60g，车前草、丹参、赤芍、栀子、凤尾草各 30g，水煎温服。功能清热利湿退黄。主治湿热黄疸，目黄、尿黄、肤黄，色如橘皮者。大便秘结加大黄适量，以通畅为度；脘痞胁满加柴胡、郁金、厚朴、木香各适量；纳差加陈皮、炒山楂各适量；转氨酶偏高加红木香（五味子根）、石见穿各适量。余随症加减。

【治验举例】治疗案例同藤梨根、茵陈、栀子等药，重述无新意。但单味垂盆草鲜品绞出原汁约 150mL，加入白砂糖、滚开水各适量，调和温服。其利尿退黄之功不在以上诸药之下。

用于热毒疮疖或水火烫伤、毒虫咬伤、丹毒、疱疹等症，本品同龙葵同用，水煎内服，或捣融外敷，有较好的清热解毒、消肿止痛作用。

用于肿瘤，因在复方中应用，无法观察出本品的独特作用。按中药的传统功用解释，可能是取其清热解毒、消散痈肿之功。

蛇莓草——清热解毒，消肿散结

蛇莓草为蔷薇科多年生匍匐攀援性草本植物蛇莓的全草。味甘、苦，性寒。功能清热解毒，消肿散结。主治热毒疮疖、虫蛇咬伤、瘰疬结核、肿瘤等症。

【临证应用】用于热毒疮疖、瘰疬结核，可与蒲公英、夏枯草、郁金、野菊花等味同用，以清热解毒散结。

用于肿瘤，多与白花蛇舌草、龙葵、白英、山慈菇等味配合，以解毒散结。

用于虫蛇咬伤，则与半枝莲、野菊花、白蚤休、杠板归等味同用，水煎内服，药渣外敷患处。毒蛇咬伤最好及时到医院处治，一般毒性不大的虫蛇咬伤用南通蛇药片效果亦佳。

用于湿热毒疹、无名肿毒痛痒交加，可用本品与千里光、野菊花、白英、绿豆、白鲜皮各适量，水煎内服少量，其余熏洗患处，药渣加陈醋适量、冰片少许捣烂敷患处，有清热解毒、消肿止痛、祛湿止痒功效。

常用量 1 日 30 ~ 60g，鲜品加倍，水煎服。外用适量。

【经验小方】一般较轻的毒虫咬伤或热毒疮疖，单味鲜品蛇莓草适量捣融，少加青黛、冰片和匀，厚敷患处，加以饮食清淡，再用本品 30 ~ 60g，开水冲泡当茶饮，大多都能及时治愈。

【治验举例】毒虫咬伤，诱发疱疹　张某，男，53 岁。2003 年 7 月 7 日首诊。自诉："因为穿短袖、短裤进山劳作，被蚊子、小虫子咬伤，当时未在意，回来后越发瘙痒，抓破后流出淡血水，并成片扩展，皮肤灼热、奇痒难忍。内服抗过敏药，外敷脱敏止痒药膏，作用都不明显。"视其颜面、四肢等处，成块连片的肤色紫暗，溃破流出血液夹杂黄水。舌质暗红，舌苔黄腻；切其脉，滑数之象。辨证：湿热内蕴，虫毒滞营。治宜清热利湿，和营解毒。药用：蛇莓草60g，千里光、金银花各 30g，连翘、黄柏、当归、赤芍、紫草各 15g，生薏苡仁60g，绿豆衣、白鲜皮、地肤子各 30g，生甘草 6g，3 剂。水煎温服。三煎药渣宽水，熏洗患处。另用鲜蛇莓草120g，明矾 30g，雄黄 9g，冰片 6g，青黛 60g，蛇莓草捣融，余药共研细粉，合入再捣均匀，另用蛇莓草适量煎水洗涤患处，然后涂敷上药，1 日五六次。饮食清淡，切勿饮酒，暂勿露天暴晒，劳逸适度。

7 月 11 日二诊。患者言道："您看，疱疹溃破流水已经好了大半，痒痛也有明显减轻，外用药还有一半，再服几剂就可以了。"观其原有患处已经明显缩小，肤色赤红已退，舌红润泽，舌苔淡黄微润；复切其脉，数象已缓。上方续服 3剂，改为 1 日半服 1 剂，其余用法及注意同首诊。

7 月 21 日患者来询问："您看我这皮肤都正常了，现在能不能开始吃肉饮酒？因为光吃清淡的，劳作没劲。"我说："吃鸡肉及猪肉可以，但最好莫吃猪头、猪爪、鱼虾、海鲜等发病之物，饮酒更应注意。"患者勉强应允，可能又忌口一段时间，加上其他方面也注意，3 年内未见旧疾复作。

野荞麦根——清热解毒，止咳止痢

野荞麦根（开金锁、开银锁、荞麦七）为蓼科多年生草本植物野荞麦的根茎和块根。味甘、涩、微苦，性凉。入肺、肝经。功能清热解毒，活血散瘀，祛风除湿，止咳止痢。主治咽喉肿痛、肺热咳嗽、肺痈咳痰腥臭、风湿痹痛、手足关节不利、泄泻痢疾等症。

【临证应用】可单用本品 30g 隔水炖取汁，味苦涩，治肺热咳嗽痰多，或肺痈咳痰腥臭，可使痰涎减少，咳嗽减轻。水煎服则疗效不够显著，但可以适当加量。或同鱼腥草、黄芩、瓜蒌仁、桔梗、玄参、浙贝母、金银花、甘草等味配合，以增强清热化痰止咳、解毒消肿散痈之功。

用于咽喉肿痛，常与山豆根、开口箭、桔梗、甘草等味配合，以清热解毒，消肿止痛。用于泄泻日久或痢疾，本品可与马齿苋、赤石脂、粳米各适量，水煎温服。以止泻止痢。

用于风湿痹痛、手足关节不利及痛经等症，多与桑枝、络石藤、苍术、当归、川芎、鸡血藤等味配合，以祛风除湿，活络止痛。

痛经或产后瘀血阻滞腹痛，单用本品 30g 水煎加红糖适量温服；或用野荞麦根 30g，川芎、当归、五灵脂、蒲黄各 9 ~ 15g，炮姜 6 ~ 9g，水煎加红糖适量温服，以活血祛瘀止痛。

常用量 1 日 15 ~ 30g，水煎服。隔水炖汁服效佳。

【验方举例】清肺止咳饮（经验方）：野荞麦根、鱼腥草、吉祥草各 30g，桔梗、浙贝母各 12g，蜜炙桑白皮、蜜炙枇杷叶各 30g，天冬、知母各 15g，甘草 6g，水煎温服。功能清热泻火，润肺止咳。主治肺热咳嗽少痰，咽痒口燥，甚至胸燥咽痛红肿等症。

【经验小方】野荞麦根 30g，马齿苋鲜品 90g（干品 30g），粳米 15g，煨姜 9g，水煎温服。用于治疗痢疾或泄泻日久不止，腹痛下坠者加木香 9g，止泻痢效果显著，一般服一二日即可见效。单味用量同上，加入粳米 15g，煎至米化，去净药渣饮之，止泻作用亦良。

本品 15 ~ 30g（干品），陈橘皮 6 ~ 12g，水煎温服。用于治疗胃脘痛亦有较好效果。

【治验举例】**肺热干咳，咽燥音哑** 李某，男，63 岁。2007 年 9 月 3 日首诊。自诉："我有糖尿病，这次咳嗽一个多月了不见好转，肺部磁共振检查有阴影，尚未确诊定性，是不是癌症还未下定论。自我感觉胸胁燥闷，咽干舌燥，偶感喉痛，吐痰黄稠，不易咯出，饮食、精神倒还正常。住院治疗了 20 天，咳嗽仍未明显好转，您是老中医，有啥妙方吗？"视其面色白里透红，精神正常，舌质暗红乏泽，舌苔黄厚微腻；切其脉，滑数有力。辨证：湿热郁肺，火灼津伤。治宜清热泻火，润肺止咳。方用自拟清肺止咳饮为主加减。野荞麦根鲜品 60g（干品减半）（隔水炖取原汁，分 3 次口服），鱼腥草、吉祥草（无则用麦冬替代）干品各 30g（鲜品加倍），桔梗、浙贝母（打碎）各 12g，蜜炙桑白皮、蜜炙枇杷叶各 30g，天冬、知母、山豆根各 15g，甘草 6g，3 剂。水煎温服。四煎药渣宽水，煎开后加陈醋 250mL，适温泡足。饮食温和清淡，勿食寒凉、温燥，劳逸适度，谨防感冒。

9 月 10 日二诊。自诉："您说的野荞麦根、吉祥草我都找到了。野荞麦根像金刚刺疙瘩，好难切开呀！吉祥草有点像肥壮韭菜，但根状茎犹如嫩茅根而脆，其秆上边结果豌豆大，色见青、淡红，尝之味苦。都按您的要求应用，野荞麦根蒸取的原汁好涩呀，止咳效果确实不一般。3 剂药服后，咳嗽胸燥、咽干喉痛都轻多了。"视其舌质暗红略退，舌苔黄厚略化；复切其脉，数象微缓。原方不做加减，续服 3 ~ 6 剂，尽剂再去复查。

9 月 21 日三诊。见患者表情愉悦，可能是隐患已排除，肺热咳嗽已经治愈。自诉："共服药 9 剂后，咳嗽胸燥及咽痛已经消除，肺部复查纹理清晰，这下我可放心了。"复诊其舌脉，已接近常人，肺热咳嗽治愈。但为了巩固疗效，还是嘱咐李某续用吉祥草、野荞麦根、麦冬各 15g，为 1 日量，开水冲泡或宽水轻煎当茶饮数日，以续清余热。

田基黄——清热利湿，解毒消肿

田基黄（地耳草、斑鸠窝、雀舌草），为金丝桃科一年生草本植物地耳草的全草。味甘、微苦，性凉。功能清热利湿，解毒消肿。主治湿热黄疸、泄泻、痢疾、目赤肿痛、肠痈腹痛、跌打伤痛、热毒疮疖、虫蛇咬伤等症。

【临证应用】用于湿热黄疸，常与凤尾草、藤梨根、茵陈、车前草、栀子、三颗针、丹参等味同用，以清泄肝火，利湿退黄。

用于热毒疮疖、虫蛇咬伤，可与白蚤休、野菊花、蛇莓草、连翘等味同用，内服外敷，以清热解毒，消肿止痛。

用于肠痈（慢性阑尾炎，急性者急需手术，不可用药耽误时间）腹痛，与白花蛇舌草、败酱草、红藤、赤芍、大黄等味同用，以清热解毒，消肿止痛。

用于跌打损伤肿痛，可与八棱麻根同用，水煎内服，药渣加陈醋、白酒各适量外敷患处，以活血散瘀，消肿止痛。

常用量1日15～30g，大剂量60～90g，水煎服。外用适量。

【验方举例】田基黄饮（经验方）：田基黄、茵陈蒿、垂盆草各30g，三颗针（根或根皮）15g，生薏苡仁、凤尾草各60g，栀子、龙胆草各15g，车前草、丹参各60g，酒大黄9g（以大便通畅为度，不通加量），水煎温服。功能清热泻火，利湿退黄。主治湿热黄疸，肤色黄如橘皮亮泽，小便黄赤淋涩，大便秘结，胁满、口苦等症。

【治验举例】治验案例同茵陈、垂盆草、藤梨根等药，前文已有记述。

吉祥草——清肺止咳，利咽止痛

吉祥草（松寿兰、竹叶草、结实兰）为百合科吉祥草属吉祥草的全草。味甘淡、微苦，性凉。功能清肺止咳，利咽止痛。主治肺热咳嗽、咽喉肿痛、目赤翳障、热毒疮疖等症。

【临证应用】用于肺热咳嗽，常与鱼腥草、黄芩、浙贝母、桔梗、蜜炙桑白皮等味同用，以清热泻火，润肺止咳。用于咽喉肿痛，多与山豆根、金银花、玄参、金果榄、开口箭等味配合，以清热解毒，消肿止痛。

单味水煎服，亦有较好清肺止咳、利咽止痛作用。

常用量1日鲜品30～60g，干品减半，水煎服。但肺寒咳嗽、吐痰清稀而无热者忌用。

【验方举例】吉祥草清肺饮（经验方）：吉祥草30g（鲜品加倍），鱼腥草18g，黄芩、桔梗、牡丹皮各15g，麦冬、知母各18g，天冬、浙贝母（打碎）各12g，炙桑白皮30g，甘草6g，水煎服。功能清热泻火，润肺止咳。主治肺热咳嗽，咽干喉燥，甚则鼻衄等症。

【治验举例】**肺火灼阴，咽痛鼻衄**　刘某，男，29岁。2001年5月7日首诊。自诉："感冒发热四五天，输液3天热退，剩下干咳已经半月余，咽干喉痛，鼻孔灼热，咳嗽几乎无痰。这几天又出现流鼻血，输液3天，鼻血依然不止，咽干加重，干咳愈甚，胸燥烦闷，大便干结。"视其形体健壮，面色浮红，舌质红绛，舌苔薄黄乏津；闻其声音沙哑干涩；切其脉，近似洪实而有力。问其饮食习惯如何？答道："年轻人嘛，熬夜饮酒常事，喜食辛辣油腻、口味较重之物，且不爱饮水。"由此可见，其舌质红绛、脉近洪实之火旺，并非感冒发热后余热不清，乃是平时所积累，偶因外感诱发内蕴之热所致。故见咽干喉痛、鼻孔灼热、胸燥鼻衄及大便秘结（肺移热于大肠）等症。辨证：肺热灼阴，迫血妄行。治宜清热泻火，凉血止血。方用吉祥草清肺饮为主加减。吉祥草60g（鲜品加倍），鱼腥草30g（鲜品加倍），黄芩、牡丹皮各15g，麦冬、天冬各18g，浙贝母（打碎）12g，炙桑白皮、白茅根各30g，大蓟、牡丹皮各15g，生地黄、知母各24g，酒大黄12g（后下），甘草6g，3剂。水煎温服。三煎药渣宽水，煎开后加陈醋250mL，适温泡足。暂勿饮酒熬夜，饮食一定要清淡，保障睡眠，劳逸适度，谨防感冒。

5月11日二诊。自诉："大便已经通畅，胸燥干咳已除，流鼻血服药至第2剂时已止，效果满意。"视其面色浮红已退，舌质红绛转为红润，舌苔薄黄津回；复切其脉，洪实转为滑而偏数。热盛稍衰之象。上方续服3剂，服用法及注意仍同首诊。干咳、鼻衄治愈后，续用吉祥草、鱼腥草、白茅根各15～30g，开水冲泡当茶饮数日，并饮食注意，以防反弹。

苦甘草——清热解毒，消肿止痛

苦甘草为豆科植物苦豆子的根。味苦，性寒。功能清热解毒，消肿止痛。主治咽喉肿痛、痢疾、湿疹、牙痛等症。

【临证应用】用于咽喉肿痛，常与薄荷、牛蒡子、僵蚕、桔梗等药配合，以清热解毒，消肿利咽。用于胃火牙痛，或牙龈红肿，则多与生石膏、川牛膝、麦冬、牡丹皮等味配合，以清热泻火，消肿止痛。

用于治疗赤痢，可与金银花、马齿苋、白头翁、白芍、生地黄、地榆等味同用，以清热解毒，凉血止痢。

用于治疗湿疹皮肤瘙痒，可单味苦甘草，每次15～30g，水煎服或熏洗患处；亦可与白鲜皮、土茯苓、黄柏、苍术等味同用，以清热燥湿，解毒止痒。

常用量1日6～12g，水煎服。

本品仅可清热解毒，消肿止痛。适用于热毒引起的咽喉肿痛、牙痛、湿热痢疾及湿疹等症，切勿与甜甘草混淆。甜甘草味甘性平，有补有泻，能表能里，可升可降。生用气平，炙用气温。入和剂则补益，入汗剂则解肌，入凉剂则泄热，入峻剂则缓正气，入润剂则养阴血，能调和诸药，使之不争。生肌止痛，通行十二经，解百药毒。除中满病人忌用外，亦不能与大戟、甘遂、芫花、海藻同用，因为相反。由于性味温和，应用广泛，故有"国老"之称。苦甘草虽名"甘草"，但作用仅限于清热解毒，故适应证狭窄。

【验方举例】清热利咽汤（经验方）：苦甘草、桔梗、玄参、黄芩、连翘、牡丹皮、山豆根、薄荷、僵蚕、牛蒡子各 15g，生甘草 6g，水煎服。功能清热利咽，解毒消肿。主治肺胃火旺，咽喉肿痛，甚或口舌生疮等症。胃火甚者加生石膏 30 ~ 60g，鲜芦根 30 ~ 60g；大便秘结加大黄 6 ~ 12g（后下）；小便黄赤涩痛者，加川木通 15g，鲜竹叶 30g。余随症。虚火牙痛者忌用。

【经验小方】苦甘草、开口箭根各 6g，金银花 30g，开水冲泡当茶饮，对于热毒引起的咽喉红肿疼痛或溃烂，有显著的清热解毒、消肿止痛功效。或单用苦甘草 6 ~ 9g，开水泡饮，用治咽喉肿痛，也有作用。

【治验举例】**牙龈红肿，烦渴牙痛** 胡某，男，53 岁。2000 年 3 月 21 日首诊。自诉："平时胃火就旺，总是口渴欲饮，时常牙龈红肿，牙痛难忍，生石膏泡水饮不知道喝了多少，也没啥作用，其他方法治疗如住院、门诊部输液等，也都只是暂管一时，不久便又复发。严重时牙龈溃破流脓，口腔灼热气臭。这几天最严重，连给人家说话都要离远点，难道就不能根治吗？"视其年过半百，形体却依然健壮，面色暗红，声音洪亮，精神饱满；两腮较红微肿，牙龈红赤溃破，确如其说，臭气熏人；舌质深红，舌苔黄厚微糙，津液明显不足；切其脉，滑数有力。辨证：胃火炽盛，津液亏乏。治宜清热解毒，养阴泻火。用经验方清热利咽汤为主加减。苦甘草 15g，金银花 60g，桔梗 15g，玄参、生地黄、麦冬各 30g，生石膏 90g，连翘、牡丹皮各 15g，开口箭、金果榄各 9g，僵蚕 15g，生甘草 6g，3 剂。水煎温服。四煎药渣宽水，煎开后加陈醋 250mL，适温泡足。戒酒 3 个月，饮食清淡，劳逸适度。另用地骨皮、薄荷各 15g，鲜芦根 60g，大黄 6g，开水冲泡当茶饮，以加强泻火解毒功效。

3 月 26 日二诊。自诉："服药至第 3 天大小便基本顺畅，口渴口臭明显减轻，3 剂药服后，牙痛方才减轻，红肿消退，脓液已尽，感觉效果很好。"视其两腮红肿、牙龈赤烂已消，闻其口中气味稍淡，舌质依然偏红，黄燥舌苔略化，津液仍然不足；复切其脉，数象稍缓。上方续服 3 剂，服用法及注意同首诊，小方坚持续饮。

3 月 31 日三诊。自诉："这次算是已经治愈。希望能根治，我一定遵嘱配合。"视其舌质红润，舌苔薄黄津回，牙龈红肿已消，溃破已愈，口臭已不明显，脉来缓滑之象，即如其说，"算是已经治愈"。遂将上方加大黄 15g，地骨皮 18g，取 5 剂，共为细末，炼蜜为丸绿豆大。每服 9g，日服 3 次，用鲜芦根 60g（无则用干品 30g），葛根、薄荷各 15g，煎水送服丸药，并用此代茶常饮，忌食一切辛辣温燥之物，最好戒酒，保障睡眠，劳逸适度。

2003 年春末，路上偶遇胡某，问及牙痛、口臭后来怎样？胡某回言道："谢谢先生挂念，病是已经好了，就是到现在还不敢饮酒，把喜欢吃辛辣的习惯也改了，后来老毛病基本未再明显复发，我可是很听话啊！"

三颗针——清热燥湿，泻火解毒

三颗针，为小檗科有刺灌木豪猪刺、细叶小檗或小黄连刺等的根茎和根。味苦，性寒。功能清热燥湿，泻火解毒。主治湿热泄泻、痢疾、咽喉肿痛、目赤肿痛、湿热黄疸、热性无名肿毒、湿毒疔疹等症。

【临证应用】此药的作用近似于黄连、黄柏、秦皮、黄芩等清热燥湿泻火药，但泻火解毒功效强于以上诸味（根或根皮）。用于湿热黄疸，常与藤梨根、垂盆草、车前草之类同用，清热利湿退黄功效显著。

用于湿热泄泻，口渴欲饮，小便黄赤，可与金银花、葛根、生薏苡仁、车前草等味配合，以清热解毒，利水止泻。用于热毒痢疾，痢下黏冻臭腐，里急后重，恶食腹胀等症，与马齿苋、秦皮、白头翁、木香、白芍、白术、陈皮、甘草等味同用，以清热燥湿，缓急止痢。

用于湿热所致无名肿毒、湿毒疮疹痒痛等症，常与金银花、白鲜皮、蒲公英、赤芍、苦参、千里光之类同用，水煎服。药渣再煎，熏洗患处或全身，另用根皮研细粉，加冰片少许和匀，干撒患处或用蜂蜜调糊敷患处，均有清热解毒、消肿止痛、燥湿止痒功效。

常用量，根皮：6～12g；根：9～15g；枝、干：15～30g。枝干苦味较淡，药效不及根或根皮。

【成方举例】清热退黄饮（经验方）：三颗针 15g（根或根皮）至 30g（枝、干），藤梨根、垂盆草、车前草各 30～90g，茵陈 30～60g，栀子 15g，甘草 6g，粳米 15g，大便秘结或解时不爽加大黄 9g（后下），以轻泻及解便顺畅为度，水煎服。功能：清热利湿退黄。主治湿热黄疸，肤黄、尿黄、目黄，色如成熟橘皮，便秘溺赤，脘腹满闷，全身倦怠等症。

【经验小方】单味三颗针根或根皮 6～12g，水煎服，治湿热泄泻，口渴，溺赤，心烦，脘腹痞闷，泻下黄赤恶臭。亦有清热止泻之功。

若属痢疾腹痛、里急后重等症，三颗针根 12 ～ 15g，鲜马齿苋 60 ～ 120g，木香 9g，水煎服。效果亦良。

三颗针根皮为细末，淡陈醋（一半凉开水、一半陈醋）调糊外敷湿热疮疹毒疖、痛痒相兼者，亦有较好清热解毒作用。若与白蚤休等量为细末，加冰片适量研细粉混匀，淡醋调敷，其清热解毒、消肿止痛功效更佳。

【治验举例】湿热黄疸，三黄便秘　此类患者经常遇到，多为三焦湿热熏蒸，以致眼黄、肤黄、尿黄，甚至大便秘结或溏黄恶臭，胸脘痞闷，厌油体倦，血清检查大多胆红素超标二三倍以上。舌质深红，舌苔黄厚而腻，脉象滑实有力。治法以清热泻火、燥湿退黄为主，兼以泻肝和胃，方用清热退黄饮为主加减。三颗针根 15 ～ 18g，藤梨根、垂盆草、茵陈、车前草各 60g，栀子、黄芩各 15g，酒大黄 9g（后下），赤芍 15g，丹参 60g，白术 15g，陈皮、木香各 9g，粳米 15g，1 日 1 剂，水煎温服。三煎药渣宽水，煎开后加陈醋 250mL，适温泡足。饮食清淡，劳逸适度，谨防感冒。

身无他病相兼，正气不虚者，都能在 7 ～ 15 天内，黄疸完全清退，身体基本恢复，抽血复查正常。其清热泻火、燥湿退黄之功，屡用屡验。本方若减去三颗针，其清热泻火退黄功效则明显减弱。但若脾胃虚弱、病属阴黄者，则不宜使用此药。因为过于苦寒，故仅适用于正实邪盛之湿热阳黄证。

湿热毒疹，痛痒交加　此类患者更多，大都缠绵难愈。若不饮食清淡，彻底戒酒，忌食海鲜及一切发病之物，即使治愈，犯禁即发。如属身体无其他疾病，正气不虚者，治宜清热解毒、燥湿止痒、和营止痛之味。个人常用方：三颗针根 15g，白鲜皮、蒲公英各 24g，赤芍、苦参、苍术各 15g，土茯苓、生薏苡仁、千里光各 30g，当归、紫草各 15g，甘草 6g，1 日 1 剂，水煎服。三煎药渣宽水，煎开后趁热熏洗全身或患处，并注意忌口，有明显减少毒疹、减轻痛痒之功，大多都能在 7 天左右取效。药味很寻常，但清热解毒、燥湿止痒、消退红赤嫩痛功效却很显著。若能在药渣煎水熏洗时加入藤黄 15g、苦楝树皮 60g 同煎，其清热解毒、燥湿止痒功效更佳，但因为熏洗药有毒，仅可外用，不可口服。

木蝴蝶——清热开音，疏肝理气

木蝴蝶（玉蝴蝶、千张纸），为紫葳科高大乔木木蝴蝶的成熟种子。味苦，性寒。入肺、肝经。功能清热开音，疏肝理气。主治肺热咳嗽喑哑、肝胃失和脘胁气滞疼痛等症。

【临证应用】用于咳嗽音哑，常与薄荷、僵蚕、桔梗、贝母、炙桑白皮、炙枇杷叶、黄芩、麦冬、甘草等味配合，以清肺开音，化痰止咳。

用于肝胃气痛，可与醋制香附、川楝子、木香、川芎、佛手、乌药等药同用，以疏肝理气止痛。

亦可用于治疗疮痈溃后不易收口者，外用贴患处，有收敛作用。

常用量1日6～12g，水煎服或开水泡饮均可。

【成方举例】木蝴蝶清肺饮（经验方）：木蝴蝶9g，薄荷、僵蚕、桔梗各12g，玄参、麦冬各15g，浙贝母（打碎）9g，黄芩15g，鱼腥草、炙桑白皮、炙枇杷叶各18g，生甘草6g，水煎服。功能清肺开音，化痰止咳。主治肺热咳嗽、声音沙哑、痰黄咳嗽等症。

【经验小方】木蝴蝶、胖大海各6g，开水泡饮，有清肺开音、利咽止咳作用。

木蝴蝶、香附各9g，开水冲泡饮或水煎服，亦有疏肝理气止痛效果。

【治验举例】肺热干咳，声音沙哑　洪某，女，40岁。2006年9月23日首诊。自诉："夏末秋初以来，经常咽干喉痛，干咳少痰，近半个月又有声音沙哑，口渴欲饮，大便解时艰涩，成形微燥，小便时黄，尿量减少。胸片检查肺部正常，输液、吃西药便秘更甚，干咳音哑不见好转。如此亦有近3个月，颇感心烦懊恼。"视其面色枯糙乏泽，咽喉周围红赤，舌质近乎红绛，舌苔薄黄乏津；说话艰难，声音沙哑干涩；切其脉，细数有力之象。辨证：肺火过旺，灼津伤阴。治宜清热泻火，生津润肺。方用木蝴蝶清肺饮为主加减。木蝴蝶、薄荷、僵蚕、桔梗各15g，玄参、麦冬、天冬各18g，浙贝母（打碎）12g，黄芩15g，酒大黄9g（后下），知母、鱼腥草、炙桑白皮、炙枇杷叶各30g，生甘草6g，3剂。水煎温服。四煎药渣宽水，煎开后加陈醋250mL，适温泡足。另用胖大海6g，罗汉果半个、芦根、沙参各30g，开水冲泡，少加蜂蜜调和，代茶饮。饮食清淡，谨防感冒，保障睡眠。

9月27日二诊。自诉："服药有效，您听我说话较前几天容易多了，干咳、喉痛、烦渴也大有减轻，小便微黄，大便基本正常。"观其咽喉、舌质红赤略轻，津液仍显不足，舌苔无明显变化；复切其脉，数象略缓。用药虽已对证，但因肺胃郁热较久，需要继续清肃。嘱其上方续服5剂，服用法及小方饮用、饮食清淡等，都须继续配合。

10 月 5 日三诊。自诉："干咳、音哑已除，精神、二便也已正常，个人感觉，可以不吃汤药就行了。请您把小方调整下药味，我想长期泡水当茶饮，您看可否？"复诊其舌脉，已与常人相近，闻其声音也已基本正常。小方调整如下：木蝴蝶 6g，麦冬、沙参各 15g，桔梗、胖大海各 6g，为 1 日量，宽水轻煎或开水冲泡代茶饮。但是，天气逐渐转凉或偶感风寒时即要停饮，以防导致肺寒，引起咳痰清稀、胸痞、纳差等症。

胖大海——清热畅肺，润肠通便

胖大海，为梧桐科落叶乔木胖大海的成熟种子。味甘，性寒。入肺、大肠经。功能清热畅肺，润肠通便。主治肺热声哑、咽喉肿痛、痰热咳嗽、热结便秘等症。

【临证应用】用于肺热声哑、咽喉肿痛及痰热咳嗽等症，常与僵蚕、薄荷、桔梗、甘草等味配合，以清泄肺热，利咽止咳。

用于肠燥便秘，轻者单味适量泡水饮即有效，较重者可与酒大黄、火麻仁、郁李仁、黑芝麻等味同用，以清热润肠通便。对热结便秘引起的头痛、目赤、轻度虚热等症，用之亦有一定作用。

常用量 1 日 3 ~ 5 枚，开水泡饮，入煎剂 9 ~ 15g。

【成方举例】胖大海利咽汤（经验方）：胖大海 12g，桔梗 15g，玄参、麦冬各 18g，黄芩 15g，金银花 18g，连翘 15g，甘草 3g，水煎服。功能清肺利咽，消肿止痛。主治肺胃火旺，咽喉肿痛，声音沙哑或干咳等症。

【经验小方】此药虽然也较为常用，但多为泡水饮。用于清肺、润肠，辅助治疗咽干声哑、肺热咳嗽、肠燥便秘等症，较少作为主药应用。同木蝴蝶等量泡水饮，可治肺热咳嗽、咽喉肿痛；胖大海 6 ~ 15g，火麻仁（打碎）、黑芝麻（打碎）各 15 ~ 30g 配合，开水泡饮或水煎服，用于肠燥便秘，有较好的清热润肠通便作用，适用于老年血枯便秘及虚热肠燥便秘。

【治验举例】咽喉干燥，声音沙哑　此类患者较多，一般都属于肺热引起。若无其他疾病，则用胖大海、木蝴蝶各 9g，麦冬 30g，开水冲泡代茶饮，多能起到清热润肺利咽作用，普遍反映效果较好。虽然单味泡水饮也有效，但不如配方效果显著。

若兼有咽喉红肿疼痛，则用胖大海 9g，金银花 15 ~ 30g，玄参 15g，桔梗 12g，生甘草 3g，服法同上，有清热解毒、消肿止痛功效。

干咳咽痛，胖大海 9 ~ 15g，木蝴蝶 9g，鱼腥草、蜜炙桑白皮各 30g，水轻煎温服，或开水冲泡当茶饮，有清肺利咽止咳作用。

以上三方，几乎天天都在给类似患者使用，对于不愿服汤药的，大多饮用三五天起效。案例不计其数，仅介绍方药，不另外叙述。若属病情较重、病因复杂的患者，加服汤药治疗，效果则比小方泡饮明显为好。

淡竹叶——清心除烦，利尿通淋

淡竹叶，为禾本科多年生草本植物淡竹的带茎的叶。味甘、淡，性寒。入心、小肠经。功能清热除烦，利尿通淋。主治热病烦渴、口舌生疮、小便短赤、湿热黄疸等症。

【临证应用】此药上能清心火而除烦，下可利小便而通淋。用于心火过旺，舌尖溃烂，心烦口渴，小便短赤，心火移热于小肠等症，常与黄连、生地黄、牡丹皮、栀子、木通、甘草之类配伍；用于清利湿热，可与滑石、通草、茵陈、生薏苡仁之类同用。

鲜竹叶功效与淡竹叶相近，用法与淡竹叶相同。亦可用于温热病发热，常与金银花、连翘、薄荷、淡豆豉之类配伍同用。但鲜竹叶药房不备，需要自己采摘，无论何种竹子俱可，但要当年生新叶片，竹叶卷心清心火尤佳。

据文献记载，淡竹叶始载于《本草纲目》，可见明代以前所用竹叶应是鲜竹叶，不是淡竹叶。二药都能清心除烦，利尿通淋，但鲜竹叶清心除烦较佳，且能凉胃，又可治上焦风热；淡竹叶利尿功效较强，以渗湿清热见长。鲜竹叶常用量 1 日 30 ~ 60g，水煎服、开水泡服均可。

竹子在长江流域南北都有生长，一般认为新生竹叶尚未展开时，称为竹叶卷心，其清心除烦功效最佳。经过多年使用观察证明，鲜竹叶卷心、鲜竹叶清心除烦、利尿通淋功效确实明显优于淡竹叶。竹子到处都有生长，取之极易。新生竹叶卷心农历三月初至四月方有，其余时间采取鲜竹叶不难。

淡竹叶、鲜竹叶、竹叶卷心皆能清心火而利尿，凡属心火过旺引起的口舌生疮、目赤肿痛、烦渴欲饮、尿黄涩痛等症，均可单味适量泡水饮，病情轻者多可速愈，病情重者亦可明显减轻。若配以车前草、木通、麦冬、玄参之类同服，其效更为显著。

常用量 1 日 12 ~ 18g，水煎服。

【成方举例】竹叶石膏汤、银翘散、清营汤等。

【经验小方】鲜竹叶（无论何种竹子，包括山竹、水竹、楠竹、窝竹、苦竹等，摘取当年生者，春季初生竹叶卷心尚未展开的更良）、灯心草、车前草各15 ～ 30g，开水冲泡，当茶频饮。功能清心泻火，利尿通淋。主治心火过旺，口舌生疮，心烦口渴，甚或心火移于小肠，小便黄赤涩短、淋沥涩痛等症。初起者服之，多可及时治愈；病程长者，亦可作辅助治疗。其清热利尿之功较为显著。或加川木通 9 ～ 15g，效果更佳。

鲜竹叶 30g，鲜荷叶 60g，麦冬 30g，绿豆衣、乌梅各 15g。服用法同上方。功能清心除烦，祛暑止渴。主治夏季感受暑热，心烦口渴、小便黄短或体生毒疔等症。酷暑季节常饮此方，可减轻暑热伤害。

【治验举例】**心火偏旺，口舌生疮** 李某，男童，3 岁。2006 年 3 月 10 日首诊。亲属代诉："小儿已经多次舌尖红赤、溃破，哭闹不休，小便黄赤短少，饮多食少，手心灼热。此次复发已近半月，中西医都治过，效果皆不理想。"视其形体偏瘦，精神尚可；观其舌象，舌尖色绛、溃破，舌苔微黄乏津，指纹淡紫隐隐；抚摸小手掌热。辨证：心火偏旺，津液不足。治宜清泻心火，养阴生津。方用清营汤为主加减。淡竹叶 6g，生石膏 9g（先煎），连翘、麦冬、金银花、牡丹皮、生地黄、木通、玄参各 5g，甘草 1g，粳米 3g，3 剂。1 剂药连煎 2 次，药汁混合一起，分 3 次温服，1 日服 2 次，1 日半服 1 剂。亦可分多次少量喂服，不可服药过急。药渣煎水泡足，亦可引热下行，辅助治疗。

3 月 16 日二诊。亲属代诉："3 剂药基本 5 天尽剂，口疮已基本治愈。烦渴、溺赤已除，就怕以后复发。"小儿病多单纯，病愈不可再剂。遂将上方交付于患儿家人，并嘱咐如见复发征兆，即用此方与服。尤其要饮食注意，勿食辛辣干燥上火之物，谨防感冒。后偶遇小患者家人，告知用此方防治兼用，已经 3 年未见明显复发。

心烦口渴，小便涩痛 陈某，女，45 岁。2000 年 5 月 20 日首诊。自诉："咽干口渴，心烦胃燥，脘腹胀气，小便黄赤涩痛。到处检查都说无病，可是自感难受。"视其面色两颧暗红，舌质深红，舌苔薄黄乏津；切其脉，沉滑微数。辨证：心火下移，中焦气滞。治宜清心除烦，理气通淋。方用小分清饮为主加减。鲜竹叶 60g，黄芩 15g，生地黄 30g，麦冬、玄参各 18g，栀子、茯苓、泽泻、猪苓各 15g，生薏苡仁 30g，枳壳、厚朴各 12g，木香 9g，甘草 6g，粳米 15g，5 剂。水煎温服。另用鲜芦根、鲜甘葛、鲜车前草各 15 ～ 30g，开水泡代茶饮。戒酒，勿食辛辣干燥上火之物。药渣可再煎泡足，以助引热下行。

5 月 28 日二诊。自诉："病是好多了，心烦口渴、胃热气胀、小便涩痛都已明显减轻，就是担心不能根治。"视其两颧暗红减轻，舌苔转为薄黄微润，脉象沉数微缓。药已对证，续服 5 剂，其余同首诊，小方续饮。时隔不足 1 年，陈某复来就诊，自诉病情复发如前，仍用原方续服，小方泡水饮。如此调治近 3 年，病虽未能痊愈，但已调治到无明显复发，身体基本健康，劳作无误。

莲子心——清心除烦，泻火宁心

莲子心，为睡莲科多年生水生草本植物莲的子实中的青嫩胚芽。味苦，性寒，入心经。功能清心泻火除烦。主治温病高热烦躁、神昏谵语、心火亢盛、烦躁不安等症。

【临证应用】用于心火偏旺、心烦不宁等症，常与玄参、麦冬、连翘、栀子等味配合。

用于肝阳上亢或肝火过旺而致的心烦不宁、头痛眩晕等症，与黄芩、栀子、白芍、蔓荆子、草决明、羚羊角等味同用。用于目赤肿痛、眵泪过多等症，常与刺蒺藜、野菊花、蝉蜕、薄荷、谷精草、密蒙花等味同用。

常用量 1 日 3～12g，水煎服。

【成方举例】清宫汤（《温病条辨》）：莲子心 6～9g，竹叶卷心、连翘各15g，犀角（以水牛角或山羊角代之，量须大，15～30g，个人经验常用量，仅供参考）、玄参、麦冬各 12～18g，主治温热病症发热神昏等症。

莲子心饮（经验方）：莲子心 6～9g，麦冬 18g，连翘 12g，黄连 9g，玄参、茯神、酸枣仁各 15g，丹参 30g，朱砂 2g（分 2 次吞服），灯心草 3g（不去外皮，用 15～30g），小生地 18g，甘草 3g，水煎服。功能清心泻火，除烦宁神。主治心火过旺，心烦口渴、心神不宁、小便短赤等症。

【经验小方】莲子心主要作用为清心、泻火、除烦。心火过旺，则多心烦不宁；心火移于小肠，故又见小便黄短，甚至涩痛等症。病情不重者，莲子心3～6g，鲜竹叶 30g（淡竹叶干品 15g 亦可）泡水饮，一两日即可消除。若兼有口舌生疮，再加川木通 12g，连翘 9～15g，服法同上，效果亦佳。

热入心包，心神不宁，甚至神昏烦躁等症，莲子心 12g、连翘 15g 开水泡饮并送服朱砂 2g（分 2 次），轻者即愈，重者可以减轻。至重者神昏谵语、狂躁不安等症，送服安宫牛黄丸 3g 必安。一般心烦、尿黄、微渴者，单味莲子心3～6g 泡水饮，多能在 3 天左右消除。

单味莲子心或与麦冬、连翘同用，后二味各 6 ~ 15g，莲子心 3g，开水泡当茶饮，亦有清心除烦、止渴宁神功效。

小方仅为病情较轻者设，对证使用，多可速愈。若属温热病出现发热、神昏等症，则需清宫汤与服，切不可仍用小方耽误。

【治验举例】心火偏旺，口渴尿黄 吴某，女，48 岁。2007 年 10 月 2 日首诊。自诉："身体素来无病，甚至未到过医院，就是今年夏天至今，容易口舌生疮，口渴心烦，小便黄赤，严重时解小便涩痛，其余都还正常。"视其面色暗红，小舌及舌尖深红，舌苔薄黄乏津；切其脉，数而有力。辨证：心火偏旺，下移小肠。治宜清心泻火，利尿通淋。方用清宫汤为主加减。莲子心 12g，竹叶卷心（淡竹叶、鲜竹叶均可）18g，黄芩、栀子、连翘、玄参各 15g，生地黄、麦冬各18g，茯苓、泽泻、川木通各 15g，车前子 30g，生甘草 3g，3 剂。水煎温服。三煎药渣宽水，煎开后加陈醋 150mL，适温泡足。暂勿饮酒，饮食清淡，保障睡眠，劳逸适度。

10 月 7 日二诊。自诉："心烦、尿黄基本消除，再开点泡水饮的就可以了。"主随客便，不能勉强患者。遂处以莲子心 3g，淡竹叶、栀子各 9g，为 1 日量，开水泡饮，续服 7 天。11 月底偶遇吴某，问及心烦、尿黄症是否痊愈？答道："未再明显复发，偶感不适，用小方泡服，至多 3 天即除。"

心烦溺赤，夜寐不宁 胡某，女，53 岁。2009 年 6 月 23 日首诊。自诉："小便深黄，淋沥涩痛，心烦不宁，失眠多梦，有时甚至夜寐惊恐，饮食乏味，易怒，疲劳，如此有 3 个多月，西医当'更年期综合征'治，没什么效果，中医作'小肠火''热淋'治，仅仅小便暂时黄退，但心烦不宁依然不减。"视其双目白睛淡红，舌质深红，舌苔薄黄乏津；切其脉，沉数微弦。辨证：心火过旺，神志不宁。治宜清泻心火，安神宁志。方用莲子清心饮为主加减。莲子心 12g，麦冬18g，连翘 15g，黄连 9g，栀子 15g，茯神、酸枣仁各 18g，龙骨、丹参各 30g，朱砂 2g（分 2 次吞服），灯心草 3g（不去外皮用 30g），小生地 18g，甘草 3g，3剂。水煎温服。四煎药渣宽水，煎开后加陈醋 250mL，适温泡足。要心情平和，饮食清淡，劳逸适度。

6 月 28 日二诊。自诉："心烦不宁已明显减轻，这两夜可以睡 5 个小时以上。"视其双目白睛淡红已退，舌苔依然薄黄，但已见津润；复切其脉，弦数之象已去，略显缓匀。病情确如其说，已经明显减轻。嘱其原方续服 3 剂，服用法及注意同首诊。后得知胡某服药 6 剂后，心烦不宁基本消除，夜寐惊恐也未再出现，恢复往常平静。

按语：上二例症状大体相似，用药也基本相仿。但吴某侧重心烦，尿黄，淋沥涩痛，方中则配伍木通、泽泻、茯苓、车前子等利尿通淋之味；胡某侧重心烦不宁，夜寐惊恐，故于方中配伍茯神、酸枣仁、朱砂、龙骨等安神宁志之药。二方均以莲子心为主药，以清心除烦。皆3～6剂药治愈，加小方泡水续饮，以清余热，疗效巩固。

水牛角——清热镇惊，凉血止血

水牛角（犀角替代品），为牛科水牛属动物水牛的角。味苦、咸，性寒。功能清热镇惊，凉血止血。主治热病惊厥、高热神昏谵语、吐血衄血、斑疹、紫癜、血热烦躁等症。

【临证应用】用于温热病热盛神昏谵语、惊厥抽搐等症，常与黄连、黄芩、连翘、麦冬、生地黄、竹叶卷心、牡丹皮、莲子心等味同用，水煎送服紫雪丹或万氏牛黄清心丸，其清营醒神作用更佳。

用于温热毒盛，身发斑疹，以及血热妄行而致吐血、衄血等症，常与牡丹皮、生地黄、紫草、赤芍、白茅根、玄参等味配合，以清热凉血，和营解毒；若属气营两燔，又可加入石膏、知母同用，以清气血热盛。

用于血热鼻衄、口舌生疮等症，常与生地黄、栀子、黄芩、知母、大蓟、侧柏叶、金银花、连翘等味同用。

常用量1日15～30g，水煎服。

犀角早已成为禁品，偶尔有之，价格比黄金还贵。作为医者，亦不能违规苛求。数十年用水牛角加大剂量使用，最高可用到60g，基本能够达到犀角清热定惊、凉血解毒之功。为细末吞服，1日量6～9g，分2次汤药送服。

【成方举例】凉血解毒汤（经验方）：水牛角30g，生地黄18g，玄参、赤芍、红花、牡丹皮、连翘、黄芩、紫草各15g，白鲜皮18g，僵蚕、黄柏各15g，甘草6g，水煎温服，药渣再煎熏洗。功能清热凉血，活血解毒。主治热毒斑疹，痒痛交加，烦躁不宁，甚至烦渴、鼻衄等症。

古方如犀角地黄汤（《千金方》，水牛角替代犀角、生地黄、牡丹皮、赤芍），主治血热舌绛发斑，或血热妄行吐血、衄血、便血等症。

犀角大青汤（《张氏医通》，水牛角替代犀角、大青叶、玄参、升麻、黄连、黄芩、黄柏、栀子、甘草），主治斑疹火盛、狂闷难透等症。

【治验举例】**热伤营血，心烦齿衄** 胡某，男，47岁。2009年3月16日首诊。自诉："自从半月前感冒发热之后，老觉得心烦不宁，睡眠不安，牙龈不时出血，量虽不多，但刷牙时多有，口中气味腥浓，饮酒少量，或吃辛辣之物，则出血更甚。大医院检查无果，消炎药吃过不少，但几乎无效。"视其身体健壮，闻其声音洪亮，舌质红绛，舌苔薄黄乏津；切其脉，沉数有力。辨证：热郁心营，血热妄行。治宜泄热凉血，清心宁神。方用犀角地黄汤为主加味。水牛角30g，生地黄24g，牡丹皮、赤芍各15g，麦冬24g，连翘15g，玄参18g，白茅根30g，茯神15g，莲子心9g，酸枣仁、紫草各18g，知母24g，川牛膝18g，生石膏90g（先煎），3剂。水煎温服。四煎药渣宽水，煎开后加陈醋250mL，适温泡足，以助引热下行。暂勿饮酒，勿食腥辣油腻干燥上火之物，饮食清淡为要。

3月22日二诊。自诉："心烦不宁、牙龈出血等症已完全消除，再开点药清理下就可以了。"视其舌质红绛已退，舌苔薄黄津润；复切其脉，尚显微数。上方生石膏量减至60g，续服2剂，服用法及饮食注意同首诊。

顺访得知：胡某共服药5剂后，不适症状完全消除，加以饮食清淡半月余，心烦、齿衄未再出现。

先崩后漏，漏而复崩 包某，女，19岁。2001年7月29日首诊。自诉："月经本来就不正常，时多时少，超前错后。近3个月几乎不干净，不是突然血量大增，便是淋沥不净缠绵。中西医都治过，均无明显效果。这几天又出血过多，已经持续5天不减，胁腹微痛。身体倒是无明显影响，但是学习、心情已感不安。"视其身体尚健，精神亦可，舌质深红，苔少乏津；切其脉，弦数之象。辨证：肝经血热妄行。治宜清肝凉血调经。亦用犀角地黄汤为主加味。水牛角、酒炒生地黄各18g，牡丹皮、酒炒白芍、酒洗当归各15g，川芎12g，丹参30g，炒栀子、牡丹皮各15g，仙鹤草30g，续断、棕榈炭各18g，血余炭6g，2剂。水煎温服。饮食以温和为要，暂勿进食腥辣干燥上火之物，亦要谨避寒凉。2剂药服后血崩止住，需要速来换方调理。

8月3日二诊。自诉："服药头剂后血崩即缓，2剂服后，果如先生所嘱，经血已经全止。"视其舌质深红已退，舌苔薄而微黄津润；复切其脉，细匀之象。血热妄行虽止，月经失常待调。方用两地汤（蒋玉伯原方）为主加味。酒炒大生地30g，地骨皮9g，玄参30g，酒炒白芍15g，麦冬（去心）15g，阿胶9g（烊冲）。以上为蒋氏原方及用量。加当归15g，丹参60g，川芎9g，续断18g，知母15g（盐水炒），6剂。水煎3次，混合一处，分3次温服，1日服2次，1日半服 1 剂。四煎药渣宽水，煎开后加陈醋 150mL，适温泡足。饮食注意同首诊。

8 月 26 日三诊。自诉："服药 9 剂后，崩、漏均未出现，已经快到行经时间，至今尚无反应。"复诊其舌脉，已与常人相近。遂用桃红四物汤加减，以促其经血来潮。桃仁、红花各 9g，当归、川芎、赤芍、熟地黄、川牛膝各 15g，醋炒柴胡、酒炒香附各 12g，泽兰、茺蔚子各 18g，2 剂。水煎，加玫瑰花红糖 30g、黄酒 50mL 混合温服。嘱：此次药服下月经来潮见红，即刻停药，已经水煎的泡足，尚未煎的下次行经前数日再服。若经血来潮量偏大，行经时间超过 5 天未止，或血量偏大不减，需要速来诊治。

9 月 2 日四诊。自诉："2 剂药尚未尽剂经血来，今已 5 天，量仍偏大，但比以往明显为轻。"遂用首诊方续服 3 剂，即可正常。

2002 年 2 月 28 日患者来告知："这 6 个月经血基本正常，超前、错后不超过 5 天，行经时间在 5 天左右，最长 7 天结束，身体、心情较以往为好。"

用水牛角替代犀角治疗热病热入心营、神昏谵语、身发斑疹、血热鼻衄及热毒疮疹等症案例很多，散在前书相关方药、病症下，不再重述。

紫草——凉血解毒，透疹化斑

紫草，为紫草科多年生草本植物紫草及新疆紫草的根。味甘，性寒，入心、肝经。功能凉血解毒，透疹化斑。主治麻疹及热病发斑、血热毒盛等症。血热毒盛，郁滞于内，斑疹透发不畅者宜之。

【临证应用】用于透发斑疹，常与蝉蜕、牛蒡子、连翘、荆芥、葛根、升麻、玄参等味配合应用；如斑疹虽出，但色泽紫暗，乃是血热毒盛证候，又须与凉血活血解毒药如牡丹皮、赤芍、红花、金银花、连翘、当归尾、玄参之类配合同用，以增强活血解毒功效。

用于陈旧外伤、阻塞性脉管炎皮肤紫黑、顽固性湿疹皮肤紫暗、紫癜缠绵难愈、癌症放化疗后皮肤紫黑肿硬强痛等症，常与当归、黄芪、赤芍、红花、苏木、穿山甲之类配伍，常收到较好疗效。

用于营血失和，面生暗斑，常与当归、赤芍、红花、丹参、白芷、辛夷等味同用，以活血蜕斑。

常用量 1 日 9 ~ 18g，水煎服。外用适量。

此药性寒凉血，仅适用于毒滞营血，热盛发斑，毒盛疹出不畅，二便闭涩，属于血热毒盛者。脾胃虚寒，大便不实，小便清长，正气不足者慎用。或与扶正药如黄芪、人参、白术之类同用，如紫草快斑汤，以扶正祛邪，标本兼治。

个人体会，无论温病发斑，或是毒滞营血皮肤紫黑等病症，用紫草效果俱佳。若将紫草去掉，散瘀蜕斑作用明显不佳。可见紫草凉血和营、解毒化斑之功值得信赖，甚至不可或缺。

【成方举例】活血散瘀汤（经验方）：紫草 18g，玄参 15g，金银花 24g，生黄芪 30g，当归 18g，红花、苏木、赤芍各 12g，炙穿山甲、甘草各 6g，粳米 15g。功能益气活血，散瘀排毒。主治各种原因引起的皮肤瘀斑紫黑、麻木不仁或疼痛，此方为主，随症加减，屡获满意疗效。

古方如紫草快斑汤（《证治准绳》，紫草、人参、白术、茯苓、甘草、当归、川芎、芍药、木通、粳米），主治痘疹血气不足，透发不畅，色不红活等症。

紫草消毒饮（《张氏医通》，紫草、连翘、牛蒡子、荆芥、甘草、山豆根），治痘疹血热咽痛等症。

【治验举例】皮肤紫黑，状如云片　杨某，男，43 岁。2000 年 7 月 6 日首诊。自诉："起初双侧大腿前内侧皮肤小片紫黑，不痛不痒，继而淡红，随之变为黄褐色，最后自行消失，此愈彼生，连绵不绝。因为无感觉，也没在意，后来越生越多，全身除头面外，几乎体无完肤，皮肤酸楚不适，精神精力渐差。在三甲医院诊断为'血小板减少症'，治疗效果不佳。至今已近 5 年，症状丝毫不减。"视其形体尚健，精神无碍。将衣服解开视之，心中暗暗一颤：曾经见过不少所谓'血小板减少症'，紫斑面积最大未超过 3cm×3cm 面积，而杨某竟然前胸、后背、大腿内外等处，真如患者所述'体无完肤'，紫、黑、褐、黄、淡紫晦暗等色，重重叠叠，几乎少见正常皮肤。视其舌质乏泽，淡紫乏津，舌苔灰糙；切其脉，细弦微涩。辨证：气郁血滞，正气不足。治宜行气活血，扶正化毒。方用紫草化斑汤为主加减。紫草 18g，生黄芪 30g，人参、白术、茯苓各 15g，降香、当归、川芎、芍药、红花各 12g，赤芍 15g，炙穿山甲 3g（研细末分 2 次吞服，用老黄酒送下），甘草 6g，粳米 15g，5 剂。水煎温服，饮温黄酒适量，以助药力。四煎药渣宽水，煎开后加陈醋 250mL，先熏后洗全身。忌食生冷油腻，饮食以温和有营养为要，劳逸适度。

7 月 15 日二诊。自诉："真后悔！我咋不早点找您？没想到中药效果竟然如此之好！5 剂药服后，身上犹如换了皮肤一般，精神也有好转。"复视其前胸、后背、大腿内外，我亦一愣：大面积瘀痕蜕去，皮肤呈现亮泽，亦未见新斑再出。以前治过不少，皆没杨某严重，但都是缓慢消退，大多需要半月以上治愈；

而杨某如此严重，且时延数年，缘何 5 剂药效果能够如此？给我留下不少疑问。复视其舌质淡红亮泽，舌苔薄白津润；再切其脉，细缓而匀，舌脉已近常人。此案使我从一颤到一愣，疑问不少。但用药对证，效果显著，患者满意，则可稍释惊疑。嘱其原方续服 5 剂，服用法及注意同首诊。

翌年 5 月 2 日，杨某特来告知："谢谢先生！您看我全身和健康人有无区别？"我认真观察，精神、气色、全身皮肤，皆一切正常。问他 10 个月来有无反弹？杨某答道："从无反复。"后又断续顺访 10 年，杨某一切正常，旧疾从无反复。此为典型个案，小结于此，有待析理。

放化疗后，皮肤紫黑　李某，男，54 岁。2007 年 9 月 20 日首诊。自诉："直肠癌手术治疗，出院后继续化疗。身体本来很好，但每次化疗后便毛发脱落，食欲不振，精神委靡，皮肤大面积紫黑，身体沉重无力，甚至感觉木痛，您看看我这身上。"患者说着，将衣服解开，只见从双手、上肢到胸前、背后、下肢等处，都是大面积肤色紫黑，状如严重中毒肤色。视其舌质淡暗，舌苔灰糙，微厚乏津；切其脉，弦涩之象。但精神尚可，谈吐自然，应答如流，身体总体不虚。问他饮食、睡眠如何？答道："尚可。"根据舌质淡暗、脉来弦涩，辨证当为正气不足，营血失活，因而出现肤色紫黑、身体沉重木痛等症。治宜扶正祛邪，和营化斑。方用紫草化斑汤合活血散瘀汤加减。紫草 18g，人参、白术各 15g，陈皮 9g，生黄芪 60g，金银花、当归各 18g，赤芍 15g，制乳香、制没药各 6g，红花 12g，甘草 6g，粳米 15g，3 剂。水煎温服。四煎药渣宽水，煎开后加陈醋 250mL，适温泡手足，以助和营散瘀之功。饮食以温和有营养为要，勿进生冷油腻等难以消化吸收之物。保障睡眠，劳逸适度，谨防感冒，心情平和。

10 月 23 日二诊。自诉："上次 3 剂药尚未尽剂，全身紫黑色退尽，感觉已经正常，因而未再复诊。这次化疗又出现相同反应，故再来开药。"视其肤色及舌脉，与首诊时相近，仍用上方 3 剂，服用法及注意同首诊。

该患者共来诊 5 次，化疗停后，肤色未再出现紫黑，亦未再服中药调治。顺访 3 年，身体恢复尚可，未见其他异常。

用紫草治疗温热病发斑及麻疹透出不畅、肤色紫暗等症案例已见前书，不复赘述。

玄参——滋阴凉血，清热解毒

玄参，为玄参科多年生草本植物玄参的根。味甘、苦、咸，性寒。入肺、胃、肾经。有壮水制火、利咽明目、滋阴凉血、清热解毒之功。常用于热入营血，口渴烦躁，夜寐不安，舌绛神昏，神识不清，或身发斑疹，咽喉肿痛，口疮，目赤等症。

【临证应用】玄参为咸寒之品，质地多液，主要作用为滋阴降火，解毒利咽。配鲜生地、牡丹皮、赤芍、水牛角之类，则清热凉血；配生地黄、麦冬、沙参、石斛等味，则滋阴生津；配牛蒡子、板蓝根或大青叶、山豆根、桔梗之类，则消肿解毒利咽；配生地黄、石决明、密蒙花、蝉蜕、木贼、白蒺藜等味，则清肝明目退翳；配煅牡蛎、贝母、夏枯草、海藻、昆布之类，则散结消瘰疬；配金银花、蒲公英、紫花地丁、当归尾、甘草等味，则消热解毒治疮疡肿痛。

滋肾养阴功效与生地黄相似，故二药常配伍同用。但玄参苦泄滑肠而通便，泻火解毒以利咽，临证应用较广，但不作为常服滋补之药；地黄则功专补肾养阴，故可作为久服滋阴之品。二药形质相近，但功效则异，使用不可不辨。

常用量 1 日 12 ~ 24g，水煎服。

【成方举例】玄参解毒汤、四妙勇安汤、清宫汤、玄麦桔梗汤等。

【治验举例】**胃火津乏，口疮缠绵**　此类病症颇为常见，多因胃火素旺，加之饮酒及喜食辛辣油腻上火之物，经常熬夜，饮水偏少，出汗过多等，导致津液亏乏，胃火益甚，故见口舌生疮，缠绵不绝。

王某，女，33 岁。2000 年 3 月 15 日首诊。自诉："素来胃火偏旺，经常咽干口渴，口腔溃疡，严重时饮食俱受影响，冷热酸甜苦辣咸，入口即痛，心烦郁闷，便秘溺赤。病虽不大，痛苦不小。"视其面色，暗红枯糙，舌质红绛，中间裂纹明显，小舌周围内外红赤微肿，多处溃破，舌苔薄黄，干糙乏津；切其脉，滑数近洪。辨证：胃火炽盛，津液亏乏。治宜清热解毒，养阴润燥。方用玄参解毒汤为主加减。玄参 24g，栀子、黄芩、僵蚕、桔梗各 15g，生地黄 24g，牡丹皮 15g，酒大黄 12g（后下），灯心草、淡竹叶、麦冬、连翘、葛根、金银花各 18g，川木通 15g，甘草 6g，粳米 15g（养胃护胃，以防苦寒伤胃），5 剂。水煎，饭后半小时温服。另用冰胆散（冰片 3g，金果榄 30g，共为极细粉），每日先用淡盐开水放冷漱口数次，漱口后用冰胆散少许吹于咽喉周围。忌食一切辛辣上火之物，饮食清淡为要。

3 月 23 日二诊。自诉："服药效果很好，病情已减大半，二便顺畅，心情平静很多，睡眠亦有改善。"复诊其舌质，红绛之色显退，津液略回，裂纹稍浅，舌苔仍见薄黄，但微见津润；脉来仍数，而盛实之象略衰。此为胃火势衰之象。

治法不变，原方续服 5 剂，外用药同首诊。

4 月 2 日三诊。自诉："口腔溃疡已愈，其他方面也都很好，就怕撑不了多久，再度复发。"见其舌质、舌苔已近常人，裂纹已不明显，脉来微数。病已基本治愈。为巩固疗效，嘱其将汤药方仍取 5 剂，共为细末，熟蜜为丸绿豆大，每服 15g，日服 2 次，温开水送服。如感咽喉不适，即用冰胆散吹于患处，用法同前。后偶遇患者，得知口舌生疮已经 3 年未见明显复发，偶尔感觉不适，便用冰胆散吹之，加以小单方（金银花、玄参、淡竹叶各 15g）泡水饮，便可治愈。

阴虚津乏，便秘生斑 余某，女，43 岁。2004 年 9 月 30 日首诊。自诉："经常便秘，脸上生斑。吃了不少通便药，都是只管一时，外用治斑疹药，效果亦不明显。也许是精神压力过大，睡眠不实，时常心烦，偶尔盗汗，月经量少、色暗有块，精力有所下降。"视其面色暗淡失润，舌质红绛，苔少乏津；切其脉，细数之象。辨证：阴虚火旺，气血瘀滞。治宜滋阴养血，润燥化瘀。方用四妙勇安汤和增液汤加减。玄参 30g，牡丹皮、赤芍、当归、红花、桃仁各 15g，金银花、生地黄、麦冬各 24g，紫草 18g，酒大黄 9g（后下），茯神、酸枣仁、百合、郁李仁各 15g，甘草 6g，5 剂。水煎，饭后半小时温服。四煎宽水，煎开后先熏脸部数分钟，轻轻洗之，然后加热泡足。戒一切酒，忌食所有水中动物及辛辣油腻、干燥上火之物。饮食越清淡越好。

10 月 7 日二诊。自诉："大便已经顺畅，睡眠亦有改善，脸上斑痕略淡，效果尚可。"由于病程较长，服药 5 剂，舌象、脉象俱无明显变化。原方续服 5 剂，服用法同首诊。

10 月 15 日三诊。自诉："大便一直顺畅，不燥不稀，1 日 1～2 次。脸上的斑已经很淡，未再出现新斑，其他一切正常。"观其面色已见润泽光亮，舌质微红，舌苔薄黄津润，脉来细匀。病情基本控制，趋向痊愈之象。仍用原方，汤药续服 5 剂，另取 5 剂，共为细末，炼蜜为丸绿豆大。汤药尽剂，接服丸药，每服 9g，日服 3 次，用蜂蜜少许或温开水送服。顺访 3 年，便秘痊愈，脸上斑痕基本消除。饮食一直注意，睡眠、精神均可。

按语：玄参祛斑，乃取其清热养阴、凉血解毒之功。用于血热血枯便秘，正中肯綮，故见效较速。而热病热入营血发斑，或麻疹热郁毒滞，肤色紫暗，热盛神昏等症，则为必不可少之药。至于咽喉肿痛、鼻衄、便血等症，亦为常用之品。若属虚寒之证，此药禁用。

牡丹皮——清热凉血，活血散瘀

牡丹皮，为毛茛科落叶小灌木植物牡丹的根皮。味辛、苦，性微寒。入心包、肝经。功能泻血中伏火而清热，凉血活血，散瘀血而止血热妄行。主治温热病症，热入营血，高热，舌绛，身发斑疹，血热妄行，吐血，衄血，尿血，以及阴虚发热，经闭发热，跌打损伤，热性疮疖，肠痈腹痛，气血瘀滞闭阻等症。

【临证应用】牡丹皮善清血热，故泻血中伏火；又能凉血活血，故散瘀止血，而使血行顺畅，瘀积自散，不使妄行。属于实热者，常与生地黄、赤芍、红花之类配伍；属于虚热者，常与生地黄、知母、青蒿、鳖甲之类配伍；血热妄行，常与侧柏叶、栀子、黄芩、白茅根之类配伍。

疮疡肿毒、肠痈、闭经、跌打损伤等症，常与当归、赤芍、桃仁、红花、紫花地丁、蒲公英、金银花、红藤、败酱草、大黄、冬瓜仁、芒硝、薏苡仁之类配伍，对证选用。

配鲜生地，清热凉血；配大生地，滋肾泻火；配栀子、黄芩，清肝肺火；配赤芍、桃仁，活血散瘀；配侧柏叶、白茅根，凉血止血。因其配伍不同，所治病症亦异。总不外乎用于血热血瘀、肝肾火旺、血热妄行等症，此即牡丹皮主要性能功效。

用牡丹皮为主，治疗与血热有关病症较多，凡能对证使用，效果俱佳。其中丹栀逍遥散、六味地黄汤运用最广。至于肠痈（慢性阑尾炎未手术）或肠痈术后腹痛、肠风下血、热毒疮疡、湿毒痒痛等症，适证用之，皆有显效。

牡丹适应性极强，有条件的种植几株，较大花盆栽培亦可。花型花色俱佳，雍容华贵。既可欣赏，又可用其根，洗净泥土，去除中间木心，切段晒干，做药治病，可谓两全其美。

常用量1日9～18g，至重24g，水煎服。

【成方举例】牡丹皮散、丹栀逍遥散、跌打秘方、大黄牡丹败酱草汤等。

【治验举例】**热入营血，目赤鼻衄** 李某，男，39岁。2005年3月25日首诊。自诉："前晚饮酒致醉，复因洗澡受凉，夜间便觉发热头痛，口鼻干燥，烦渴欲饮。后半夜鼻孔出血，双目肿痛，心情烦躁。吃感冒药一天多，毫无效果。"视其双目红赤，鼻孔塞纸，面色绯红，舌质深红，舌苔薄黄乏津；切其脉，浮中沉俱数。辨证：热盛入营，迫血外溢。治宜清热凉血，引血归经。方用丹栀清营汤加减。牡丹皮18g，栀子15g，水牛角片45g，生地黄24g，当归、玄参各

15g，金银花 30g，黄芩、栀子、连翘各 15g，小蓟 30g，淡竹叶 15g，麦冬 24g，甘草 3g，2 剂。水煎，饭后半小时温服。暂勿饮酒，饮食清淡。服药 2 剂，诸症平息，一切恢复正常。偶尔因为饮酒过度，鼻衄复作，仅用牡丹皮、生地黄各 15g，白茅根 30g，小蓟 15g，水煎服，便可治愈。

跌仆损伤，瘀滞肿痛 张某，男，34 岁。2001 年 7 月 3 日首诊。患者挂拐跛行而来。自诉："因滚石伤左小腿及足背，随即到医院拍片检查，未见骨折，仅为'软组织损伤'，已经半月，肿胀不消，疼痛难忍。"视其患处紫黑肿胀，抚摸较健肢温度明显要高。舌质、舌苔无明显异常；切其脉，略显弦数。辨证：跌打伤血，瘀滞不散。治宜活血散瘀，消肿止痛。方用牡丹皮散为主加减。牡丹皮、赤芍各 18g，生地黄、当归、桃仁、红花各 15g，乳香、没药各 9g，川芎、骨碎补、续断、川牛膝、泽泻各 15g，苏木、土鳖虫各 12g，甘草 6g，3 剂。水煎，加老黄酒 150mL，食远（饭后 1 小时）温服。三煎后药渣，加陈醋、白酒各约 50mL，拌匀加热，布包热敷患处，冷则加热再敷不计时，以瘀肿消散、疼痛减轻为度。

7 月 7 日二诊。见其患处紫黑肿胀明显消退，问其感觉如何？张某答道："轻松多了，走路可以丢拐，用力仍感疼痛。"上方加三七粉 6g（分 2 次吞服），续服 3 剂，服用法同首诊。顺访，共服药 6 剂，紫黑肿胀全消，疼痛已不明显。续服三七粉 7 日，便可劳作，暂不能负重用力过度。

血热妄行，经期超前 李某，女，30 岁。2005 年 6 月 3 日首诊。自诉："每月经期超前 7 天左右，近两年 1 个月几乎行经 2 次。心烦易怒，动则生气，手足心热，夜寐多梦。有人说我是'更年期'，有这么早吗？"视其面色暗红失润，舌质深红，舌苔薄黄乏津；切其脉，沉弦而数。辨证：肝肾阴虚，血热妄行。治宜清肝滋肾，凉血调经。方用丹栀逍遥饮为主加减。牡丹皮 18g，栀子、当归各 15g，生地黄 30g，白芍 18g，白术、茯神各 15g，酸枣仁 18g，丹参、茜草、泽兰各 30g，知母、地骨皮各 18g，甘草 6g。于每月行经前 7 天服 5 剂，水煎温服。四煎药渣宽水，煎开后加陈醋 250mL，适温泡足。勿食辛辣油腻干燥上火之物，保持心情平静。半年后偶遇刘某，问及月经是否正常？答道："连服 3 个月后，月经已经正常，每月超前 3～5 天，心烦易怒早已消除，身体无其他异常。"

青蒿——清退虚热，截疟解暑

青蒿，为菊科一年或二年生草本植物青蒿或牡蒿或其他同属植物的地上部分。味苦，性寒。入肝、胆经。功能清退虚热，解暑截疟。主治暑热外感，发热无汗，寒轻热重，阴虚潮热，热实黄疸，以及疟疾等症。

【临证应用】青蒿性味虽然苦寒，但不伤阴；气味芳香，故有清热解暑之功；此药又善清退虚热，故又用于阴虚潮热等症。

青蒿一药，主要功效为清暑、退虚热。它与柴胡都能用于截疟、寒热往来等症，但各有所专。柴胡擅长疏肝解郁，其性升散，多用有伤阴之虑；青蒿则清暑、泄热、化湿而不伤阴，故常用于阴虚发热等症，然无升提清阳功效。

青蒿清退虚热，用于治疗阴虚潮热或不明原因低热不退，常与鳖甲、秦艽、白薇、地骨皮之类配伍，常用成方如青蒿鳖甲散等。

常用量1日6～15g，水煎温服。虚寒证忌用。

【成方举例】蒿芩清胆汤、青蒿鳖甲散等。

【经验小方】青蒿、千里光、苍术、苦参、黄柏、臭椿树皮、苦楝树皮各30～60g，水煎数滚，加陈醋250mL，熏洗患处。用于湿毒疮疹、皮癣，会阴部湿痒，手足起小水泡，奇痒或痛痒交加等症，有清热燥湿、解毒杀虫、止痛止痒功效。湿毒重者，用之可以减轻痛痒；湿毒轻浅者，连续熏洗，亦可治愈。以上7味少一二味亦可。因为苦楝树皮有毒，切不可内服！

【治验举例】外感暑湿，发热体倦　李某，男，40岁。2001年8月15日首诊。自诉："十余天来总觉头重闷痛，全身倦怠乏力，胸脘痞闷，食欲不振，肌肉发热。西医作感冒治，输液5天，症状反而加重，胸脘越发胀闷，全身关节酸痛，下午肌热更甚。"观其面色黄垢，舌质微红，舌苔黄厚而腻；脉来细濡，沉取微数。此乃外感暑热不解，热多寒少，状似暑温、疟疾。治宜解暑清热，和胃利湿。方用蒿芩清胆汤加减。青蒿、柴胡、黄芩各15g，陈皮、半夏各12g，茯苓、竹茹、薄荷、滑石各15g，薏苡仁24g，藿香、佩兰各15g，白豆蔻12g（后下），甘草6g，2剂。水煎温服。三煎宽水，适温泡足出微汗。

8月18日二诊。自诉："病已减轻大半，身体骤感轻松，肌热已退，只是食欲依然欠佳。"复诊其脉，转为细缓，厚腻舌苔已退，暑热已解，续调脾胃。上方去薄荷、竹茹、滑石，青蒿、黄芩、半夏量各减至9g，加党参18g，白术15g，续服2剂。服法同首诊，泡足不可再发汗。

3日后李某来告知："共服药4剂，病已痊愈。"

小儿积滞，反复发热　外用治疗小儿积滞发热不退，是这一带民间常用方法，效果多较满意。具体方法为：取新鲜青蒿嫩枝叶一握，加入鸡蛋清少许揉烂，在患者脐腹周围轻轻用力揉之，如用小儿推拿法，揉擦片刻，将青蒿泥捏起，在脐腹上下左右点擦，民间称为"蘸法"，1次揉、推、蘸约5分钟即可，1日1次，至多2次。年龄在1~10岁的小儿，用之均有较好化滞、消胀、退热效果。常见有患者因为外感风寒，内伤饮食，而致发热、腹胀，吃药打针数日，发热不退，用青蒿揉法，一二次胀消热退，恢复正常。可见青蒿外用亦有退热之功。

地骨皮——清肺降火，凉血滋阴

地骨皮，为茄科蔓性带刺灌木宁夏枸杞、其他枸杞的根皮。味甘、淡，性寒。入肺、肾经。有泻肺中伏火、清肝肾虚热、凉血止血、止咳退蒸之功。主治肺热咳嗽，痰中带血，热伤肺络；血热妄行，吐血、衄血、尿血；阴虚发热，手足心热，心烦盗汗等症。

【临证应用】用于肺热咳嗽，甚或痰中带血，常与桑白皮、枯芩、天冬、川贝母、甘草同用；用于吐血、衄血、尿血等症，常与白茅根、侧柏叶、小蓟等味同用；用于阴虚潮热，常与青蒿、鳖甲、白薇等味配合。

民间常用于牙龈红肿齿痛，单用地骨皮18g，体实者可用至30g，开水泡饮，或轻煎数沸温服，多可见效。若是胃火过旺者，合生石膏（研细末）60~90g同用，服法相同。无论胃火过旺，还是肺肾阴虚火旺所致牙龈红肿、牙齿疼痛，用之皆效。肺胃虚寒者禁用。

地骨皮与牡丹皮二药，都有清热凉血、泻火止血之功，而牡丹皮治无汗骨蒸，地骨皮治有汗骨蒸。牡丹皮长于泻火，地骨皮优于滋阴，二药区别于此。

常用量1日12~18g，枸杞根功用相似，用量加倍，水煎服。

【成方举例】地骨皮汤、泻白散、清骨散、蒙花散等。

【治验举例】肺肾阴虚，骨蒸潮热　于某，男，34岁。2001年9月30日首诊。自诉："曾在10年前得过肺结核，专科医院住院治疗4个月，出院后又吃药近1年，多次X线胸片复查，结核临床治愈。但身体一直虚弱，耐力很差，吃喝正常，睡眠亦可，就是劳作无力。偶感发热，但量体温正常，夜寐盗汗，全身酸楚，手足心热，当感冒治，反致心慌气短，眩晕心悸。都说是'免疫功能低下'，吃补药反而胸闷气胀，日夜汗出，心烦更甚。不知道如何是好？"见患者面色微显憔悴，两颧隐约透红，舌质深红乏津，舌苔薄黄而糙，脉来微沉细数。辨证：肺肾阴虚，骨蒸潮热。治宜清肺滋肾，养阴退热。方用地骨皮汤为主加减。地骨皮、醋制鳖甲、知母、秦艽、银柴胡各 15g，川贝母、枯黄芩各 12g，酒炒生地黄、酒炒白芍各 15g，百合 18g，西洋参、麦冬各 15g，蜜炙五味子、炙甘草各 6g，粳米 15g，5 剂。水煎温服。四煎宽水，煎开即可，适温泡足。

10 月 8 日二诊。自诉："服药效果显著，心烦潮热、夜寐盗汗等症已经基本消除，精神较以往稍好，这是我最为满意的疗效。"复观其面色微润，略见喜悦，舌质深红已不明显，舌苔薄黄津润；脉来仍细，数象已减。阴虚火旺之势衰退之征。嘱患者将上方续服 10 剂，1 剂三煎，药汁混合一处，早、晚各服 1 次，1 日半 1 剂；另取 5 剂，加紫河车 150g，共为细末，炼蜜为丸绿豆大。待汤药尽剂，接服丸药。每服 9g，日服 2 次。服至 1 个月后，加量至 12g，用百合、枸杞子适量煮稀粥送服。若夹感冒发热，立即停药。感冒痊愈后续服。如有不适，及时告知。

随访 5 年，于某自服汤药 15 剂、丸药 1 料后，骨蒸潮热症状消除，身体逐渐康复，劳作无异常人。若非外感发热，偶感肢体酸楚，或心烦盗汗，便用汤药方煎服二三剂，即感正常。加以饮食调养，适当锻炼，感冒亦明显减少，身体恢复满意。

肝肺蕴热，目赤流泪 刘某，女，55 岁。2003 年 9 月 2 日首诊。自诉："经常目赤涩痛，风吹流泪，视物逐渐模糊，偶尔感觉偏头痛。出汗过多，或心情不好饮酒，或睡眠不足，症状都会加重。有当'结膜炎'治，有当'沙眼'治，但都没有明显效果。要不是影响劳作，我欲放弃治疗。"视其双目白睛满布红丝，两颧微红；舌质深红，苔少乏津；切其脉，细数之象。证属肝肺蕴热、血瘀津乏之征。治宜清热养阴，散瘀明目。方用蒙花散为主加减。密蒙花、木贼、白蒺藜、地骨皮、桑白皮各 18g，蝉蜕、黄芩、连翘各 15g，石决明 30g，青葙子、菊花、当归尾、赤芍、生地黄、霜桑叶各 18g，甘草 6g，5 剂。水煎，饭后温服。三煎药渣宽水，煎开后趁热熏洗双目 5 分钟，然后加陈醋 250mL，再加热泡足。戒酒，勿食辛辣油腻食物，保障睡眠，心情平和，以配合治疗。

9 月 11 日二诊。观其双目红丝退去过半，两颧隐红已不明显，舌质深红变浅，微微津润，脉来数象已缓。上方续服 5 剂，服用法及注意事项同首诊。

9 月 18 日三诊。自诉："按自己感觉，病已经好了。就怕管不了多久，还会复发。"复观其舌质、舌苔已近常人，脉来缓滑之象。如其所述，目赤流泪症临床治愈。为巩固疗效，嘱其勿忘前嘱，病情若稍有反复，速将原方煎服3剂，服用法仍同首诊。并经常用地骨皮、霜桑叶、密蒙花各15g，1日1剂，开水泡服代茶饮，亦能起到预防性治疗。

顺访3年，刘某遵嘱，饮食注意，坚持小方泡饮，旧疾未再明显复发。

阴虚潮热，干咳咽痛　张某，女，39岁。2010年9月2日首诊。自诉："起初以为是感冒，时寒时热，量体温基本正常，继而干咳少痰，咽喉干痛，口渴不想喝水。打针数日，干咳、潮热加重，皮肤干糙，声音沙哑，鼻腔干燥无涕，夜寐不宁，天欲亮时前胸出微汗。X线胸片肺纹理清晰。不知是何问题？"视其面色微红乏泽，舌质偏红，舌苔薄白干糙；切其脉，细数之象。辨证：肺阴不足，火旺灼金。治宜清肺养阴，润燥止咳。方用泻白散合二母散加减。地骨皮18g，蜜炙桑白皮24g，枯黄芩、知母、川贝母、桔梗各15g，麦冬、金银花、百合、蜜炙紫菀、蜜炙枇杷叶各18g，银柴胡15g，甘草6g，粳米15g，3剂。1剂三煎，早、中、晚饭后半小时温服。药渣再煎，适温泡足。

顺访，张某服药3剂，潮热、干咳病愈。复用地骨皮、知母、蜜炙桑白皮、麦冬各9g，桔梗6g，每日1剂，开水泡饮3日，不适症状尽除。

【经验小方】春季新发出的地骨皮嫩芽，摘取阴干，每用15～30g，开水泡饮，或做菜蔬食之，均可清虚热而治虚火牙痛绵绵、肌热虚汗等症。

地骨皮18g，青蒿9g，服用法同上方。功能清退虚热。用治肌热虚汗、夜寐盗汗、咳血烦渴等症。李时珍说："予尝以青蒿佐地骨退热，累有殊功。"

民间常掘取新鲜地骨皮水煎服，用治牙痛、尿黄、口渴及口舌生疮等症，效果较佳。用治胃火牙痛咽喉红肿，或兼头痛口渴等症，地骨皮鲜品30g，生石膏60～90g，同煎服。亦有泻火退热止痛之功，广为使用至今。

胡黄连——清热燥湿，除烦退蒸

胡黄连，为玄参科多年生草本植物胡黄连的根茎和根。味苦，性寒。入肝、胃、大肠经。功能清热燥湿，除烦退蒸。主治湿热下痢、阴虚发热、五心烦热（心窝、手心、足心）、潮热骨蒸、小儿疳热、痔疮肿痛等症。

【临证应用】用于湿热下痢，作用近似黄连而力缓，配伍同秦皮。用于痔疮肿痛，可与槐花、牡丹皮、生地黄、当归、金银花等味同用，以清热解毒，凉血止血。用于湿热带下，则与樗白皮、苦参、黄柏、白扁豆、薏苡仁、山药等味同用，以清热燥湿止带。用于小儿疳热，可与黄连、芦荟、鳖甲、槟榔、白术、陈皮等味同用，以清热化积退热。

秦皮除清热燥湿外，尚有清退虚热作用，功效近似于青蒿、知母、黄柏等药。用于阴虚发热、骨蒸潮热，配合知母、青蒿、地骨皮、银柴胡、鳖甲之类同用，以滋阴清热，而治阴虚发热、五心烦热、午后潮热等症。

常用量1日（成人）9～15g，水煎服。入丸散适量。

【成方举例】 化积退热汤（经验方）：胡黄连6g，槟榔5g，知母、地骨皮、鳖甲各6g，青蒿3g，白术6g，陈皮、木香各3g，鸡内金、炒山楂、黄精各5g，甘草1g，粳米6g（3～5岁小儿量），水煎服。或共为细末，拌入饴糖适量，每服生药2～3g，1日2次，用稀粥或温开水送服。功能滋阴清热，消食导滞。主治小儿脾虚积滞，状如疳积发热，身体消瘦，五心烦热，饮多食少等症。成人类似症状，可加大剂量，服法、功效相同。

古方如胡黄连丸（《博济方》，胡黄连、丁香、密陀僧、肉豆蔻、槟榔、朴硝、诃子、麝香、绿豆末），主治疳积泻痢。

【治验举例】饮多食少，手足心热 此类患者多见于12岁以下年龄段，其临证表现大致与"肝疳""脾疳"相似，但又不尽相同。其症状多为形体消瘦、五心潮热、夜寐盗汗、精神欠佳等，能够对证用药，多可在较短时间内治愈。

李某，男童，7岁。2000年7月30日首诊。患儿母亲代诉："小儿从小食欲不佳，爱吃零食，且喜寒凉类饮料、食物，吃五谷类食物太少。经常手足心热，腹部膨胀，身体偏瘦，夜寐不实，甚至盗汗，精神有时不够振作，学习成绩一般偏下。"视其形体瘦弱，精神一般，面色萎黄，两颧骨下隐红，舌质近似红绛，中间裂纹明显，舌根处苔黄乏津；切其脉，沉细而数。综合所见，应为肝脾失和，肺肾阴虚。治宜疏肝健脾，清退虚热。方用化积退热汤为主加减。胡黄连、青蒿、知母（盐水浸、炒）、地骨皮、醋制鳖甲、醋制龟甲、槟榔各9g，党参、白术各12g，陈皮、醋制香附、炒山楂各9g，甘草3g，粳米9g，红枣3枚，6剂。冷水文火缓煎，连煎3次，药汁混合一处，分3次饭后半小时温服，早、晚各服1次，中午不必服，1日半服1剂，6剂药共服9天，缓服易于吸收。尽量减少零食，饮食以温和有营养为要，谨防感冒。

8月11日二诊。其母代诉："夜寐不实及盗汗已止，手足心热已不明显，食欲、食量略有改善，精神较以往稍好，服药效果满意。"见患儿面色微润，两颧下隐红已退，精神较首诊时为好，舌质红润，裂纹变浅，舌根处黄燥苔化为薄黄津润；复切其脉，仍显细而微数。潮热虽退，阴虚未除。上方加蒸透黄精15g，以增强补脾胃功效，续服6剂，服用法及注意同首诊。另取5剂，为末蜜丸绿豆大，待汤药尽剂，接服丸药，每服6g，日服3次，用红枣煮稀粥送服。汤丸尽剂，约需2月余。根据个人经验，服药期间若无其他耽误，汤丸尽剂后，身体应该有较为明显变化，潮热不再出现，食欲、食量有改善，体重略有增加，精神较以往为好等。但在饮食方面需要调养好，并谨防感冒。

2年后的春天，小患者母亲来看妇科病，顺便告知她的儿子身体现在和同龄健康儿童相近，体重、身高、精神、学习等方面都已基本正常。

用秦皮治疗湿热泻痢及妇女带下等症案例，见黄连、黄柏、白头翁等药下，不复重述。

银柴胡——清退虚热，凉血益阴

银柴胡，为石竹科多年生草本植物银柴胡的根。味甘，性微寒。入胃、肾经。功能清退虚热，益阴凉血。主治阴虚发热、妇女经期潮热、小儿疳积手足心热等症。

【临证应用】用于阴虚潮热等症，与青蒿、地骨皮、鳖甲、知母等味相近，总以滋阴清热而治阴分不足之证。用于肺痨潮热咳血等症，常与百合、知母、地骨皮、川贝母、白及等味同用。

常用量1日9～15g，水煎服。

银柴胡与柴胡不属同一植物，药用功效亦不相同。柴胡轻清上升，善于透表泄热，且能疏肝解郁，临证运用广泛；银柴胡仅用于清退虚热而凉血，专治阴分不足之虚热，既无升散透发之力，亦无疏肝解郁功效。

【成方举例】清骨散（《证治准绳》）：青蒿12g，地骨皮、银柴胡、胡黄连、秦艽各15g，鳖甲12g，知母15g，甘草3g（个人常用量）。滋阴凉血，清退虚热。主治阴虚潮热、夜寐盗汗、手足心热、小儿疳积发热、经期潮热盗汗等症。

潮热咯血方（经验方）：银柴胡、地骨皮各15g，百合18g，知母15g，西洋参、川贝母各9g，牡丹皮12g，白及9g，桔梗12g，炙紫菀18g，天冬、百部各12g，甘草6g，水煎服。功能滋阴清热，凉血止血。主治肺痨，潮热盗汗、肢体酸楚、咳嗽咯血等症。

【治验举例】**潮热盗汗，咳嗽咯血** 肺结核、结核性胸膜炎患者，住院治疗期间常出现潮热盗汗、咳嗽咯血症状。用自拟潮热咯血方为主，随症加减治疗，大多都能在较短时间内消除症状，有利于治疗本病及恢复健康。

刘某，男，47 岁。2005 年 7 月 3 日来门诊求中医协治。自诉："入院诊断为'空洞型肺结核'，住院已经近 2 个月，十余天来夜寐盗汗不止，半下午开始低热至天明，心烦口渴，但不想多饮水，咽燥干咳，偶尔咯血，饮食乏味，全身乏力。"视其精神委靡，面色两颧骨处浮红，舌质红绛，苔少乏津；切其脉，细数之象。辨证：肺肾阴虚。治宜滋阴退热，润肺止血。用潮热咯血方为主加减。银柴胡、地骨皮各 15g，百合 18g，知母 15g，西洋参、川贝母各 9g，牡丹皮 12g，白及 9g，桔梗 12g，炙紫菀 18g，天冬、百部各 12g，冬虫夏草 3g（研细末，分 2 次吞服），甘草 6g，5 剂。水煎温服。四煎药渣宽水，煎开后适温泡足。注意保暖，谨防感冒。

7 月 12 日二诊。自诉："盗汗、咯血均已止住，精神、饮食也有改善。"复诊其舌脉，舌质红绛略退，面颊潮红及脉象细数均无明显变化。5 剂药服后虚热略退，故潮热、咯血、盗汗暂止。上方续服 10 剂，服用法及注意同首诊。

李某共服药 15 剂，潮热、盗汗、咯血未再出现。住院 4 个月带药出院，继续西药治疗。顺访身体恢复尚可。

月经欲来，潮热盗汗 张某，女，37 岁。2003 年 8 月 7 日首诊。自诉："3 年前一次正欲行经时，不慎误饮冷冻啤酒，当月经期推迟半月不行，找一当地医生开中药 3 剂，药服下小腹绞痛下坠，随之血出量大，伴有血块，7 天不止。该医生又开药 3 剂，服头剂血即止住，以后总感小腹隐痛，月经前后无定期。不及半年，每欲行经前六七天，便手足心燥热，夜寐盗汗，心烦易怒，经血量越来越少，精神精力也在下降，性格变得容易生气、暴躁。下次行经将至，特请先生诊治。"视其面色暗红，舌质深红，苔少薄黄，津液不足；切其脉，沉细而数。辨证：肝肾阴虚，血燥津亏。治宜滋阴润燥，凉血退热。方用清骨散为主加减。青蒿、地骨皮、银柴胡、胡黄连、秦艽各 15g，醋制鳖甲、醋制龟甲各 12g，知母 18g，当归、醋制白芍各 15g，酒炒生地黄 18g，郁金 12g，甘草 6g，3 剂。水煎温服。四煎药渣宽水，煎开后加陈醋 250mL，适温泡足。保持心情平和，饮食温和，勿食生冷油腻及辛辣干燥上火之物，劳逸适度，保障睡眠。

8 月 16 日二诊。自诉："这次行经已结束，经期前不适症状比以前要轻，效果较好。两年来没有少看病，甚至已经丧失信心。从这次服药看来，还是有希望治好。"视其面色暗红略退，舌质、舌苔津液稍回，切其脉象无明显变化。嘱其在行经前 7 天，不适症状尚未出现时，续服上方 5 剂，其余时间不必服药。

张某遵嘱，连续 3 个月提前服药，经前潮热盗汗及五心烦躁治愈，月经也随之恢复正常。

鳖甲——滋阴退热，散结消痞

鳖甲，为鳖科动物鳖的背甲。味咸，性平。入肝、脾、肾经。功能滋阴退热、化积消痞，潜纳浮阳，截疟通经。用于肾阴不足，潮热盗汗，或阴虚阳亢，热病伤阴，而出现阴虚潮热；久疟、疟母，胸胁作痛；月经不调，癥瘕积聚；小儿痞积，肉食停滞，潮热腹痛等症。此药皆可适证选用，以发挥其滋阴潜阳、清退虚热、散结消痞、通经化癥之功。

【临证应用】用于肾阴不足，潮热盗汗，或阴虚阳亢，或热病伤阴，阴虚风动等症，鳖甲能滋肝肾之阴而潜纳浮阳，常与龟甲、牡蛎、白芍、阿胶等味同用；用于久疟、疟母，胸胁作痛及月经不通、癥瘕积聚等症，常与三棱、莪术、青皮、香附、桃仁、红花等味同用。

鳖甲与龟甲都能滋阴潜阳，治虚热盗汗及阴虚阳亢等症，两药常常同用。但鳖甲清虚热作用较强，且能通血脉，破瘀散结，可用于疟母（肝脾大）、月经闭阻；龟甲则补血止血，益阴补肾健骨，故又用于筋骨萎弱、崩漏下血等症。此为两药不同之处。临证选用，须有侧重。

常用量1日9～18g，用于化癥通经，正气不虚者，最高可用至30g，醋制，锉碎，水煎温服。入丸散用适量。

【成方举例】鳖甲散、秦艽鳖甲散、鳖甲煎丸、鳖甲饮子、清骨散等。

【治验举例】**经期潮热，骨节酸痛** 刘某，女，39岁。1999年7月19日首诊。自诉："连续5年之久，每月行经前后，便觉状似感冒，时热时退，全身骨节酸痛，持续十余天方止。量体温基本正常，当感冒治无效。西医检查无病，中医调经乏效。身体前3年尚可，后来总感乏力，经血量越来越少，夜寐多梦，偶尔盗汗，饮食乏味，偶感胁腹不舒。"视患者形体偏瘦，心绪微烦，面色萎黄，两颧骨下隐隐透青，舌质暗红，苔少乏津；脉来沉细微数。辨证：肝肾阴虚，精血不足。治宜滋阴清热，养血安神。方用清骨散加减。醋制鳖甲15g，青蒿、银柴胡、秦艽、胡黄连、地骨皮、知母、当归、酒炒白芍、熟地黄各12g，龙骨、酸枣仁、茯神、龙眼肉各18g，砂仁9g（后下），炙甘草6g，红枣5枚，粳米15g。此方于行经前7日服5剂，经期结束续服5剂，连服2个月。水煎温服，四煎药渣宽水，煎滚后加陈醋150mL，适温泡足。若遇感冒发热，停服此药，待感冒痊愈后续服。如有不适，及时告知。

11月30日患者来告知："服药至第2个月，行经前后不适症状即减轻大半，连服2个月后，第3个月经期前后，潮热等不适症状未再出现，今已一切正常。"

肝气郁结，肾阴不足 张某，女，34岁。1991年8月21日首诊。自诉："起初胸脘痞闷，厌油纳差，全身乏力，体温时而偏高，时而正常，在某大医院抽血化验诊断为'病毒性肝炎'，肝功多项指标偏高。住院治疗2月余，肝功各项指标基本正常出院。半年后病情复发，又住院2月余。如此已经3次，小反复不算，时间已近4年。去年秋天去复查，抽血化验肝功基本正常，B超检查出现'早期肝硬化'，住院月余，未见明显好转。精神压力较重，身体越来越差，时常感觉胃脘及两胁胀闷，时而低热，全身酸楚，偶尔夜寐盗汗，手足心热。做小生意连进货都无力。"观张某年龄不大，却面色已显憔悴、萎黄，舌质淡暗乏泽，舌边隐隐暗紫瘀斑，苔少乏津，脉来沉弦微数。辨证：肝肾阴虚，气滞血瘀。治宜养阴活血，疏肝散结。方用鳖甲散加减。醋制鳖甲18g，柴胡、醋制香附、知母、秦艽、青蒿、地骨皮各12g，当归、赤芍、生地黄、山茱萸、枸杞子、刘寄奴各15g，丹参30g，木香、砂仁（后下）、陈皮各9g，甘草6g，粳米15g。1日1剂，连服半月，水煎温服。药渣宽水再煎，加陈醋150mL，适温泡足。勿饮酒，饮食以温和营养、容易消化吸收为要，切勿过度劳累，谨防感冒，保持心情舒缓，不可忧思恚怒，以配合治疗。

9月6日二诊。自诉："服药前7天仍有潮热出现，服10剂以后，潮热已无，脘胁略感宽舒，饮食稍加，全身酸楚减轻。"复诊其舌象，尚无明显变化，唯见面色微润；切其脉，未见缓和之象。是为病情尚无根本好转之征。上方加党参24g，白术15g，以益气健脾，此亦治肝病须兼和胃之义。续服半月，服用法同首诊。15剂服后，仍到三甲医院复查。

10月8日三诊。自诉："抽血化验、B超复查，肝功各项指标正常，早期肝硬化已略有减轻。医生问我吃的什么药？效果很好。"视其面色微润，舌质微泽，隐隐瘀斑变淡，舌苔薄黄津润；脉来细弦之象，沉数已不明显。二诊方汤药续服10剂，服用法同首诊。另取5剂，共为细末，炼蜜为丸绿豆大。待汤药尽剂，接服丸药，每服9g，日服2次，服至20天后，每次量加至15g，温开水送服。来年元月底再复查1次，看检查结果及个人感觉如何，以定进一步调整治疗方药。中间如有不适，需要及时告知。

1992年3月5日四诊。自诉："春节前复查，医院又问我吃的什么药？效果如此之好，'肝硬化'已经基本消除，其余各项指标也都正常，自我感觉良好，饮食、精神基本恢复到病前水平。全身低热、五心烦热、偶尔夜寐盗汗、脘胁胀满等症早已消除，做小生意来回奔波已不影响，谢谢先生费心！"观其精神，气色、舌质、舌苔已接近常人，切其脉来缓匀，沉弦细数之象已不明显。嘱其谨记医嘱，不可粗心大意，因为此病容易复发。如有不适，需要及时诊治。最好将原方再配丸药1料，小剂量缓服，以继续治疗，巩固疗效。

随访多年，张某旧疾未复，身体尚属健康，劳作无误。

能食消瘦，手足心热 此类患者多见于12岁以下小儿，多因饮食失节，正餐不食，零食不断，久则脾胃受伤，消化失常，虽然能食，但形体消瘦，甚至肚大青筋暴露，五心烦热，夜寐盗汗。状似疳积，但与'肝疳''脾疳'又不尽相同。总为饮食失节，积滞不消，日久化热伤阴所致。临证较为常见，举例如下。

李某，男，7岁。2003年8月8日首诊。家人代诉："孩子从3岁至今，一直能吃，食量不小，但身体消瘦。时常夜寐盗汗，手足心热，爱喝水，甚至每次吃饭先端一杯水，边吃边喝。偶尔腹胀、便秘，小便时黄。上学以后，精神不够集中，好像疲劳的样子。"确如其说，患者形体消瘦，精神不佳，舌质微显深红，少苔乏津，脉来细数之象。辨证：肝脾失和，津液不足。治宜柔肝健脾，清退虚热。方用青蒿鳖甲散合四君子汤加减。青蒿30g，醋制鳖甲60g，地骨皮、知母、醋制龟甲、酒炒黄芩、石斛、人参、白术、茯苓、山药、炒薏苡仁、紫河车各45g，砂仁、木香、陈皮、炙甘草各15g。上药共为细末，粳米、红枣各180g，二味同煮至米化，去枣皮及核，用枣米稀粥和药粉为丸，大如绿豆，低温烘干。每服6g，日服2次，饭后半小时温开水送服。此方可服月余，尽剂再诊。

春节前刚放寒假，李某同家人来复诊。见患者面色黄润，隐隐微红，较4个月前精神相比，已有起色，体重应有增加；切其脉，已见缓匀之象。家属代诉："上药服用将近2个月，精神缓慢振作，体重已增3斤，手足心热已退，夜寐盗汗已止，服药效果显著。"小儿用药对证，效果大多显著。因为稚嫩之体，病多单纯，去邪加以扶正，大多病去身健。上方再配1料，服之尽剂可矣。

顺访数年，李某身体日健，与同龄健康儿童无别。

按语：鳖甲用于治疗疟疾、疟母、脾大、积聚、癥瘕、阴虚潮热、阳虚（如黄芪鳖甲汤，即属甘温退大热之名方）等症，皆有良好效果。此药不仅常在复方中运用，而且单味醋制为末，适量吞服，亦可治疗食积停滞、腹胀潮热、手足心热、肝硬化胁满、滞经腹痛（温黄酒送服）、癥瘕（包括子宫肌瘤）等症，均有一定疗效。相关治验案例，各见其方证之下，可相互参看。

卷三　泻下通便药

凡能攻积、逐水，引起腹泻，或润肠通便的药物，称为泻下药。泻下药用于里实的症候，其主要功用，大致可分三点：一为通利大便，以排除肠道内的宿食积滞及燥屎；一为清热泻火，使实热壅滞通过泻下得以解除；一为逐水退肿，使水邪从大小便排出，达到驱除停饮、消退水肿之目的。

根据泻下作用的不同，一般可分为攻下药、润下药和峻下逐水药三类。攻下药的作用较猛，峻下逐水尤为峻烈。这两类药物奏效迅速，但易伤正气，适宜于邪实正气不虚之证。但久病正虚、年老体弱及妇女胎前产后、月经期等，均应慎用或禁用。润下药较为缓和，能滑润大肠而解除排便困难，且不致引起大泻，故对老年虚弱、妇女胎前产后等由于血虚或津液不足所致的肠燥便秘，均可使用。

攻下药，多属味苦性寒，既能通便，又能泻火，如大黄、芒硝等，适宜于大便秘结、宿食停积及实热壅滞等症。此外，攻下药还可以用于以下几个方面：上部充血如目赤肿痛、出血如鼻衄等病症，兼有便秘者，用攻下药可使病情缓解，这是"上病下取"的治法；湿热痢疾初起，里急后重，泻而不畅者，虽无便秘现象，亦可用攻下药，可促使病情减轻，这是"通因通用"的治法；慢性阑尾炎腹痛或兼便秘者，用攻下药亦可缓解疼痛，这是根据"不通则痛""痛则不通"及"六腑以通为用"等原理，以消除湿热结滞腹痛症状。

润下药多为植物的种仁或果仁，富含油脂，故具有滑润作用，使大便易于排出，如火麻仁、郁李仁等，适用于一切血虚津枯所致的便秘。临证还应根据不同病情，适当与其他药物配伍应用，如热盛津伤而便秘者，可与养阴药如玄参、麦冬等配伍；兼血虚者，宜与补血药如当归身、熟地黄等配伍；兼气滞者，须与理气药如木香、枳壳等配合。

峻下泄水药，作用多较峻猛，能引起强烈腹泻，而使大量水分从小便排出，以达到消除肿胀的目的，如甘遂、芫花等，适用于水肿、胸腹积水及痰饮结聚、喘满壅实等症。此类药物非但药性峻烈，且多具有毒性，故对炮制、配伍、用量、运用方法及禁忌等，都必须充分注意。

大黄——摧枯拉朽，推陈致新

大黄，为蓼科多年生草本植物掌叶大黄或药用大黄等的根茎。味苦，性寒。入脾、胃、大肠、心包、肝经。有攻积导滞、泻火凉血、行瘀通经、通便排毒之功。用于大便燥结，积滞泄泻，热结便秘，湿热黄疸，苔黄芒刺，高热惊厥，火毒炽盛，迫血上溢，口舌生疮，目赤暴痛，热毒疮疖，瘀血凝滞，经行不畅，胁腹疼痛，或跌打损伤，瘀滞作痛。外敷内服，功效卓著。

【临证应用】治疗以上诸症，除大黄有此功能之外，他药难当此任，故有"将军"之称。此药配以枳实推荡之力，其攻下效果更速，大承气汤即是经典方之一。配桃仁名桃仁承气汤，攻里化瘀，以祛蓄血发热、胁下刺痛等症。若去大黄，里实、蓄血等症，欲求速去，则无药可及。

攻里克实、泻火解毒之用，大黄视为首选。对证选用，则胃实便燥，脘腹胀满，大便不通，神昏谵语，瘀血发热，胁腹刺痛，目黄、肤黄、尿黄等湿热并盛、内外俱热之实证，必借大黄苦寒泻下、摧枯拉朽之力，以推荡胃腑积热，而除里外实火炽盛之患。

如配以芒硝，可攻下泻实，以除宿食积滞；配以附子、细辛，可温阳降浊以治寒积便秘；配以茵陈、栀子，以清热利湿而治阳黄；配黄连、黄芩，可泻火凉血；配黄连、槟榔等，可清热导滞，用于治疗湿热痢疾，里急后重；配赤芍、牡丹皮、桃仁等，可活血祛瘀，用于血瘀经闭、损伤瘀血、肠痈初起等症；配海螵蛸，则可清热制酸，而治胃痛泛酸、脘部灼热等症。

体弱者用黄酒制，以减轻苦寒泻下之性，分量因人因证而定；体实者生用，存其苦寒泻下、散瘀通滞、摧枯拉朽之能，适证运用。常实之证用酒制（个人认为非大实之证之正实邪亦实，大便秘结，小便黄短，烦渴引饮等症，乃是实中夹虚，虽然便秘，尿黄而不甚，口渴饮水而不多，或气滞腹胀等症，则用酒炒大黄，减轻苦寒泻下之力，以免伤及脾胃中和之气），量在 6～15g 之间；大实之证生用，量在 15～30g。最高量我用过240g，治疗多例湿热黄疸，正实邪实，"三黄"，壮热，便燥，溺赤，一日夜2剂，日三、夜一服，大剂量频饮，以速去湿热炽盛之实邪。其中一例第3日生大黄量加至240g，另外轻煎兑服，大便遂通，小便亦利，"三黄"、壮热迅速消退，病人继而获安。此为个案，乃因人、因病、因证而定适证之量，舍此"三因"，不辨虚实缓急，而轻易大剂量使用，非但不能治病，必遭不测之祸！不辨体质虚实、病情轻重，而盲目效仿，则为谬误矣！个人经验之谈，亦遵《内经》关于"大毒""小毒"治病之理，中病即止，不可过之之义而用，总以病去人安为要。

大黄性寒苦泄，为泻火、破积、行瘀之要药。少量使用，亦可健胃，故应用极广。本品生用泻下力较强，制用（用黄酒拌匀后蒸熟成黑色，常称为酒军）泻下力较缓，能清化湿热；酒洗（喷黄酒后烘干，亦称酒军）可增强活血行瘀之功。经过酒制的大黄，其性寒泻下作用降低，而清化湿热与活血行瘀功效增强，应用较为广泛。

无论生用或酒制，均不耐久煎，需要后下或沸开水泡汁服，以免降低疗效。外用治疗热性疮疡、烫火伤、跌打瘀肿，为末陈醋调糊厚敷。服大黄后尿黄、汗黄，为其药色所染，故排泄物色黄。脾胃虚寒，素体虚弱，以及妇女哺乳期、经期、胎前、产后，均不适宜使用此药。

用于泻下通便，煎服时应后下，或用沸开水泡汁兑服，否则药效会减弱。服用大黄后，其黄色成分可从汗腺或小便中排出，故而小便、汗液可以出现黄色。哺乳妇女服用大黄后，婴儿吮食乳汁，可能引起腹泻，因此授乳妇女不宜服用大黄。由于本品又能活血行瘀，故妇女胎前产后及月经期也应慎用。

【成方举例】大承气汤、三黄汤、黄连解毒汤、茵陈蒿汤、桃仁承气汤、抵当汤等。

【经验小方】单味大黄适量（一般 6～15g），开水冲泡取汁饮，即可泻下通便，荡涤肠胃实热，而治阳明燥热便秘实证，其效显著。津虚便秘、脾胃不足者慎用。

大黄黄酒浸透，慢火炒焦，同郁李仁等份，共研细末，蜂蜜为丸绿豆大。每服 3～9g，可以清热利湿，润肠通便。用于肠胃湿热引起的习惯性便秘，有较好效果。血虚便秘，可加等量当归，以加强养血润肠、促进通便之功。具体分量为：酒大黄、郁李仁、当归各 90g，共末蜜丸。再加黑芝麻、火麻仁各 90g，枳壳 60g，其润肠通便作用更佳。不愿费力者，每日用酒大黄 3～6g 泡水饮，亦有清热利湿通便作用。

酒大黄 6g（后下），当归 15g，火麻仁、沙参、玉竹、黑芝麻各 18g，水煎温服。功能养血润燥通便。主治津液不足，肠燥便秘，时感咽干口渴，大便黏，解时不畅。

酒大黄 9g（后下），当归 15g，生地黄 24g，槐花 18g，地榆 15g，水煎温服。功能清热凉血止血。主治痔疮出血，肛门灼热，时或胀痛，解便不畅等。

【治验举例】积滞腹胀，发热不退 张某，男，19 岁。2001 年 3 月 1 日诊。自诉："自从 1 个月前患重感冒，烧退后 3 天，因为喝了鳖汤，吃了鳖肉，从此一直腹胀腹痛，时发潮热，吃药打针皆不见效。近来大便秘结，小便短赤，手足心热，烦渴多饮，腹胀腹痛，肠鸣胁满加重。"观患者面色萎黄，隐隐暗青，舌质深红，舌苔黄厚而腻；脉来沉弦微滑。辨证：饮食积滞，胃腑结热。治法：攻积导滞，泻下通便。方用大承气汤合青蒿鳖甲汤加减。大黄（后下）、枳实、厚朴各 15g，醋制鳖甲、青蒿各 12g，炒山楂 18g，草果 12g，柴胡、黄芩、粳米各 15g，1 剂。水煎温服。暂勿饮酒，饮食清淡，注意保暖。

3 月 3 日二诊。自诉："服下头煎约 2 小时，肠鸣腹痛愈甚，随之泻下臭腐黏冻，夹杂似乎未消化食物很多；二煎服下，续有黏杂之物，但量已很少，腹胀肠鸣亦止，当晚未再潮热，烦渴亦除，知饥欲食。谨遵您交代，疾病新愈，不可暴食，仅吃些五谷蔬菜容易消化之物。"复诊脉舌，黄厚腻苔已化，舌质暗红减退；脉来缓滑乏力，沉弦脉象已退。改用调胃承气汤加减，续调脾胃。党参 18g，白术、茯苓、山药各 15g，炒山楂 12g，酒大黄 6g，地骨皮 15g，鳖甲 9g，粳米 15g，2 剂。服用法同上。1 周后张某来告知："饮食消化正常，身体已无不适之感。"

湿热黄疸，恶食腹满 刘某，男，29 岁。1989 年 7 月 20 日诊。自诉："初起厌食疲倦，继而脘腹痞闷，厌油欲呕，全身乏力，便秘溺赤。到某医院检查诊断为'急性黄疸型肝炎'，要求立即住院治疗，我未允。"见患者肤黄、目黄，色若橘皮，舌质暗红，舌苔黄厚而腻，脉来滑数，湿热黄疸无疑矣。治宜清热利湿退黄，方用茵陈蒿汤加味。大黄 15g（后下），茵陈 60g，栀子 15g，垂盆草 60g，黄芩 15g，白术 15g，茯苓 18g，丹参 30g，木香（后下）、砂仁（后下）各 9g，粳米 15g，6 剂。水煎温服。1 剂二煎，一日夜 2 剂，日三、夜一服。药渣宽水煎，加陈醋 250mL 泡足。3 日服尽，遂来复诊。

7 月 24 日二诊。自诉："3 剂服后，身体已感轻松，厌食、乏力明显减轻。大便已通，小便亦清。"观其肤色、巩膜，橘黄之色明显减退，微显亮泽，舌质暗红略减，黄厚腻苔蜕化，脉滑微数之象。湿热势退，病已好转。上方续服 5 剂，改为 1 日 1 剂，服用法同上。

7 月 31 日三诊。刘某说："昨天到医院复查，各项指标都已正常，医生问我：

病好得这么快，吃的什么药？"视其气色精神、舌质、舌苔，病象已退，复诊脉来，缓和而匀，病告痊愈。随访 10 年，身体无恙。

芒硝——泄热通便，消肿止痛

芒硝，为天然产的硫酸钠经精制而成。味辛、咸、微苦，性大寒。入胃、大肠、三焦经。有去胃中实热、荡涤肠中宿垢、泄热通便、消肿止痛之功。主治实热积滞便秘、咽喉肿痛、口舌生疮、皮肤疮疹痒痛等症。

【临证应用】用于实热积滞便秘，常与大黄相须同用，配以枳实、厚朴以推荡之，热随便下，宿垢自除。

用于皮肤疮疹、赤热痒痛，用本品加冰片少许温开水化之，涂敷患处，大有消肿止痛止痒之功。

用于口疮、咽痛，常与硼砂、冰片配合，共研细粉吹喉或涂敷口疮，有清凉爽口、消肿止痛之效。

常用量 1 日 9 ～ 15g，分 2 次冲入药汁化后服，不入水煎。外用适量。正气不足及肠胃无实热积滞者、孕妇禁服。

制苦瓜霜法：将苦瓜内瓤挖出大半，再填入朴硝（亦称皮硝）适量（以装满为度），用棉线扎紧勿令切口张开。挂于阴凉通风处，待苦瓜外生出白霜，用干净软毛刷刷下收贮。含于口中适量，清凉爽口，清热解毒，消肿止痛。咽喉肿痛者含之，亦可咽下。少加冰片更佳。

玄明粉，即芒硝、朴硝风化而成。常用于配制口疮药。

【成方举例】古方如大陷胸汤（《伤寒论》，芒硝、大黄、甘遂），治结胸证，心下至少腹硬满而痛。

调胃承气汤（《伤寒论》，大黄、芒硝、甘草），泄热通便。治阳明胃热，不恶寒，反恶热，口渴，便秘，谵语，腹满等症。大承气汤方见大黄下。

一字散（《证治准绳》，芒硝、硼砂、朱砂、冰片），共研细粉吹喉，原治小儿口疮。实为成药"冰硼散"，无论成人小儿，凡咽喉肿痛及口舌生疮溃破，均可应用。

【经验小方】对于素体肠胃燥热，经常大便燥结的，可用大黄 300g，枳壳、芒硝各 120g，共为细末，炼蜜为丸樱桃大（重约 3g）。每服 2 丸，日服 2 ～ 3 次，温开水送服，总以大便顺畅为度。若未达到解便顺畅目的，可以加量至每服 3 丸。服用方便，对肠燥便秘有效。年老体弱及精血不足、肠燥虚秘者禁服。

　　用芒硝制的苦瓜霜90g，冰片3g（研细粉），开口箭根60g（研极细粉），以蜂蜜混合为丸，樱桃大，含于口中，凉爽微苦，消肿止痛。用于治疗口舌生疮，红肿热痛，或溃破疼痛难忍等症，见效甚速，并可治愈。若能加服清心泻火解毒之味，如鲜竹叶、木通、桔梗、玄参、金银花、连翘、木通等，则效果更佳。或苦瓜霜、金果榄各等份，蜂蜜为丸，缓缓咽下，功效亦佳。或苦瓜霜120g，白蚤休研细粉60g，配制、服法同上，不仅治疗口舌生疮，还可用于热毒疮疖，外敷效果亦良。

　　这是个人多年反复使用经验，都与芒硝泄热消肿有关。至于荡涤肠胃宿垢、泄热通便之功，乃是芒硝的主要作用。咸寒泻下力强，虚人及孕妇禁用。

　　【治验举例】积滞腹痛，烦躁便秘　胡某，男童，5岁。2010年5月9日首诊。小患者母亲代诉："十余天来食少纳差，依然呼叫腹痛腹胀，烦躁便秘，手足心热，身体渐瘦，也没少治疗，大都说是消化不良，不知为何效果欠佳。"视其精神尚可，舌质略显深红，舌苔偏于黄厚，脉象滑数。问及是否纳差腹胀前吃过荤腥油腻生冷之物？其母言道："好像吃过鳖肉、喝过鳖汤，同时还喝了冷饮，那天吃的其他东西也多。自那以后食欲就开始减退，第3天还发了一次烧，打针3天热退，但饮食还是少进，烦躁便秘，腹部膨胀，夜寐不安。"抚摸脐部周围，失于柔软，拍之膨胀，按之患儿皱眉；抚摸手足心，确如其述偏热；观其形体偏瘦，肤色失于润泽。辨证当属积滞日久不消化热，故见烦躁、腹胀、便秘、手足心热、身体偏瘦。治宜先去其宿积，而后调理脾胃。方用调胃承气汤为主加减。大黄6g（后下），芒硝6g（分2次冲服），炒山楂、鸡内金、槟榔各9g，1剂。水煎2次，早、晚饭后半小时温服。饮食以五谷为主，温和容易消化为要，勿进生冷油腻，注意保暖，谨防感冒。

　　5月11日二诊。患儿母亲代诉："服药头煎呼叫腹胀更甚，继而肠鸣声响如雷，下午二煎服下不久，即连解3次大便，其形色犹如未去皮板栗夹稠糊，气味臭腐，当晚即不再呼叫腹痛，睡眠也安静多了。昨天下午起呼叫肚子饿，但不敢让他多吃。"视其舌苔黄厚已化，切其脉来缓匀，抚摸腹部已软，手足心热已退，宿积已除之象。小儿病多单纯，对证用药，服下即可见效。思该小患者积滞日久，脾胃必伤，复以健脾养胃法，用健脾丸方为主，对证加减。党参、白术、炒麦芽、炒山楂、茯苓、山药各9g，陈皮、砂仁、枳壳各6g，木香3g，醋制鳖甲、地骨皮各6g，甘草3g，粳米9g，3剂。水煎温服。饮食等方面注意同首诊。后获悉该小患者服二诊药3剂后，一切恢复正常。

番泻叶——泄热通便，导滞宽胀

番泻叶，为豆科草本状小灌木狭叶番泻或尖叶番泻的叶片。味甘、苦，性大寒。入大肠经。功能泻热导滞通便。主治热结便秘。

【临证应用】此药性寒味苦，质黏润滑，入大肠泻积热而润肠燥，故用于热结便秘。配木香、藿香、砂仁、粳米等行气和中之品同用，可减少不适反应。

常用量 1 日 3 ~ 6g，开水泡服、水轻煎服均可。用量不宜过大，过量则服下有恶心、呕吐、腹痛等副作用。

【成方举例】热结便秘方（经验方）：番泻叶 5g，郁李仁、黄连、木香、粳米各 12g，水煎服。功能清热泻火，润肠通便。主治热结便秘、腹痛腹胀。

其他方如肠粘连缓解方（《新医疗法展会资料选》，厚朴、炒莱菔子、木香、乌药、桃仁、赤芍、番泻叶、芒硝），治轻型肠粘连或部分肠梗阻。

【治验举例】治验案例同大黄、芒硝，不复重述。

芦荟——清热解毒，泻火通便

芦荟，为百合科多年生肉质草本植物库拉索芦荟草、好望角鹿含草或其同属他种的植物叶茎切断后流出的液汁经浓缩的制成品。味苦，性寒。入肝、胃、大肠经。功能凉肝，杀虫。主治热结便秘及习惯性便秘，头晕目赤，烦躁失眠；肝经实火，头痛烦躁；蛔虫腹痛，小儿疳积等症。

【临证应用】用于热结便秘及习惯性便秘，或伴头晕目赤、狂躁易怒等症，用芦荟泻火通便，加以茯神、朱砂、连翘、石决明、黄芩等味，以清心安神。

用于肝经实火，头痛易怒等症，常与龙胆草、黄芩、黄柏、大黄、白芍、栀子、石决明之类配合同用，以"釜底抽薪"，凉肝泻火通便，而治头痛目赤、烦躁易怒等症。

用于小儿疳积腹痛，此药既能泄热通便，又能驱除蛔虫，常与使君子、木香、槟榔、炒山楂等味同用，以消积导滞，驱虫止痛。

鲜品捣融或干品为细末，少加冰片，淡蜂蜜调敷患处，亦有清热解毒、消肿止痛功效。可用于治疗热毒疮疖红赤焮痛等症。

常用量 1 日 3 ~ 6g，水煎服。入丸散用，或为末装入胶囊服量减半，一般不作汤剂煎服。外用适量。脾胃虚寒者及孕妇忌用。

【成方举例】古方如更衣丸（《先醒斋医学广笔记》，芦荟、朱砂），治大便燥结，心烦易怒，睡眠不安。

当归龙荟丸（《宣明论方》，当归、龙胆草、芦荟、黄芩、栀子、黄连、黄柏、大黄、青黛、木香、麝香），治肝胆实火，头晕目眩，神志不宁，甚至惊悸抽搐，谵语发狂，或大便秘结、小便黄赤等症。

【经验小方】 芦荟、青黛各30g，冰片6g，共为细粉，玻璃瓶密贮。无论蚊虫叮咬肿痛，或是体生毒疖红肿焮痛，每用适量陈醋调糊敷患处，均有清热解毒、消肿止痛之功。配制容易，用法也不复杂。我配制此方自用、送人，其消肿止痛之功多佳。若少加麝香，其消肿止痛之功更加显著。

【治验举例】心烦便秘，面生毒疹 杨某，男，37岁。2003年9月12日首诊。自诉："大便经常秘结，头面毒疹不断，时而心烦，口苦，头痛，时而小便黄短，大便秘结。我不喝酒，也不抽烟，就是无饮水习惯，时常熬夜，那是上班需要，不知道火从何来？只是听父母说我从小就是'火底子'，容易生毒疮。"视其形体健壮，中气十足，面色暗红，前额及头顶多处有新小毒疖，按之呼痛，旧瘢痕红褐色；舌质深红，舌苔薄黄乏津；切其脉，滑数有力，可见其"火底子"不虚。辨证：肝胆火旺，湿热盛实。治宜清泻肝火，解毒通便。方用当归龙荟丸为主加减。当归15g，龙胆草18g，芦荟6g（研细末分2次用汤药冲服），黄芩、栀子、黄连、黄柏、大黄（后下）各15g，木香9g，金银花30g，连翘15g，蒲公英30g，甘草6g，5剂。水煎温服。三煎药渣宽水，煎开后先熏头面并轻轻洗之，而后加陈醋250mL适温泡足。勿食腥辣油腻及干燥上火之物，常用金银花15～30g，芦荟3～6g，开水冲泡当茶饮，以加强清热解毒、泻火通便之功。外用新鲜芦荟叶、新鲜蒲公英根洗净泥土，晾干水气，各等份捣融，少加冰片（研细粉）和匀，外敷毒疖。或少加蜂蜜调为糊状，厚敷患处亦可。有时间就敷，干则随敷不计时。

9月18日二诊。自诉："服药非常有效，大小便都已顺畅，心烦、头痛已除，服药期间也没感到口干口苦，毒疹基本消除。若能配制成丸药坚持服，有可能将我这热毒控制住，能消除最好。"视其面色、舌质暗红已明显减轻，舌苔薄黄微润；复切其脉，滑而偏数。热毒盛实之势已因大小便顺畅而减弱，但仍需续清余毒。嘱其上方续服5剂，改为1日半1剂缓服，服用法及注意同首诊。另取5剂，共为细末，炼蜜为丸绿豆大。待汤药尽剂，续服丸药，每服15g，日服2～3次，用首诊时金银花、芦荟冲泡之药汁送服。

2004年8月放高温假时，杨某特来告知："自从服您的药后，心烦、便秘、头面续生毒疹之患基本消除。觉得要复发时，就用您开的药方吃几剂，大小便只要顺畅，火就会下去，毒疹也不再复生，口苦心烦也不会出现。"

火麻仁——甘平滑利，润肠通便

火麻仁，为大麻科一年生草本植物大麻的果仁。味甘，性平。入脾、胃、大肠经。功能润肠通便。主治肠燥便秘、老人及产后便秘。

【临证应用】此药多脂滋润，润燥滑肠，兼有滋养功效，故适用于体弱津血不足者便秘。常与柏子仁、瓜蒌仁、郁李仁、当归、熟地黄等味同用，以润燥滑肠而治津血不足便秘。脾虚气亏者加入炙黄芪、人参，以助正气而利排便。

常用量 1 日 15 ~ 30g，打碎水煎服。入丸散适量。

火麻仁我天天使用，可见各种各样的便秘患者之多。但是整颗粒水煎，难以煎出内仁甘润滑利之效。

【成方举例】血虚津枯便秘方（经验方）：火麻仁 18g，郁李仁、黑芝麻各 12g，桃仁 6g，当归、熟地黄各 15g，枳壳、厚朴各 9g，炙黄芪、玉竹各 18g，炙甘草 6g，水煎，加熟蜂蜜 15g 温服。功能益气养血，润肠通便。主治体虚津血不足、肠燥便秘等症。

古方如麻子仁丸（《伤寒论》，火麻仁、大黄、枳实、芍药、杏仁、厚朴），治肠胃燥热，大便秘结。

【经验小方】习惯性便秘属于津液不足、血虚肠燥者，每日用火麻仁（打碎）15g，郁李仁（打碎）、玉竹、生地黄、当归、玄参各 6 ~ 9g，水煎当茶饮，润肠通便有效。

属于湿热气滞、肠燥便秘者，用火麻仁（打碎）30g，酒大黄 6g，开水冲泡当茶饮，亦有显著效果。

总以润肠为主，不能一味推荡泻下。津液耗伤太过，岂不枯燥复秘？湿热积滞者泻之，津虚血枯则养之，对证用药，加以饮食规律，起居有常，适当运动，便秘未有不愈之理。

【治验举例】湿热气滞，肠燥便秘　此类患者日益增多，个人分析大致与摄取的食物脂腻肥厚、吃粗粮及蔬菜偏少，消化排出不佳，滞留多、排出少，积久生热，耗伤津液，以致湿热气滞，肠燥便秘；其次为活动量偏少，肠蠕动欠佳，因而排便困难，甚至滞涩腹痛，久蹲不下；再者则是老年人或大病后气血津液不足，肠道失于润养，无力送便，而致滞涩难解；或者素体血虚，津液不足，而致肠燥虚秘。也有因为大病之后，或者患多种慢性病于一身，日久不愈，加之吃药过杂，而致气血津液不足，解便困难。至于某些大病手术后或放化疗期间便秘，亦属虚秘之类。用麻子仁丸一方为主，皆取胡麻仁甘润滑利之功。能够对证加减，常获稳妥效验。

张某，男，46岁。2010年6月5日首诊。自诉："我是开餐馆的，常常陪人饮酒，生活缺乏规律，肚子里脂肪只长不消，解大便很困难，一蹲半天，脚都发麻，除了难受，还耽误时间。吃泻药有效，只管一时，好像越泻越结，恶性循环。都说您老先生有办法，若能治好，可是给我解决了大问题。"视其形体偏胖，面色沉暗乏泽，舌质瘀暗，舌苔黄厚乏津；切其脉，沉滑微数。

综合所见，即属实热气滞、肠燥便秘而引起，应为分析的第一种情况。患者欲求治愈之心，我能理解。但是不解除致病原因，恐难如其所愿。经过讲述致病因果关系以及治疗此病的要求，患者决心配合，尽量听从医嘱。遂用麻子仁丸方为主加减，以泻火润燥，推荡通便。火麻仁30g，大黄15g（后下），枳实、厚朴各18g，桃仁、郁李仁各15g，瓜蒌仁、生地黄、当归各18g，木香、芦荟各9g，5剂。1日1剂，水煎温服。三煎药渣宽水，煎开后加陈醋250mL，适温泡足。暂勿饮酒，忌食荤腥油腻、辛辣干燥上火之物，尽量勿熬夜，饮食越清淡越好。若有饮茶习惯，每日可在茶叶中放入火麻仁9g，芦荟3g，以大便顺畅为度。

6月15日二诊。自诉："服药至第2剂后，大便已经基本顺畅，5剂药尽剂，观察了几天，依然解便顺畅，效果满意。"张某体质尚健，也无其他疾病兼夹，既已服药有效，不必更动方药。嘱其续服5剂，改为1日半1剂缓服，服用法及注意同首诊。另取5剂，共为细末，炼蜜为丸绿豆大。待汤药尽剂，续服丸药，每服15g，日服2次，用蜂蜜水或首诊时所嘱茶饮送服均可。若服丸药时间较长，药效欠佳时，可以1日服3次。

顺访3年，张某因为便秘吃尽苦头，完全改变了生活习惯，基本不再饮酒，饮食尽量清淡，并加强锻炼身体，除肠燥便秘治愈外，"将军肚"也小多了，身体逐渐向轻松健康方向发展。他之所以能够顺利治愈便秘，并非药物单方面作用，乃是自我醒悟，彻底解除致病原因的结果。

血虚津乏，肠燥便秘 李某，女，55岁。2000年9月7日首诊。自诉："以前偶尔便秘，吃点麻子仁丸、果导片都能通顺。52岁绝经后，再便秘吃原来的药就不如以前效果好。这两年便秘越来越严重，最长三五天不解大便，解时也很少，食量未减，不知道到哪儿去了？更为严重的是，似欲解便，但蹲下许久难以排出，甚至双足蹲麻，也难解出。"视其形体尚健，气色正常，舌质光红少苔，明显津液不足；切其脉，沉细偏数。辨证：血虚津乏，肠燥滞涩。治宜养阴生津，润燥通便。方用血虚津枯便秘方为主加减。火麻仁 24g，郁李仁、黑芝麻各 15g，酒大黄（后下）、桃仁各 6g，当归、生地黄、玄参、玉竹各 18g，枳壳、厚朴各 9g，炙甘草 6g，5 剂。水煎，加蜂蜜 15g 和入温服。勿食辛辣干燥上火之物，饮食以清淡为要。每日用火麻仁（打碎）、玄参各 9g，开水冲泡当茶饮。

7 月 15 日二诊。自诉："服药效果很好，大便已经顺畅，就怕和以前一样，再复发又不知道吃啥药为好。"视其舌质红润，苔薄微黄津润；复切其脉，转为细滑，津液回润之象。原方续服 3 剂，服用法及注意同首诊。另取 5 剂，为末蜜丸绿豆大。汤药尽剂之后，接服丸药，每服 9g，日服 2 ~ 3 次，用上方茶饮送服。经过顺访，上 2 例均治愈后疗效巩固，未再明显复发。

按语： 虽然都用火麻仁甘润滑利为主，但一为青壮年体质壮实，湿热偏盛秘结；一为中年绝经后血枯便秘，故在主药不动的情况下，所用配伍药不同。上例以泻火润燥、推荡排便为主；此例则以养血生津、润燥通便。这就是对证施治，用药因人而异。用心体察，做到不难。

郁李仁——润肠通便，利水消肿

郁李仁，为蔷薇科落叶灌木郁李的成熟种子。味辛、苦、甘，性平。入大肠、小肠、脾经。功能润肠通便，利水退肿。主治肠燥便秘、小便不利、水肿、脚气等症。

【临证应用】 郁李仁体润滑降，具有缓泻之功，善治大便秘结。用于肠燥便秘，配伍基本与火麻仁相近，以滋润通便。

用于小便不利、水肿、脚气等症，乃取其通利二便、退水消肿而除腹满肿胀之功。常与生薏苡仁、瓜蒌皮、防己、生黄芪、木瓜等味同用。

常用量 1 日 6 ~ 12g，打碎水煎服。入丸散适量。

郁李仁、火麻仁均能润肠通便，但火麻仁滋养润燥，作用缓和，适宜于病后体虚及胎前产后肠燥便秘；郁李仁则滑肠通便功效较强，且能利尿。服郁李仁后，在大便解下前可能有腹部隐痛，此乃郁李仁滑泄润降作用，需要预先告知患者，以免引起疑惧。与木香同用，则可减轻腹痛。

【成方举例】 古方如五仁丸（《世医得效方》，郁李仁、柏子仁、桃仁、杏仁、松子仁），治津枯便秘。

郁李仁丸（《太平圣惠方》，郁李仁、甘遂、葶苈子、茯苓、瞿麦、陈皮），治水气遍身浮肿，皮肤欲裂，心腹气急，大小便不利。

【治验举例】脚气肿胀，二便不通　李某，男，50 岁。2003 年 7 月 20 日首诊。自诉："自幼务农至今，常与水湿打交道，至于淋雨、坐湿地，更是常事。因而足膝肿胀过多次，也就习以为常。西医尿检、查血、肝胆 B 超检查，均未查出明显疾病。中医多作风湿治，偶亦有效，但根治颇难。因为至今还在和水湿打交道，我也知道不好治。有时肿胀严重，偶感胸脘痞闷，二便不通，心烦不宁。近十余天有点严重，双足肿胀麻木，行动不便，心烦口渴，但不思饮水，胸脘痞闷，大便滞涩微燥，小便淋沥黄短。"视其面色黄垢，双下肢足踝水肿，不红，微热；舌质淡胖，边有齿痕明显，舌苔微黄厚腻；切其脉，弦滑微缓之象。据其所述及舌脉表现，患者之病应属"湿脚气"，虽未出现过"脚气冲心"危象，但病情已较严重。这可能是病程较长、屡治屡犯、不断感受水湿所致。鉴于眼前便秘尿黄、肿胀麻木、胸脘痞闷之状，首先应当通利二便、利湿消肿为要。方用郁李仁丸合鸡鸣散加减。郁李仁 18g，蝼蛄（黄小米拌炒去米）6g，葶苈子 15g（纱布包煎），茯苓 24g，瞿麦、槟榔、木瓜、陈皮各 15g，生薏苡仁、生黄芪各 30g，汉防己 12g，苍术 18g，生姜皮 12g，3 剂。水煎温服。四煎药渣宽水，煎开后加陈醋 250mL，适温泡足。饮食以温和为要，忌食荤腥油腻生冷，注意保暖，谨防感冒，劳逸适度。

7 月 25 日二诊。自诉："一切遵您所嘱，认真服药泡足，饮食温和，在家休息。服药至第 2 剂，大便已经顺畅，1 日 2 次，微稀，小便尿色淡黄，尿量增多，胸脘痞闷明显减轻；3 剂药服后，肿胀全消，麻木已不明显，行走骤感轻松。此次复发，可谓已经基本治愈，效果非常满意。"视其面色微泽，双下肢足踝肿胀基本消尽，皮皱而松弛；齿痕已浅，厚腻舌苔略化；复切其脉，却无明显变化。上方减去蝼蛄、瞿麦、葶苈子之利水消肿较猛药，加用白术、独活、川牛膝各 18g，以增强祛湿通络功效，续服 3 剂，服用法及注意同首诊。

7 月 30 日三诊。自诉："二便一直正常，肿胀未再反复，下肢感觉有力，可以不再服药了。"但是病程较长之患，以后复发难免。为了巩固疗效，减少复发，婉言劝其将二诊方取 5 剂，为末水泛为丸绿豆大，每服 9g，日服 3 次，用温开水送服。饮食及其他方面仍须注意，尽量少接触寒冷水湿，劳逸适度，感冒早治，以求减少复发。患者欣然应允，并表示一定注意。

后顺访数次，时逾 3 年，李某脚气水肿未再明显复发，劳作不受影响。

按语：此例脚气肿胀的治疗看似与郁李仁关系不大，但其在发病过程中，按本人所述，二便只要不通，症状便会加重，甚至胸脘痞闷，心烦不宁，虽无脚气冲心严重，但也与二便不通有关。首先通利二便，不使湿邪上攻，二便通畅，肿胀方能见消。故前人有"不问脚先问腹"的说法。或者说这也是"外病内治"的方法之一。因为郁李仁既有润肠通便功效，亦有利水消肿作用，故将此案记述于此。

用郁李仁治疗肠燥便秘的案例较多，前文已有述及，故不再续举。

黑芝麻——润燥滑肠，滋养肝肾

黑芝麻（巨胜子、胡麻、脂麻）为脂麻科一年生草本植物脂麻的成熟种子。味甘、辛，性平。入肺、脾、肝、肾经。功能润燥滑肠，滋养肝肾。主要用于津枯血燥便秘，病后虚弱眩晕乏力。熬膏生肌、敛疮、润肤。

【临证应用】用于血燥津枯便秘，既可单味应用，也可与核桃仁、蜂蜜等味配合，研末调服，以润肠通便。

用于病后体虚眩晕乏力等症，可与桑椹、女贞子、枸杞子、当归、炙黄芪、人参、黄精等药配合，以滋养肝肾，补益气血，恢复正气。

用于疮疡肿痛，如熬膏药作为基础剂，掺以拔毒消肿药粉贴之；疮疡溃后新肌不生、疮口不敛，又可用此为基础，加以相应之药熬膏，如生肌玉红膏等，外敷疮口，可促进生肌收口；或治水火烫伤，调和相应药物，涂敷患处等，都用到本品榨取的油脂。

常用量 1 日 9 ~ 30g，打碎，水煎服；或炒熟研细末，用温开水或蜂蜜调服；亦可炒熟研细末，制成丸药服。外用熬膏药（摊于布或厚纸上贴患处）或药膏（近似"软膏"，涂敷患处）等适量。

大胡麻，为亚麻科植物亚麻的种子。又叫瘪虱胡麻。味甘，性微温。功能祛风润肠，适用于风湿疮癣、大便秘结等症。一般用量为 6 ~ 15g，水煎服。外用适量。

【成方举例】桑麻丸（《医方集解》，桑叶、黑芝麻），治阴虚血燥，头晕目眩，视物昏糊，大便干结。

【经验小方】津乏血枯便秘简易方：桑椹、黑芝麻、火麻仁各等份，捣融如膏状，每服 6 ~ 9g，用蜂蜜、温开水各适量，调和服下，1 日 2 次。脾胃虚弱者，用黄小米加陈皮各适量，煮稀粥调服，以养血润燥通便。

肠燥解便艰难简易方：用黑芝麻、酒炒大黄各等份，研细末，服用量同上，用蜂蜜水调服。功能清热润燥，滑肠通便。服用时间过长、效果欠佳时，再加郁李仁、火麻仁各等量，可提高润肠通便作用。此方对于肠胃湿热引起的习惯性便秘，能清热润燥通便。

【治验举例】失血过多，眩晕目暗　郝某，女，49 岁。2003 年 5 月 10 日首诊。自诉："连续 3 个月经血量异常增多。第 2 个月行经中途，即感到头脑晕眩、视物昏暗，吃了些阿胶、枸杞子，稍微好些。第 3 个月原有症状加重，还出现大便解时滞涩、睡眠不安、午夜口干等症。当更年期综合征治，未见明显效果。还是请老中医调调为好。"视其形体尚健，精神略显虚烦；舌质微红少苔，津液不足；切其脉，似芤而虚软，至数偏数。辨证：血阴不足，虚阳上扰。治宜滋阴养血，潜阳平眩，加以安神润肠之味。方用桑麻丸合甘麦大枣汤加味。霜桑叶 15g，桑椹、黑芝麻各 30g，枸杞子、甘菊花、酒炒生地黄、当归、生白芍各 18g，柏子仁 15g，丹参、火麻仁各 30g，龙眼肉、龟甲胶（烊冲）各 15g，大枣 5 枚，小麦 30g，炙甘草 9g，3 剂。1 剂药文火缓煎 3 次，药汁混合一处，早、晚饭后半小时各温服 1 次，1 日半服 1 剂，缓服有利于运化吸收。尽量保持心情平和，勿熬夜，饮食温和而有营养，勿进辛辣燥热之物。谨防感冒，劳逸适度。

6 月 10 日二诊。自诉："上次药服后感觉都已正常，这个月经血量略少，比起前 3 个月，各方面情况都要好些。但这几天又有点头晕，我想照上次的药再取 3 剂，不知是否可以？"复诊其舌脉，比首诊时略好，但仍显阴血不足。嘱咐她原方续服 5 剂，服用法及注意仍同首诊。顺访至年底，共服药 8 剂，失血引起的眩晕目暗等症消除。月经后来也基本正常，经血量超大未再出现。

血燥津枯，时常便秘　邵某，女，53 岁。2005 年 3 月 7 日首诊。自诉："绝经已一年多，别的没啥感觉，就是经常便秘，有时甚至四五天不解一次大便，即使入厕蹲下，也得 15 ～ 20 分钟，艰涩难下，偶感半夜口干口渴，睡眠不实。吃过不少通便药，都能起作用，但不能治愈。好像越吃泻下药，便秘越严重，不吃吧，又感到腹部不舒服。就这样下去，会不会得啥大病？"视其面色乏泽，舌质近似光红，舌苔薄少微黄，津液不足；切其脉，沉细微数之象。辨证：血燥津枯，肠涩便难。治宜养血润燥，滑肠通便。选方仍用桑麻丸为主加味。桑椹、黑芝麻（微炒）、火麻仁（微炒）、核桃仁、麦冬、当归、生地黄各 120g，共捣极烂，玻璃瓶收贮，放于冰箱冷藏保质。每服 9g，日服 2 次，用蜂蜜水适量调服。如果服用时间过长、疗效降低时，可适当加量，服法相同，以保持大便顺畅为度。若未达目的，再调整药物。饮食以温和而有规律为要，勿进辛辣燥热、油炸焦硬之物，保持心情平和，勿熬夜，适当增加运动量。

4 月 30 日二诊。自诉："上次药汁口感适宜，服法简单，共服二十余日，便秘已经治愈。观察了半个月，未见反弹，身体各方面感觉也都正常。我怕以后再出现便秘，上方能不能重复使用？"遂告知：如和 1 个月前症状相同，无其他病症相兼，上方完全可以再用。

顺访多次，邵某的血燥津枯便秘，用本方断续服用，基本能保持 1 日 1 次大便，解时较以往为顺畅。继续注意饮食，适当运动，便秘未再明显反弹。

甘遂——泄水逐饮，消肿散结

甘遂，为大戟科多年生草本植物甘遂的块根。味苦，性寒，有毒。入肺、脾、肾经。苦寒有毒，能泻肾经及隧道水湿，直达水气所结之处，以攻决为用，为下水之圣药。功能泄水逐饮，消肿散结。主治水肿腹水、留饮胸痛、瘰疬、癫痫、湿热肿毒等症。

【临证应用】用于留饮、胸水、腹水、面浮水肿等症，常与牵牛子、大戟、芫花、厚朴、冬瓜皮等药配伍，以攻水逐饮消肿。单味甘遂为末调糊敷神阙穴（肚脐正中），内以甘草 3 ~ 6g 水煎服，有消退腹水功效。但二药切勿混淆，因为相反，不可轻易同时内服。

用于瘰疬、痰核、癫痫等症，取其逐饮祛痰之功，常与茯苓、陈皮、白芥子等味同用，以增强渗湿逐饮祛痰之功。

用于痰迷癫痫，可与朱砂、金礞石等味配合，以豁痰安神。

常用量 1 日 1.5 ~ 3g，水煎服。研末吞服，每次 1g，1 日 1 ~ 2 次，温开水送服。入丸散适量。

甘遂药性峻烈，非气实邪盛者及孕妇禁用。内服需要炮制，一般用清水漂 5 ~ 7 日，再用豆腐同煮至内无白心为度。亦有用淡醋（水、醋各半）泡透、晾干，再用淡醋和面厚裹甘遂（大戟同），文火煨至面焦黄，去面用。生甘遂有剧毒（大戟同），仅可外用，不能内服。个人用法同大戟、芫花、蝼蛄。

【成方举例】腹水散（经验方）：醋制甘遂、醋制大戟、醋制芫花各 30g，醋制鳖甲 90g，当归、川芎、桃仁、赤芍、红花、醋制香附、柴胡、郁金各 60g，白术 120g，陈皮、木香、砂仁各 60g，共为细末，每服 3 ~ 6g，腹水不下，适当加量，温开水送服。功能泄水消肿，软坚散结。主治臌胀水肿（肝硬化腹水）、胸胁胀满、二便涩闭等症。

古方如控涎丹（《三因方》，甘遂、大戟、白芥子），主治胸膈痰饮，胸胁隐痛，瘰疬，痰核等症。

甘遂通结汤（甘遂、桃仁、生牛膝、木香、厚朴、大黄），治重型肠梗阻，肠腔积液较多者。

大戟——泄水逐饮，消肿散结

大戟，为茜草科多年生草本植物红芽大戟或大戟科植物京大戟的根。味苦，性寒，有毒。入肺、脾、肾经。功能泄水逐饮，消肿散结。主治臌胀腹水、水肿、留饮胸胁胀痛、湿痰留饮肿核疮毒等症，功用近同甘遂。

【临证应用】用于臌胀腹水、水肿、痰饮胸胁胀痛，常与甘遂、芫花等药同用，以攻水逐饮，消肿散壅，而治胸水、腹水、喘满等症。

用于疮毒肿痛及痧症腹胀疼痛等症，方用玉枢丹内服外敷，以解毒散结，消肿止痛，而治痧胀腹痛、胸脘烦闷、呕吐泄泻、疮疡肿毒等症。

常用量1日2～3g，水煎服。为末吞服，1次至多1～2g，外用及入丸散适量。此药药性峻烈，非气实邪盛者慎服，孕妇禁用。内服制法同大戟，生者只可外用。个人用法同蝼蛄、甘遂等药。

【成方举例】玉枢丹（《是斋百一选方》，山慈菇、大戟、千金子霜、五倍子、麝香、朱砂、雄黄），主治疮毒肿痛、虫蛇咬伤、痧症腹胀、吐泻腹痛等症。

大戟散（《活法机要》，大戟、牵牛子、木香、猪腰子），主治水肿、腹大如鼓。

芫花——泄水逐饮，宽胸降逆

芫花，为瑞香科落叶小灌木植物芫花的花蕾。味辛，性温，有毒。入肺、脾、肾经。功能泄水逐饮，祛痰止咳。主治水肿腹水、留饮胁痛、咳逆喘促、头癣等症。

【临证应用】用于水肿、腹水、留饮胁痛等症，泄水逐饮与大戟、甘遂功效相似，故三药常常配合同用。

用于痰饮壅盛实喘，可与枳实、厚朴、神曲、葶苈子、莱菔子、茯苓、陈皮等味同用，以祛痰逐饮、宽胸降逆而治痰喘气逆。

用于头癣风痒，芫花一味研细末，猪油调敷有效。

常用量 1 日 1.5 ~ 3g，水煎服。为末吞服减半。虚人、小儿及孕妇禁用。大戟、甘遂、芫花俱反甘草，不可同用。虽然"大豆汤"方中配伍同用，陈无择亦有解说，但我未敢冒险试用。

以上 3 味药，除用十枣汤加减治疗悬饮、支饮胸满喘逆外，其余用法同蝼蛄药下的"半边散"，以治单、双腹臌（肝硬化腹水），气实邪盛者，暂用泄水消肿外，尚有成药玉枢丹内服以治感受秽浊之气或痧症气滞脘闷腹痛、外敷治疗热毒疮疖及有毒虫蛇咬伤等症。除此之外，未敢轻易使用。

可能因为个人过于谨慎，对于峻猛泻下之药，若非气实邪盛之证，需要急则治标之人，暂用以缓标急者，适量服之，待标实证势衰，续以扶正祛邪、标本兼治之法调之，总以治病不伤元气之外，从不敢随意将峻猛泻下之味作为常用药使用。但若确实需要急则治标，不然水湿壅盛，臌胀肿满势急，若非迅速泄水以消肿胀，而用半边散以治标急之症，他药效果又不如其神速者，亦当暂用以缓其急。此亦攻法之用。攻实克邪之法，亦为必备之用。邪之不去，正气难安。见者或讥我过于审慎，而我只做如实小结。

【成方举例】古方如十枣汤（《伤寒论》，芫花、甘遂、大戟、大枣），治心下有水气，干呕痛引两胁，或喘，或咳。

控涎丹（方见甘遂下）及刘守真所制舟车丸等方中，均用到此药，皆用于水肿腹水、留饮胁满之形气俱实症候。

牵牛子——泄水消肿，攻积逐饮

牵牛子，为旋花科一年生缠绕草本植物牵牛的种子。味苦、辛，性寒，有毒。入肺、肾、大肠经。功能泻水消肿，祛痰逐饮，杀虫攻积。主治水肿腹水、二便不利、脚气肿胀、痰壅气滞、咳逆喘满、食积腹胀、虫积腹痛等症。

【临证应用】用于水肿喘满、二便不利，常与白术、桑白皮、木通、陈皮、大腹皮、厚朴等味同用，以下气利水消肿。用于腹水肿胀，可与甘遂、芫花、大戟、冬瓜皮之类配合，以攻下逐水消肿。用于痰壅喘满，则与葶苈子、杏仁、苏子、莱菔子等味同用，以祛痰逐饮平喘。

用于饮食停积或虫积腹痛胀闷，常与酒大黄、枳实、厚朴、炒山楂、炒麦芽、使君子、槟榔、木香等味配伍，以消水导滞，杀虫消积。单味微炒为末吞服，每次 3g，1 日 1 ~ 2 次，温开水送服，亦有显著攻积通便功效。

常用量 1 日 3 ~ 12g，打碎水煎服。为末吞服微炒，1 次 2 ~ 3g，1 日 1 ~

2 次。

牵牛子为峻下之药，少量使用即能通便，用量过大则泻下如水，且能利尿消肿。故常用于臌胀腹水、二便不利及宿食积滞、大便秘结等症。至于治疗痰壅气滞、咳逆喘满，则只宜暂用，不可久服。如属脾弱胃呆、气虚腹胀者，当以健脾补中为要，不宜用此药攻泻消积，克伐胃气，以免复伤元气，导致重虚。此药超量过服，或不辨虚实，不分老幼，凡是腹胀气滞，便随意炒熟为末服之。因为消积通便效速，便被认为是好药，过量服用，偶见有呕吐、尿血、腹痛更甚者。小儿单味过量服用，当时虽然有消胀功效，继之反复积滞，消化不良，身体反而不健康者有之，这是因为克伐脾胃中和之气，导致脾胃虚弱、运化无力使然。故脾胃不足者慎用，孕妇及病久气虚者禁用。

【成方举例】消食攻积散（经验方）：牵牛子（微炒）15g，炒莱菔子、陈皮各 30g，木香、砂仁、厚朴、枳实、酒大黄、炒山楂、炒麦芽、胡黄连各 15g，焦白术 30g，共为细末，每服 6～9g，1 日 2 次，用温开水送服。功能消食攻积，通便止痛。主治新旧饮食停积、肠鸣脘胀腹痛、大便滞涩或秘结等症。

古方如牵牛散（《普济方》，牵牛子、木通、白术、桑白皮、木香、肉桂、陈皮），治水气肢体浮肿，大小便涩，上气喘促。

牵牛散（《沈氏尊生书》，牵牛子、大黄、槟榔、雄黄），治虫积。

【经验小方】炒牵牛子、槟榔、木香各等量为细末，成人每服 9g，日服 2 次，或单味炒熟为细末，每服 3～6g，小儿量酌减，用温开水送服。对于积滞腹胀或虫积腹痛，而脾胃不虚者，有明显消食导滞、宽胀止痛效果。服药以大便通畅为度，不可泻下太过，以免伤及脾胃升发之气。

【治验举例】胁满气逆，大便秘结 张某，男，53 岁。2003 年 3 月 21 日首诊。自诉："我有两个病最烦人：一个是痰涎壅急，胸脘憋闷喘促；一个是大便不通，经常秘结，蹲下半天解不出。这两个病虽然一个在上，一个在下，其实和一个病差不多。因为只要下边不通，上边就喘急更甚；下边一通，上边随之也减轻。若能把痰喘和便秘同时治疗，效果就会明显为好。我不求根治，因为年代已久，只要保持下边通畅，痰喘就不会威胁我正常生活、工作。"首先这是一个明白患者，其次看他身体不虚、正气尚旺，就是过于肥胖，虽然中气也足，但是声音重浊，气道明显失于顺畅。视其舌质淡紫而暗，舌苔偏于灰厚微腻；切其脉，滑迟有力。问及生活习惯如何？患者言道："因为做生意，生活从无规律，喜食荤腥油腻口重之物，饮酒量不大，但凡一日三餐，多少都喝点。还经常外出吃夜宵，若逢感冒风寒，虽不发热，但老毛病必会加重。"

由上所见，此人湿盛、痰盛、脾肺气滞无疑，故见上下常常壅滞不通，而致胸闷、便秘。也可用一句时髦话形容：体内"垃圾作怪"。病从口入，劳逸失度，是其主要致病、发病因由。治宜上去痰饮，下洁净府（通大便），使之上下通畅，即如本人所述"病情随之减轻"。方用牵牛散为主加减。牵牛子（研碎）15g，茯苓 24g，半夏 9g，陈皮、白术各 15g，桑白皮 30g，木香 9g，苏子、厚朴、酒大黄（后下）各 15g，甘草 6g，3 剂。水煎，饭后半小时温服，1 日 1 剂。三煎药渣宽水，煎开后加陈醋 250mL 适温泡足。饮食尽量清淡、温和、有规律，最好戒烟酒，劳逸适度，注意保暖，谨防感冒。

3 月 25 日二诊。自诉："基本达到我的要求，您听我的说话声音都已顺畅多了。大便虽已解时稍快，但还不算很顺畅，再把药量加重点无妨。"复诊其舌脉，与首诊时比未见变化，可见他的湿痰气滞之盛。遂将上方牵牛子、酒大黄量各加至 18g，再加枳实 15g，续服 5 剂。服用法及注意同首诊。服药期间效果满意，病情续有减轻，则尽剂再诊；若有不适，需要电话及时告知。

4 月 3 日患者来告知："对我来说，药量大点还是好些。这 5 剂药服后，感觉都已基本正常，特来道声谢谢！我要出趟远门，年底回来再诊。"

商陆——苦寒逐水，消肿止痛

商陆，为商陆科多年生草本植物商陆的根。味苦，性寒，有毒。入肺、脾、肾、大肠经。功能逐水消肿。主治水肿胀满、二便不利、热毒疮肿等症。

【临证应用】用于水肿胀满、二便不利，常与甘遂、大戟、芫花、大腹皮等味配合，以苦寒沉降，通利二便，逐水消肿。仅暂用于实证水肿，虚人禁用。

用于热毒疮疡肿痛实证，用本品适量加食盐或本品少许，捣融外敷，以清热解毒，消肿止痛。

常用量 1 日 3 ~ 9g，水煎服。外用适量。前人言其开白花、根白色者入药内服；花色淡紫或红、根赤色者不可内服，仅作捣敷热性疮肿用。

【成方举例】疏凿饮子（《济生方》，商陆、羌活、秦艽、槟榔、大腹皮、茯苓皮、椒目、木通、泽泻、赤小豆、姜皮），治遍身水肿，喘呼口渴，大小便不通。

【治验举例】寒湿不化，全身水肿　赵某，男，57 岁。2003 年 3 月 9 日首诊。自诉："慢性肾炎 3 年余，反反复复，多次住院，肿消出院，不久又肿。有人说这病断不了根。我现在面目及全身水肿，尿少淋涩，腰胀腿沉，胸腹满闷，呼吸不畅，活动乏力，四肢不温，饮食乏味。吃速尿片可暂时消肿，但是管不了一两天，又开始肿。听人介绍，特来求诊。"视其面目虚浮，双足水肿发亮，行走迟缓，精神不够振作；舌质淡暗，舌苔白厚灰腻；切其脉，细迟之象。辨证：脾肾阳虚，寒湿不化。急则治标，先以利水消肿法，方用疏凿饮子煎服。商陆9g，羌活、秦艽、槟榔、大腹皮各15g，茯苓皮、椒目各18g，木通、泽泻各12g，赤小豆30g，生姜皮15g，3剂。水煎温服。三煎药渣宽水，煎开后适温泡足，不温则去之。食盐摄入要少，最好用秋石代之，即所谓"药盐"。饮食温和为要，暂勿进荤腥油腻及寒凉之物。劳逸适度，防寒保暖。

3月15日二诊。自诉："中药消肿见效也快，头剂服后，小便量多，全身水肿随消，感觉身体内外都轻松了许多。"视其颜面、双足已见皱纹，舌质未见变化，舌苔厚腻略化；复切其脉，转为细缓而来。寒湿略化之象，治法改为温补脾肾，治本为主。方用无比山药丸合疏凿饮子加减。炒山药、茯苓、焦白术、菟丝子各120g，肉苁蓉、杜仲、巴戟天、熟地黄、山茱萸、怀牛膝、生黄芪、椒目、赤小豆、生姜皮、炒薏苡仁、炮附子、益智仁各90g，共为细末，炼蜜为丸绿豆大。每服9g，日服2次，渐加至3次，用稀粥或温开水送服。服药期间效果感觉较好，病情稳定，水肿未见明显反弹，即可坚持服用丸药；如出现水肿，病情反复，可用首诊方煎服一二剂，肿消后接服丸药。首诊时所嘱，切勿忽略。

断续顺访2年，赵某的"慢性肾炎"病情基本稳定，偶有反弹，较以往症状明显为轻，基本不影响正常劳作、生活，身体总体情况逐渐向好。

巴豆——泻下逐饮，劫痰蚀疮

巴豆（巴豆霜），为大戟科常绿乔木植物巴豆树的成熟种子（种仁去净油即巴豆霜）。味辛，性热，有大毒。入胃、大肠经。功能泻下逐饮，劫痰，蚀疮。主要用于寒积便秘、水肿腹水、痰壅咽喉、气急喘促、痰迷心窍、癫痫痴狂、疮疡有脓而难以溃破等症。

【临证应用】用于寒积便秘体实者，常与干姜、大黄、枳实、厚朴等味配合，以温通峻下，除积泻实。

用于水肿腹水，邪实正气不虚者，可与大黄、芫花、甘遂、腹水草等味同用，以泻脏胀积水（肝硬化腹水），待积水泻除胀消，需要对证方药调治，以防腹水随即反弹，体虚者忌用。

用于痰壅咽喉，气急喘促，甚至窒息欲死者，内服配胆南星、天竺黄、海浮石、海蛤壳、苏子、白前、厚朴、枳壳等味，以宽胸降气，豁痰利咽；病情危急者，亦可用少量巴豆霜灌服，以促使吐出痰涎，而通闭塞，但仅限于仓促间治标之用，正气不足者禁用。

用于痰迷心窍，或癫痫痴狂，多与朱砂、牛黄、胆南星、金礞石等味同用，以清心劫痰，开窍醒神。

用于疮疡有脓不溃，毒脓不得外泄，可与乳香、没药、蓖麻子仁等味配合，即"咬头膏"，外敷患处，即可蚀皮溃破，促使脓出。

本品为峻泻利水通便药，故多用于逐水、攻痰、通便，其效显著。但由于发挥其泻下作用的成分主要为所含油脂，且有大毒，并具腐蚀作用，故不宜直接服用，必须压榨去净油脂，制成巴豆霜，一般配入丸散用。巴豆霜的泻下功效仍然是巴豆油的作用，但是峻泻作用及毒性已经减弱。即便如此，依然有毒，故只能少用、暂用，不可多服、久服，虚人忌服。

常用量 1 日不得超过 0.1g，分 2 次入丸散服。一般不入汤剂。外用适量。此药有大毒，若非急症必需时，不得轻易使用。孕妇及体虚正气不足者禁服。误服、多服，包括不慎入眼腐蚀灼伤角膜等，均可引起中毒。如服后出现口喉肿痛、呕吐、腹痛、腹泻、大便水样、里急后重、头痛、眩晕、皮肤湿冷、甚则虚脱、呼吸急促或微弱等反应，即为中毒险症，最好速送医院抢救，以免出现事故。老方法解救，须防误事。续随子、巴豆二药，皆为非常之药，若非标实急症、正气不虚之人，切勿轻易使用。

【成方举例】古方如三物备急丸（《金匮要略》，巴豆、大黄、干姜），治寒滞食积阻结于肠胃，卒然心腹胀痛，痛如锥刺，气急口噤暴厥者。

三物小白散（《伤寒论》，巴豆、贝母、桔梗），治寒实结胸。

二白膏（乡医秘方）：巴豆（连壳）3 ~ 6g，白米饭 60 ~ 120g，共捣极烂，外敷患处。敷后局部皮肤灼热起泡，随即去之，用消毒注射器抽出泡内黏液浊水，用碘伏或紫药水涂之，并不遗留瘢痕。功能祛湿拔寒止痛。主治肩关节疼痛麻木（肩周炎），活动受限，久治不愈，以及膝关节疼痛漫肿，麻木不仁，行走不便等症。此方仅限于关节疼痛日久，其他方法治疗无效，性质属于湿寒者，若不畏惧起泡，方可使用。对于肩周炎、膝关节炎麻木冷痛，日久不愈者，确有较好消肿止痛效果。方，来之不易；用，亦不可随意。既然和盘托出，还要叮嘱再三：感觉疼痛不属于寒湿者，勿用；畏惧起泡的人禁用。

【治验举例】食积不化，寒滞腹痛 张某，男，31 岁。2000 年 3 月 9 日首诊。自诉："近来不是请人吃饭，就是到朋友那里吃喝，不分昼夜，搞得我浑浑噩噩。这 3 天，腹痛肠鸣，大便秘结，有时腹胀刺痛，胸脘憋闷，手足发凉。父母说赶紧请您看看，不然还要花大钱！"视其面色滞暗，舌质乏泽，舌苔厚腻；切其脉，沉弦滑迟之象。辨证：食积不化，寒滞腹痛。急则治标，速以消食导滞、峻下通便法，方用三物备急丸与服，以攻其食积结于肠胃。巴豆霜 0.2g（分 2 次用汤药送下），大黄 15g（后下），干姜 9g，1 剂。水煎温服，以利为度。3 天之内，只可吃五谷蔬菜，且要温和、容易消化，不可饮冷食寒。

3 月 12 日二诊。自诉："这药真厉害，服下肠鸣响如雷声，腹痛加剧，不到 1 小时即开始泻下臭腐难闻，脘腹顿时感到轻松，1 剂药服后，腹胀憋闷、肠鸣腹痛已除，只是感到全身没劲。"视其面色已见微润，舌质微红，舌苔薄润；复切其脉，转为缓滑之象。攻法之用，攻其邪实。邪实食积已除，当以和法和之。方用保和丸为主加减调之。炒山楂、炒麦芽、炒神曲各 15g，党参、白术各 18g，陈皮、木香、砂仁（后下）各 9g，连翘、炒莱菔子各 12g，甘草 6g，煨姜 9g，大枣 3 枚，粳米 15g，2 剂。水煎温服。此药服后，饮食消化正常，身体无不适感觉，即可不再服药。

3 月 15 日张某来告知："谢谢老先生，我的病已经好了，身体也没啥不舒服的，您看还吃点啥药再巩固下？"我笑笑说："你这就是饮食停滞，以后注意点就行了。要想巩固下疗效，买 2 盒保和丸吃几天就行。"

<h2 style="text-align:center">续随子——泻下逐水，破血散癥</h2>

续随子（千金子、续随子霜、千金子霜），为大戟科二年生草本植物续随子的成熟种子（种仁，去净油为"霜"。因其果形颇似巴豆，民间即称之为"巴豆"。其性味作用也与巴豆相似）。味辛，性温。入肝、肾经。功能泻下逐水，破血散癥。主治大腹水肿、癥瘕积聚、月经闭止等症。

【临证应用】用于水肿腹水、二便不利的水肿实证，常与大黄、枳实、桑白皮、茯苓皮等味同用，以峻泻利水，通利二便。

用于月经闭止、癥瘕积聚，可与当归尾、虻虫、川芎、赤芍等味配合，以破血通经，行瘀散癥。

续随子（千金子）所含的油脂有峻泻作用，而且有毒，故临证应用必须去净油，它的残渣即为千金子霜，多配入丸散内服。此药的毒性虽较巴豆略小，但也只能暂用、少用于标实之证，不可多用、久服，虚人禁用。

常用量 1 日 0.1 ~ 0.2g，分 2 次吞服，一般不入煎剂。

【成方举例】续随子丸（《证治准绳》，续随子霜、人参、木香、防己、茯苓、槟榔、葶苈子、海金沙、桑白皮），治周身肿满，喘闷不快。

【治验举例】寒痰壅盛，喘满水肿 孙某，男，77 岁。2007 年 9 月 30 日首诊。自诉："我这哮喘是从小都有，每逢天气转凉即发，平时还好，基本不影响正常生活。多次大医院检查、住院，诊断支气管哮喘，其他都还正常。这次已经复发近 20 天，胸脘痞闷，全身浮肿，喘嗽不息，走路上坡，呼吸张口，清稀痰涎恁多，一天到晚吐不完，小便量少淋沥，双腿沉重无力。原来吃氨茶碱有效，后来再吃无用。请您先把我的浮肿喘满减轻，再去痰涎，即可减轻我的痛苦。"视其年逾七旬之人，形体依然不衰，就是说话声音重浊，面目浮肿，乃是痰涎壅盛所致；舌质淡暗，舌苔灰腻而厚；切其脉，滑迟之象。辨证：脾失运化，寒痰壅盛。治宜泻下逐水，温化寒痰。体质不虚，标本兼治。方用续随子丸为主加减。续随子霜 0.2g（分 2 次吞服，用汤药送下），党参、白术各 18g，厚朴、枳实、姜半夏、葶苈子（布包煎）各 12g，茯苓 18g，生姜皮、桑白皮各 15g，苏子、莱菔子、白芥子各 9g，甘草 6g，生姜 5 片，3 剂。水煎温服。四煎药渣宽水，煎开后适温泡足，凉则去之。注意保暖防寒，饮食以温和为要，戒烟酒，勿食寒凉油腻之物。

10 月 5 日二诊。自诉："浮肿已消，喘满胸闷减轻，就是痰涎还是很多。"复诊其舌脉，均无明显变化。上方去葶苈子、桑白皮之苦寒泻肺，茯苓加至 30g，姜半夏、白芥子、莱菔子各加 3g，生姜换以煨姜 30g，另加炙麻黄 9g，杏仁 12g，以增强温化寒痰、降逆平喘之功。续服 5 剂，服用法及注意同首诊。

10 月 13 日三诊。自诉："浮肿未见反弹，痰涎少了，喘促胸闷续有明显减轻。视其面色微润，浮肿未再出现，舌质微红，舌苔白润，听其说话声音已较顺畅；复切其脉，缓滑之象。水湿已行，寒痰略化之征。上方去续随子霜之泻下逐水性猛之味，加蜜炙款冬花、蜜炙枇杷叶各 18g，汤药续服 5 剂。服用法及注意仍同首诊。另取 5 剂，煨姜换干姜 15g，共为细末，炼蜜为丸绿豆大。汤药尽剂，接服丸药，每服 9g，日服 2 次，渐加至 3 次，用温开水送服。

翌年 5 月初偶遇孙某，说他自服汤药以后，浮肿一直未再出现。接服丸药，一个冬天较往年平稳多了。今年要提前调治。

卷四 祛风湿药

凡能解除肌肉、经络及筋骨之间的风湿之邪，从而消除痹痛的药物，称为祛风湿药。痹痛的症状，主要有肢体疼痛、关节不利、筋脉拘急或麻木不仁等。一般认为，若疼痛游走不定的，属于风邪偏胜；疼痛较剧，痛有定处的，属于寒邪为胜；疼痛而有重着感的，属于湿邪为胜；局部出现红肿热痛，或伴有发热的，是为热邪为胜。祛风湿药主要具有祛风湿、通经络作用，但是它们的药性又各有偏胜，临证使用时必须根据风、寒、湿、热的不同，选用相关药物，对证施治。切不可只要是风湿痹痛，便不分何邪为胜，随意施以祛风湿药，以防耗伤阴血，出现意外（有些医者开药动则蝎子、蜈蚣、白花蛇、川乌、草乌、麻黄、细辛、马钱子等药一拥而上，美其言曰："风湿顽固，非猛药不可"，屡造弊端。如此"经验"，绝不可取）。

使用祛风湿药时，需要选用适当之品配伍，才能针对性治疗，获得较好效果。如病邪在表者，当配解表药同用；病邪入于经络或筋骨，以致气血凝滞者，当配合活血通络药同用；若邪热炽盛者，又当配伍清热药同用；若气血两亏或肝肾不足者，则当配合补益气血、滋养肝肾的药物同用，以扶正祛邪，标本兼治。

此卷内容仅局限于个人对此类药物的认识和用法，结合"疼痛证治"内容相互参看，即是本人对此类药的识用全貌。本人治病谨慎，总把安全放在首位，以求稳妥治愈疾病。五十余年谨慎治疗风湿痹痛经验和盘托出，仅供读者参考。

秦艽——祛风胜湿，退黄除热

秦艽，为龙胆科多年生草本植物秦艽的根。味苦、辛，性平。入胃、肝、胆经。功能祛风胜湿，清退虚热，兼退黄疸。主治风湿痹痛、关节酸痛、挛急不遂、湿热黄疸、潮热骨蒸等症。

【临证应用】用于外感风邪、肢节酸痛、畏风自汗等症，多与荆芥、防风、桑叶、菊花等味同用，以疏风解表，通络止痛。用于风湿痹痛、挛急不遂等症，常与防风、羌活、独活、桑枝等味配伍，以祛风除湿，通络止痛。

用于湿热黄疸，可与茵陈、茯苓、泽泻、黄芩等味同用，以化湿退黄。

秦艽尚能除热退蒸，用于骨蒸潮热，则与鳖甲、知母、白薇、地骨皮等味配合，以清退虚热。

常用量1日9～15g，水煎服。

【成方举例】古方如大秦艽汤（《活法机要》，秦艽、生地黄、石膏、羌活、防风、白芷、细辛、黄芩、当归、白芍、川芎、熟地黄、白术、茯苓、甘草、独活），治风湿痛，手足不仁。

秦艽鳖甲汤（《卫生宝鉴》，秦艽、鳖甲、青蒿、柴胡、地骨皮、当归、知母、乌梅），治骨蒸潮热，肌热消瘦，舌红颊赤，气粗，盗汗。

【治验举例】关节酸痛，恶风畏寒 沈某，男，50岁。2005年3月27日首诊。自诉："全身关节酸痛不利，甚至拘挛，如此已有一月之久，状似感冒而不发热、头痛、咳嗽，当感冒治，汗出，更加畏风怕寒，关节酸痛加重。说它是风湿吧，怕风、怕寒，也怕热，不像风湿那样关节强痛、麻木，仅怕寒湿、劳累，活动不便，真不知道是啥怪病！"视其形体尚健，精神正常，面色微显虚浮；舌质偏红，舌苔白润；切其脉，细缓之象。其实并非"大病"，乃是风邪较胜之行痹，故见全身关节酸痛，畏风畏寒亦恶热。治法疏风通络可以，解表发汗则不妥。因为汗出过多伤阴，关节失于润养，故汗出后关节酸痛更甚，舌质偏红。治宜疏风通络，通利关节。方用大秦艽汤为主加减。秦艽18g，生地黄15g，石膏30g，羌活、独活、防风各15g，桂枝9g，赤芍15g，桑枝、黄芪各30g，当归15g，甘草6g，3剂。水煎温服。四煎药渣宽水，煎开后加陈醋150mL，适温泡手足。注意保暖，谨防感冒，饮食以温和为要，勿近寒凉水湿及热燥伤阴之物，劳逸适度。

4月2日二诊。自诉："看来真不是大病，3剂药服下，不适症状基本消除，三怕（怕风、怕寒、怕热）已退。难怪人家说药不对证，就是服百剂也无用。我这次可真体会到了。"视其面色微润，虚浮已退，舌质红润，舌苔依然白润；复切其脉，细缓转为缓匀。上方再服3剂，可改为2日1剂缓服，服法及注意事项同首诊。治愈即可，不愈再诊。

肌热消瘦，潮热盗汗 刘某，男童，7岁。2007年7月25日首诊。其母代诉："小儿自从一次重感冒之后，一直食欲不振，食量时多时少，消化也不好，因而身体消瘦，但精神尚可。这半年来食量已经恢复，而且消化很好，能吃，饿得也快，但是依然消瘦，肌肤及手足心热烫，量体温正常，夜寐不宁，经常盗汗，白天吃饭时也比以往容易出汗。大医院儿科检查，未发现有啥异常。但是身体与得重感冒前比却明显不正常。"视小患者形体偏于消瘦，精神正常，面色乏泽；舌质近似光红，苔少乏津；切其脉，沉细偏数之象。辨证：肝脾失和，阴虚潮热。治宜清肝健脾，退热止汗。方用秦艽鳖甲汤为主加减。秦艽、鳖甲、青蒿、柴胡、地骨皮、当归、酒炒白芍、知母、白术、山药各9g，牡蛎、龙骨各12g，砂仁6g（后下），炙甘草3g，粳米9g，3剂。水煎温服。四煎药渣宽水，煎开后加陈醋100mL，适温泡足。饮食以温和容易消化且有营养为要，谨防感冒。

7月31日二诊。其母代诉："肌热盗汗已退，夜寐也较安静。想让他身体恢复健壮，可能需要时日。"视其面色已见微润，舌质红润，舌苔仍少；复切其脉，仍显细数。上方去粳米，加西洋参、制黄精各9g，取5剂，共为细末，用大枣、粳米适量煮糊，去枣皮、核，和药末为丸绿豆大。每服6g，日服2次，用温开水送服。大致要服3个月左右。争取1料药服下，身体能够恢复到患重感冒前的健康状况。后得知刘某小患者1料药尚未尽剂，身体健康状况已基本恢复，肌热盗汗一直未再出现，体重缓慢增加。

按语：秦艽退虚热清润，而黄柏泻阴火苦寒，故本患者虽然手足心及肌肉热烫、夜寐盗汗不宁，始终不用黄柏者，乃顾及小儿先后天俱不足，故不可轻用苦寒伤阳之味。即使使用清润退热之味时，亦须顾及脾胃中和之气，如用参、术、山药、砂仁之类。与本患者相似症状的小儿颇为常见，能审慎对证用药，多在服汤药3~6剂、丸药1料后，即可消除症状，恢复健康。虽然每个患者致病原因及临证表现都有一定差异，但把握好清肝、和胃、退虚热、养气血这些治疗大法，用药切勿忘却小儿"纯阳之体"，勿伤脾胃中和之气，组方不可杂乱，尤忌苦寒过度，耗伤小儿稚嫩生生之气。选方对证，效如桴鼓；用药杂乱，非但无效，且会增疾。

独活——祛风胜湿，通痹止痛

独活，为伞形科多年生草本植物毛当归的根。味辛、苦，性微温。入肾、膀胱经。功能祛风胜湿，通痹止痛。主治风湿痹痛，腰膝酸重，两足湿痹，屈伸不利，风寒湿痹偏于半身以下者。

【临证应用】独活主要作用为胜湿、通痹、止痛。用于湿痹腰痛腿沉等症，常与细辛、白术、薏苡仁、木瓜、苍术等味配合；用于周身痹痛、关节屈伸不利等症，常与羌活、天麻、当归、川芎、鸡矢藤等味配合。

腰以下肾主之，故风寒湿痹偏于半身以下，而见腰膝酸重等症，又可与当归、杜仲、地黄、桑寄生等味配合，以入肾而健筋骨，独活寄生汤即是标本兼治之第一名方。

用于腰椎间盘突出症腰腿疼痛偏于肾虚湿滞者，常与熟地黄、当归、巴戟天、金毛狗脊、穿山龙、制草乌、制川乌等味同用；或用生草乌、生川乌各30g，独活、海风藤、石楠叶、生苍术各120g，共为粗末，用陈醋、白酒各适量拌匀潮湿（用酒糟拌湿亦良），加热布包敷熨患处不计时，以感到痛轻舒适为度。功能祛风除湿，通痹止痛。用于风湿痹痛、陈伤作痛、关节冷木、屈伸不利等症。此方有大毒，仅作外用，严禁内服。

常用量 1 日 12 ~ 18g，体实湿重患者，可用至 18 ~ 30g。

【成方举例】独活汤、独活寄生汤、通痹散、三痹散等。

【经验小方】独活与生草乌、生川乌等量，高度白酒浸泡，用于外擦患处，止痛作用极佳，但绝不可内服！或单味独活为末，酒糟适量拌匀，加热布包热敷患处，可用于治疗风寒湿痹及跌仆伤痛，简便易行，效果亦良。

【治验举例】**肾气不足，湿痹腰痛**　古某，男，48 岁。1993 年 7 月 2 日首诊。自诉："自幼务农，水湿不避，偶感腰腿强痛，挖点八棱麻根煎水，兑入老黄酒一碗，喝下休息一夜，翌日照常农作。时间长了，老办法渐渐失效。大医院说我是腰肌劳损，也无好的治疗方法，让我多加休息。年不及半百，不干活咋行？"视其面色、精神尚可，舌质微淡，舌苔白厚微腻，切其脉象细濡。显见肾气不足、寒湿闭阻之征。治宜温肾散寒，祛湿通痹。方用独活寄生汤加减。独活、桑寄生各18g，川芎15g，细辛6g，薏苡仁30g，白术、续断、杜仲、金毛狗脊各18g，当归、熟地黄、川牛膝、赤芍各15g，肉桂、甘草各6g，粳米15g，5 剂。水煎温服。药渣加陈醋、白酒各约50mL拌匀、加热，布包热敷腰、胯、腿等强痛之处。热敷 2 小时后，再加热水，适温泡足。勿嫌麻烦，敷、泡见效甚速，当时即感轻松。药渣尚有作用，再用有效，弃之为可惜。

7 月 9 日二诊。自诉："遵您所嘱，内服、外用，5 剂药病去大半。如能泡酒常服，岂不更好？"复诊舌象已如常人，脉来尚显无力。遂将上方加黄芪30g，人参15g，巴戟天30g，取 5 剂，自备生姜150g，红糖1000g，核桃仁（微炒）200g，纯玉米大曲白酒（约 50 度即可）15L，浸泡 1 个月，每饮50mL，日饮

2～3次。亦可加热外擦强痛或麻木之处，注意保暖，勿过度劳累。后顺访多次，古某对饮酒效果十分满意。告知腰腿痛治愈，不影响劳作。

腰椎突出，疼痛麻木 这类患者甚多，治疗效果尚可。举例以证其验。

杨某，男，43岁。2001年4月3日首诊。自诉："闪腰岔气多次，起初小治可愈，久则诸法罔效。无论吃药、理疗，效果皆不明显。3天前因为用力过猛，突感腰酸如触电一般，当时便站立不起，勉强掐腰扭晃，不料越扭越痛，自腰髋以下，痛如刀割，腰痛如折，无论坐卧站行，都痛不可忍，甚至足不能任地，大小便都很困难。听人介绍，特来求治。"看患者弯腰撅臀、步履艰难之状，确实痛苦。视其舌质淡白，舌苔白润；切其脉，弦迟之象。辨证：肝肾不足，寒湿凝滞。治宜温肾助阳，活血通络。方用独活寄生汤为主，对证加减。独活、桑寄生、当归、熟地黄、杜仲、续断、川牛膝各18g，穿山甲3g（为末分2次，用老黄酒送服），红花、苏木各15g，制川乌、制草乌（此2味需要先煎30分钟）各9g，三七粉6g（与穿山甲服法同），鸡矢藤60g，威灵仙15g，穿山龙60g，白术18g，粳米15g，5剂。前三煎饭后半小时温服。病情重者，1日1剂；病情缓者，1日半1剂，中午不服。药渣用法同古某案。

4月9日二诊。见患者勉强可以行走，腰仍不能完全挺直，面容痛苦之状已减。复诊其脉，略显缓和，弦而微滑，寒散血活之象。杨某告知："服药有效，疼痛略减，生活勉强可以自理。听说您配方泡酒服，效果很好，能否也给我配1料？"我回言可以。但汤药不可停服，约需20剂，将不适症状基本消除，接着再饮药酒，以缓治巩固疗效，减少或控制复发。汤药仍用上方续服。

泡酒药如下：独活、桑寄生、当归各90g，川芎、赤芍各60g，熟地黄、杜仲、续断、巴戟天、金毛狗脊、枸杞子各90g，核桃仁150g，人参、生黄芪各60g，三七120g，穿山甲30g，制川乌、制草乌各15g，细辛30g，穿山龙、鸡矢藤、木瓜、薏苡仁、白术各90g，红花、苏木、川牛膝各60g，甘草30g，生姜300g，红糖1500g，纯玉米大曲白酒15L。上药同泡1个月，每次饮半两（25mL），极量不超过1两（50mL），1日饮2～3次，亦可加热外擦疼痛麻木处。内服浸泡越久越良。

顺访：杨某治疗效果同其他患者相近，共服汤药20剂、药酒1料，治疗时间1个月左右，腰椎间盘突出症基本治愈。相比其他方法治疗效果，效优、安全，花费明显偏低，复发率更低，预后大多良好。但高血压、冠心病、脑梗、糖尿病、慢性肝病、胃十二指肠溃疡等病症，则不适宜饮服药酒。不能饮药酒者，治疗时间偏长，效果较差。

羌活——祛风胜湿，解表止痛

羌活，为伞形科多年生草本植物福氏羌活的根茎及根。味辛、苦，性温。入膀胱、肾经。功能祛风胜湿，解表止痛。用于外感风寒夹湿，头痛如裹，恶寒发热；风湿痹痛偏重于半身以上，头、项、脊背及上肢强痛等症。

【临证应用】 羌活主要功效为发汗解肌退热，祛风除湿止痛。用于风寒夹湿表证，头痛脊强，骨节酸痛，常与防风、白芷等味同用，九味羌活饮、羌活胜湿汤二方，均可考虑对证加减使用；用于风湿痹痛，或中风舌强不能言、手足屈伸不利等症，大秦艽汤为主，对证化裁。羌活善治头项、脊背及上肢疼痛，常与川芎、细辛等味同用；如用于风湿全身痹痛者，羌活、独活并用，以治风湿相搏，头痛脊强等症，而散肌表之风寒湿邪，利周身百节以止痛。若属血虚头痛，遍身疼痛者，二活皆当禁用，以免重耗阴血。

常用量 1 日 9～15g，水煎温服。药渣再煎泡足，以助祛风除湿、散寒止痛之功。

羌活、独活均为气味芳香浓烈之药，故皆有疏散风湿、祛寒止痛功效。凡属风寒湿痹麻木疼痛，而不分上下皆重者，可二活同用。若症状侧重于上者，以羌活为主；疼痛侧重于腰以下者，则以独活为主。二活不论入汤剂、浸酒、为丸散服均可，外用熏蒸、热敷、泡酒温擦等，均有较好效果。可谓治疗风寒湿痹及跌打伤痛最为常用之品。

羌活一药，既能发汗解表，又能祛风除湿止痛。若用于解表，应将它的发汗与祛风止痛两种功效密切联系起来，即在临证上必须兼有头痛如裹或关节强痛等症，才考虑使用。至于风湿痹痛，不论有无表证，都可使用。临床证明，本品退热功能亦良，常配合清热疏风药如蒲公英、板蓝根、黄芩、荆芥、防风等味同用，以治风热表证，而且一般热退后无再度发热现象。但本品气味浓烈，用量过多，易致呕吐，故在使用时必须注意患者的胃纳情况，掌握适当剂量。用于治疗风湿痹痛，即使患者身体尚健，脾胃亦无明显疾病，用药也要考虑到脾胃勿受伤害。治风湿痹痛药大多以祛风除湿、活血通络为主，在用药时，不可不顾及到脾胃，以防气味浓烈之味如羌活、独活、乳香、没药及活血通络药如赤芍、牛膝等味对脾胃的伤害。治病而不引起副作用，方为善于用药者。

【成方举例】 九味羌活饮、羌活胜湿汤、大秦艽汤等。

【治验举例】**外感风湿，头痛如裹**　张某，男，34 岁。2000 年 3 月 2 日首诊。自诉："初觉头痛如裹，全身酸楚，关节强痛，畏风恶寒，体温略高，无喷嚏咳嗽。当感冒治，打针 3 天，症状反而加重。"视其舌质微淡，舌苔白滑；脉来浮迟之象。辨证：外感风寒湿邪束表。治宜辛温祛湿散寒。方用九味羌活饮为主。羌活、防风、苍术各 15g，细辛 5g，川芎、白芷、柴胡、黄芩各 15g，生地黄 12g，甘草 6g，葱白连根 3 茎，生姜 3 片，2 剂。水煎热服，发出微汗，谨避生冷风寒。

3 月 5 日二诊。自诉："头煎服下，全身发出微微黏汗，当时即感身体轻松，头痛缓解；2 剂服后，基本痊愈，休息 2 日即可上班。"

头痛脊强，肩臂麻木　郑某，女，53 岁。2001 年 7 月 6 日首诊。自诉："半边头痛，时轻时重，痛如布裹胀闷，颈项、脊背强痛，有时睡觉翻身都困难；天阴下雨时，肩臂手指偶感麻木，入夜则甚。有当颈椎病治，有当偏头痛治，效果仅管暂时，不久即发，且有加重势头。"观其面色黄垢，舌质淡，苔白腻；脉来浮缓而细。辨证：风寒湿痹，血脉失和。治宜祛风胜湿，活络止痛。方用大秦艽汤为主，对证加减。秦艽 18g，羌活、独活各 15g，黄芪 24g，防风、白芷各 15g，细辛 5g，桂枝、姜黄、川芎、红花各 12g，白术、苍术、当归、熟地黄、粳米各 15g，5 剂。水煎温服。药渣加陈醋、白酒各适量，加热布包，热敷肩背等麻木疼痛处，冷则加热再敷，1 日可敷 2 小时。敷后谨避风寒，劳逸适度。

7 月 13 日二诊。自诉："上药服后，半边头痛、胀闷减轻，脊背强痛基本消除，睡觉翻身可以随意，肩臂沉重疼痛、手指麻木亦略有好转。"视其面色黄垢微泽，舌苔转为薄黄津润，舌质微红；脉来微缓之象。确如郑某所述，用药对证，病已减轻。上方续服 3 剂，服用法同首诊。另取 3 剂，加天麻、钩藤、鸡血藤各 18g，共为细末，炼蜜为丸绿豆大。每服 9g，日服 3 次，淡黄酒或温开水，饭后半小时送服。如有不适，及时来诊。

顺访，郑某共服汤药 8 剂、丸药 1 料，时间不足 3 个月，服丸药期间不影响劳作，多年头痛如裹、肩臂麻木等症消除。3 年之中，偶见郑某，问及旧疾是否复发？答道："若遇风寒感冒或阴雨潮湿之时，老症状会有出现，但不严重。待感冒治愈，天气转晴时，头痛肢麻随之消失。"

威灵仙——祛风除湿，通络止痛

威灵仙，为毛茛科半常绿木质攀援藤本植物威灵仙的根及根茎。味辛，性温。入膀胱经。功能祛风除湿，通络止痛。主治风湿痹痛、筋骨酸痛、脚气肿胀、麻木疼痛、鱼骨鲠喉等症。

【临证应用】本品为治疗风湿痹痛的常用药，功效近似于细辛，故又兼治头风顽痹，风湿痰气，一切冷痛，"性极快利""服之有捷效，然疏泄真气，弱者慎用。"（《本草备要》）用于风湿痹痛、脚气肿痛等症，常与羌活、独活、秦艽、牛膝、千年健、巴戟天、当归、熟地黄、川芎等味同用，以祛除风湿，通络止痛。

用于鱼骨鲠喉，可单用威灵仙 15～30g，水煎，或用陈醋 250mL，文火缓煎，取汁含于口中，缓缓咽下，其骨即可软化、吞下，梗阻自除。

常用量 1 日 6～15g，水煎服。浸酒服、为丸服适量。

威灵仙藤茎不拘多少，煎水熏洗全身或局部，民间常用于皮肤瘙痒、风湿痹痛。或同菖蒲叶、防风茎叶同煎，祛风止痒、除湿止痛功效亦佳。

【成方举例】金刚散（引自《验方新编》，略有加减）：威灵仙 15g，薏苡仁 120g，白术 60g，独活、牛膝各 18g，水煎服、浸酒服均可。功能祛湿通痹。主治湿痹重着、腰腿沉重、足膝强滞、活动不便等症。

灵仙除痛饮（《沈氏尊生书》，威灵仙、独活、白芷、苍术、荆芥、防风、赤芍、当归、川芎、麻黄、葛根、枳实、桔梗、甘草），治风湿痹痛。

【治验举例】**寒湿闭阻，腰胀腿沉**　张某，男，30 岁。2003 年 7 月 30 日首诊。自诉："野外干活太热，在大坝下洗澡时间过长，当时感觉很舒服，连续 3 次之后，即感觉腰胀腿沉，身如负重，行走无力。吃过 2 瓶三七片，好像作用不大，而且腰胀腿沉还在加重。"视其形体健壮，舌苔白厚微腻；切其脉，却是细濡而迟之象。辨证：寒湿闭阻，脉络失活。治宜祛湿通络。方用加减金刚散为主。威灵仙 30g，薏苡仁 120g，白术 90g，苍术、独活、牛膝各 30g，桂心 9g，2 剂。水煎温服。四煎药渣宽水，煎开后加白酒、陈醋各 150mL，适温泡足。能泡至腰膝微汗出，疗效更佳。切勿冷浴，注意勿再重受寒湿，纳凉须慎。饮食以温和为要，忌食生冷寒凉之物。

8 月 3 日二诊。自诉："泡脚时烫得全身汗出，腰以下尤甚，翌日即感如释重负，身体轻松多了。不再吃药可否？"年轻人病情单纯，又能及时治疗，故用药专一、量大，因而见效迅速。复诊其脉，转为缓匀。为续除寒湿，要求患者再服 1 剂，服用法及注意同首诊。张某共服药 3 剂，湿痹重着症治愈。后不敢在坝下冷水中泡洗，饮食、纳凉谨慎，湿痹未再复作。

威灵仙的其他用途、用法如药下所述，案例前文多有。

豨莶草——祛风除湿，舒筋止痛

豨莶草，为菊科一年生草本植物腺梗豨莶的茎叶。味苦，性寒。入肝、肾经。功能祛风除湿，舒筋止痛。主治风湿痹痛、筋骨不利、半身不遂、风疹湿痒等症。

【临证应用】用于风湿痹痛、半身不遂等症，常与臭梧桐同用；亦可与羌活、独活、巴戟天、金毛狗脊等味同用，以祛风除湿，舒筋止痛。

用于湿热疮毒、风疹湿痒等症，多与白鲜皮、黄柏、苍术、千里光等味同用，以清热化湿，解毒止痒。

此药酒制蒸熟，亦可强筋骨，而治肢节酸痛。

常用量 1 日 15 ～ 30g，水煎服。入丸散适量。

【成方举例】豨莶丸（《成方切用》）：豨莶草，以 5 月 5 日、7 月 7 日、9 月 9 日采者佳。不拘多少，拣去粗茎，留枝叶花实，蒸晒 9 次，为末蜜丸服。治中风㖞僻，语言謇涩，肢缓骨痛，及风痹走痛，或十指麻木，及肝肾风气，风湿诸疮。

【治验举例】**筋骨酸痛，皮肤瘙痒**　古某，男，57 岁。2002 年 7 月 9 日首诊。自诉："风湿麻木及筋骨关节痛已多年，啥办法都用过，就是难以根治。近来又夹湿毒瘙痒，几乎全身都被抓破，也是不好治愈。病虽不要命，却很不舒服。我是山里人，也懂得一些草药知识，请您给我说个简便方法，我自己采药调治，不知可否？"观察他身体尚健，舌脉也无明显异常，遂教他用豨莶草（俗称"母猪油子"）的全草，去木质粗茎，切段晒干，用黄酒浸湿，文火蒸透，缓缓炒干，研为细末。每服 15g，日服 2 ～ 3 次，用温黄酒送服。注意保暖，少接触寒凉水湿。此即古方豨莶丸，专治风湿痹痛麻木、筋骨不利等症。另用豨莶草、石菖蒲连根全草、千里光、地肤子全草（俗称"铁扫帚"）、槐树枝叶、苦楝树皮或枝叶、大追风草（牛蒡子茎叶）等，量不拘多少，少一两味亦可，煎水熏洗全身。熏洗时注意避免烫伤，谨防受凉感冒。内外兼治 3 个月，希望有较好效果。问他这些药找起来难不难？古某回言："都不难，很好找。配制及服用法也不难，谢谢先生赐教。"

3 个月后古某来告知："您说的方法都有效，虽然还是治不断根，但是好多了。只要不饮酒吃鱼虾等发病之物，湿毒瘙痒即不明显复发，发了再洗又减轻。至于风湿关节麻木疼痛也有一定缓解。反正这些东西不花钱，找起来也很容易，能治到这个程度，我已知足了。"我看古某是个诚实人，遂又问他是否认识穿山龙、石楠叶、鸡矢藤、威灵仙、苍术？古某言道："认识。"便跟他说："上方酒蒸豨莶草300g，以上 5 味各90g，共为细末，炼蜜为丸绿豆大，每服 9 ～ 15g，日服 2 ～ 3 次。若用黄酒送服皮肤发痒，即用温开水送服。但不如用黄酒送服止痛效果好，你自己把握。"古某认识的药不少，但不会应用。每次给他改变下药味，效果都有提高，他甚是感激。对我来说，只是动嘴之劳，也是我对山里人看病不方便而常用的方法。几十年下来，已经养成了习惯。

木瓜——和胃化湿，舒筋活络

木瓜，为蔷薇科落叶灌木贴梗海棠的成熟果实。味甘、酸、涩，性温。入肝、脾经。功能和胃化湿，舒筋活络。主治脚气浮肿、湿痹膝痛、腰膝无力、霍乱吐泻、筋骨拘挛、停食、口渴等症。

【临证应用】用于湿痹、脚气浮肿属于寒湿者，常与吴茱萸、紫苏、独活、细辛等味同用，以温散寒湿，消肿止痛；属于湿热者，则与萆薢、黄柏、苍术、薏苡仁等味配合，以清热燥湿，通痹止痛。

用于霍乱吐泻、转筋拘挛，可与藿香、厚朴、半夏、紫苏等味同用，以化湿和胃，舒筋活络，而治小腿转筋、经脉拘挛等症。

用于食积停滞、痞满口渴，常与山楂、乌梅、陈皮、草果、沙参、石斛等味配合，以消食生津止渴。

用于湿痹腰腿沉重乏力，常与独活、桑寄生、薏苡仁、威灵仙、金毛狗脊、巴戟天、牛膝等味同用，以祛湿通痹，强壮腰膝。

常用量 1 日 9 ～ 18g，水煎服。为丸服、浸酒服适量。单味木瓜 60 ～ 120g，煎水加陈醋 150mL，适温泡足，有祛湿活络、舒筋缓痛功效。

【成方举例】木瓜舒筋汤（经验方）：木瓜 15g，伸筋草、桑寄生、当归、独活、千年健、续断、牛膝各 18g，巴戟天、金毛狗脊各 24g，水煎服、浸酒服俱可。功能滋补肝肾，舒筋活络。主治肝肾不足，风湿痹痛、关节不利、筋骨拘挛等症。用"木瓜舒筋汤"泡酒饮，对于慢性风湿关节痛、经脉拘挛等症，较为适宜。内服、外擦，作用亦良。能够注意自我调养，疗效更佳。

古方如木瓜汤（《仁斋直指方》，木瓜、小茴香、吴茱萸、甘草、生姜、紫苏），治霍乱吐泻转筋。

木瓜香薷饮（引自《成方切用》，木瓜、香薷、厚朴、白扁豆），功能祛暑和脾。主治暑湿伤脾，头痛身重、发热脘痞等症。

【经验小方】双脚沉重，麻木痹痛，用木瓜 15～30g，薏苡仁 60～120g，水煎温服。三煎宽水，煎开后加陈醋 250mL、白酒 150mL，适温泡足。亦有显著祛湿通痹止痛之功。膝部肿胀疼痛，再加川牛膝、白术各 30g，水煎服。药渣加陈醋、白酒各适量，加热布包先敷患处不计时，后泡双足，亦有消肿止痛作用。

【治验举例】暑湿伤胃，脘痞脚痛　柯某，男，50 岁。2007 年 9 月 13 日首诊。自诉："自夏末以来，时感胸脘痞闷，纳差倦怠，足膝沉重。近半月又兼腿肚抽筋，脚趾下勾，不用手将勾下足趾向上提拔，则疼痛难忍，甚至腹股沟牵痛，足软无力。说我'缺钙'，吃钙片不少，未见明显效果。胸痞、脚痛、纳差倦怠等症状依旧不见减轻。可能是夏天洗冷水澡、喝冰冻啤酒太多、贪阴纳凉过度有关吧？因为我素来身体健康，唯近 2 个月来，身体瘦了几斤，检查血糖正常。"视其形体气色精神未见病象，舌质淡白，边有齿痕明显，舌苔白腻；切其脉，弦滑微迟。辨证：暑湿伤胃，经脉拘挛，故见胸脘痞闷，足软无力。据《素问》"阳明虚则宗筋纵""治痿独取阳明"之训，治法当以和胃化湿、舒筋活络为要。方用木瓜香薷饮为主加味。木瓜 18g，香薷、厚朴、藿香、白豆蔻、白扁豆各 15g，薏苡仁 120g，白术 30g，苍术、黄柏各 15g，川牛膝 30g，甘草 6g，3剂。水煎温服。四煎药渣宽水，煎开后加陈醋 250mL，适温泡足。饮食以温和为要，忌食寒凉油腻、过度辛辣之物。注意保暖，劳逸适度。

9 月 18 日二诊。自诉："没想到这么好治，遵照嘱咐，内服、泡足，饮食温和，注意保暖，3 剂药服下，夸张点说，其病若失！保守点说，大为减轻。"视其舌质已见微红，齿痕变浅，舌苔薄白津润；复切其脉，缓滑之象。嘱其上方再服 2 剂即可。服用法及注意同首诊。

半月后柯某到我这里说："难怪有人说您'神'，我看就是名副其实。我的病完全好了，谢谢您呀，老先生！"

按语：木瓜酸温入脾，和胃化湿，舒筋活络。配以二术、薏苡仁等味，健脾燥湿舒筋，用于湿痹腰膝无力、筋脉拘挛等症，因为对证，故见效较速。

徐长卿——祛风止痛，解毒消肿

徐长卿，为萝藦科多年生草本植物徐长卿的全草及根。味辛，性温。入肝、胃经。功能祛风除湿，消肿止痛。主治风湿痹痛、跌打伤痛、牙痛、胃痛、虫蛇咬伤等症。

【临证应用】用于风湿痹痛，常与老鹳草、千年健、穿山龙、威灵仙等味同用，以祛风除湿，通痹止痛。治风湿痹痛配伍同威灵仙、千年健等药。

用于胃痛，则与香附、乌药、延胡索、木香等味配合，以行气活血止痛。

用于虫蛇咬伤肿痛，可与半边莲、野菊花、白蚤休、蛇倒退（扛板归）等味配合，水煎内服，药渣外敷伤处。

用于跌打损伤肿痛，则与土鳖虫、桃仁、红花、赤芍等味同用，以活血化瘀，消肿止痛。此药亦可治疗登山呕吐、晕车晕船，单味徐长卿 3 ～ 9g 水煎服。

常用量 1 日 6 ～ 15g，水煎服。

【成方举例】牙痛方（经验方）：徐长卿 15g，细辛 3g，白芷、薄荷各 15g，生石膏 30g，川牛膝 18g，葛根 15g，水煎服。功能清热消肿止痛。主治胃火牙痛、牙龈红肿、湿热口臭等症。

古方如徐长卿汤（《太平圣惠方》，徐长卿、白茅根、木通、冬葵子、滑石、槟榔、瞿麦、朴硝），治气壅关格不通，小便淋结，脐下胀闷。

【经验小方】徐长卿 6 ～ 15g，薄荷 15g，泡水饮，对于牙痛、口臭较轻者，有较好治牙痛、去口臭作用。

徐长卿 15 ～ 30g，入地金牛（两面针的根）9g，煎水兑入黄酒适量温服，药渣捣融加陈醋适量外敷患处，其消肿散结、通痹止痛之功显著。可用于风湿痹痛、关节冷木、跌打新旧伤痛肿胀等症。关节红肿热痛者禁用。

徐长卿 9 ～ 15g，寻骨风 6 ～ 12g，开水泡饮或水煎温服。用于气滞胃痛、脘腹胀闷、肢体痹痛等症，有行气散滞、通痹止痛之功。因为二味都有祛风除湿、理气止痛功效。胃火牙痛、湿热胃痛及热痹慎用。

【治验举例】牙痛腮肿，口臭胸闷　孙某，男，43 岁。2005 年 9 月 17 日首诊。自诉："经常感到口中气味不爽，胸脘痞闷，口渴但不愿多饮水。半个月前因为连续熬夜数次，吃夜宵饮酒，随之牙痛腮肿、胸闷、口臭加重，打针、吃下火药，牙痛口臭不见减轻。这几天饮食无味，小便色如茶水而少，大便解时不爽，牙痛口臭更甚。"视其面色暗红乏泽，右侧腮颊红肿，牙龈暗红微肿，明显感到口气浓郁，夹有酒食酸腐之气，舌质深红乏津，舌苔薄黄干糙；切其脉，滑数有力。患者年轻体壮，湿热如此盛实，必为饮食过于厚味所致。问他平时饮食习惯如何？答道："年轻人嘛，朋友聚会，熬夜饮酒乃为常事。平时嘴也不愿受穷，荤腥油腻辛辣吃成习惯，而且一日三餐必饮酒，饮食稍微清淡，即感觉无味、懒食。若是与此有关，咋没听说别人有我这样的情况？"

各人禀赋不同，也就是"个体差异"，因而饮食习惯相近，有人生病，有人正常，那是运化疏导功能的差异。所以有"人比人，气死人"之说。自己的身体靠自己养护，饮食等习惯根据自己的适应安排，不能强行和别人攀比。

辨证当为湿热偏盛、胃火过旺所致。治法需要清热泻火，消肿止痛。用牙痛方加减。徐长卿 18g，细辛 6g，白芷 15g，薄荷 18g，生石膏 90g，甘葛 18g，黄连、大黄（后下）各 15g，牡丹皮、连翘、木通各 18g，川牛膝、金银花各 30g，甘草 6g，3 剂。水煎温服。四煎药渣宽水，煎开后加陈醋 250mL，适温泡足。暂勿饮酒，饮食越清淡越好，保障睡眠，劳逸适度，谨防感冒。

9 月 21 日二诊。自诉："二便已经顺畅，牙痛腮肿消去大半，胸脘痞闷明显减轻，知饥想饮酒吃肉但不敢，因为牙痛起来难忍，口臭人人讨厌，还是要听医生的。"视其面色暗红已退，舌质红润，舌苔薄黄微润；复切其脉，滑而微缓之象。正气不衰之人，用药攻邪为要，方中辛散、凉泄、寒下、解毒，无一味顾及正气者，故功效专一，邪去病退。由于湿热偏盛日久，盛实之邪初退，余热需要续清。方中大黄、黄连、木通各减去 6g，白芷、细辛各减 3g，石膏减 30g，加麦冬、白茅根各 30g，以养阴生津清热。续服 3 剂，服用法及饮食等注意事项同首诊。

9 月 26 日三诊。自诉："牙痛、腮肿、胸闷已除，口气也清爽多了。再熬夜饮酒吃肉，会不会再出现？您能想办法控制住吗？"我直言不讳地说："啥药也挡不住熬夜饮酒、大肉海鲜力量大！你服药 6 剂，耗时 9 天取得的疗效，大吃大喝一次试试看，不要 3 个小时，牙痛口臭就来。小方可以说给你，每日用徐长卿 6g，甘葛、薄荷各 9 ～ 15g，开水冲泡当茶饮。至于起多大作用，还要看你的'进口'是否能'把关'。"

臭梧桐——祛风止痛，降压治晕

臭梧桐，为马鞭草科落叶灌木或小乔木海州常山带嫩枝的叶。味苦，性寒。入肝经。功能祛风湿，降血压。主治风湿痹痛、周身湿痒、高血压眩晕头痛等症。

【临证应用】用于风湿痹痛、关节酸痛，常与豨莶草同用，或单味臭梧桐 30g 水煎服，以祛风除湿，通痹止痛。单味鲜品、干品俱可，不拘多少水煎熏洗，可治痱子痒痛及湿毒疮疹瘙痒。单味水煎服，药渣宽水再煎，加陈醋适量泡足，治疗高血压头晕，有一定作用。

常用量1日15～30g，水煎服。入丸散适量。

【成方举例】豨桐丸（引自《验方新编》）：豨莶草、臭梧桐各等份，酒蒸透晒干，为末蜜丸梧桐子大。每服9g，日服3次，温黄酒送服。不饮酒者温开水送服亦可。主治风湿痹痛、关节酸痛或指趾麻木等症。

【治验举例】头痛眩晕，肢节麻木　吕某，男，67岁。2001年6月9日首诊。自诉："患高血压、高血脂多年，近来头痛眩晕不断，肩肘手指疼痛麻木，有时头重脚轻，腰膝无力，阴雨天足趾也感到麻木。头颅磁共振检查示'轻微脑梗''脑供血不足'，时间长了，吃啥药效果都不明显。想请老中医看看，可能费用低点、效果好点。"视其形体精神尚可，面色滞暗乏泽，舌质瘀暗，舌苔微黄而腻；切其脉，弦硬乏柔。辨证：肝血失活，风湿阻滞。治宜疏肝活血，祛湿通络。交谈中得知吕某也是在较远山区居住。希望他保持良好心态，饮食尽量清淡，勿熬夜、久睡、久坐，劳逸适度，少接触寒凉水湿。方用豨桐丸为主加味。

处方前问他是否认识豨莶草、臭梧桐两种植物？患者言道："认识，我家门前屋后都有生长，多得很。"进一步问他长的什么形状等，根据他的描述，看来都是真的。遂嘱咐他将二药的嫩枝连叶、花蕾割下，分开切段晒干，各用300g，以黄酒汁浸透，文火慢慢炒干备用。他见我处方写天麻、钩藤，便连声说："这两种我也有，一种是我挖的野生天麻，一种我家对面山上多的是，割取它的有双钩藤茎入药。"我连声说好，那就不必开药，就把你认识的这4味药各用300g，共研细末，用薏苡仁300g入黄酒适量文火慢煮为糊，和药末为丸豌豆大，晒干透，勿令受潮。每服9～15g，日服2～3次，最好用臭梧桐的干燥花每日9～15g开水冲泡，取汁送服，无则用温开水送服亦可。如果效果感到满意，可以连续配制服用。若效果感到不佳，可来调整药物。吕某言道："要臭梧桐的花还不容易，一棵树能摘好多。"在服丸药的同时，再用臭梧桐的枝叶每次150～250g，宽水煎开加陈醋150mL，适温泡足，也有一定降压缓痛作用。坚持治疗数月，看情况再诊。

吕某对我的治疗方法及所交代注意事项，连声道谢不已。翌年3月底，患者路过本地，特来告知："再次谢谢先生，按您交代的方法调治，现在头痛眩晕、肢节疼痛麻木等症都已减轻多了，血压也比以前稳定，身体轻松。"

按语：我从小就在大山里认药学医，知道不少广为生长的野生草药功效，我在医院上班，心里总惦记着那些我认识的草药，故每逢懂得一点草药知识、且又较为严谨的患者，只要知道他们那里有适应病症的药物，就自然而然地教给他们如何使用，常常收到满意效果。但是安全问题，我也始终不敢掉以轻心。也有一些人自称"内行"，稍加深问，便能知道非但不是内行，而且还是指鹿为马、把治病当儿戏的，那我就从来不予多言，更不会教他自己采药服。

老鹳草——活血通络，止痛止泻

老鹳草，为牻牛儿苗科一年或越年生草本植物老鹳草的全草。味甘、辛、微苦，性微温。功能祛风除湿，活血通络，消肿止痛，涩肠止泻。主治风湿痹痛、跌打伤痛、脚气肿胀、骨刺疼痛、泻痢便溏等症。

【临证应用】用于风湿痹痛、跌打伤痛、脚气肿胀、骨刺疼痛等症，常与独活、羌活、当归、赤芍、寻骨风、千年健等味同用，以祛风除湿，活络止痛；单味不拘多少，为末酒糟拌匀潮湿，加热布包敷患处，或煎水适温浸泡患处，亦有消肿止痛功效；或煎水饮少量，药渣热敷、温泡患处，止痛功效亦佳。

用于泻痢或便溏，单味 15 ~ 30g 水煎服，止泻效果显著。服此药治疗风湿痹痛等症时，多有出现便秘者，可见其有治疗泄泻便溏的作用。

常用量 1 日 15 ~ 30g，水煎服、浸酒服均可。热敷或温泡患处不拘多少。

此药亦是眼前常见小草，只要不刻意寻找野老鹳草，可谓伸手可得。但错过采集季节（冬小麦将成熟时的农历四、五月），即不见踪影。它和冬小麦基本同时出苗，二、三月后生长茂盛，四月开花结子，植株由青变红，待种子成熟大半时，拔取全草入药。

【成方举例】鹳草健步汤（经验方）：老鹳草 30g，千年健、当归、续断、独活各 18g，穿山龙 30g，石楠叶、川牛膝、巴戟天、金毛狗脊各 18g，豨莶草（酒蒸）30g，水煎服、浸酒服、为丸服均可。功能祛风除湿，活血通络，强筋壮骨，止痛健步。主治风湿痹痛，跌打伤痛，肝肾不足之腰膝酸痛、足软无力等症。

【治验举例】2015 年 4 月中旬晚饭后散步，见一熟人李某，年龄 70 岁，走路跛行，步履艰难，问他何故如此？李某言道："足跟生骨刺，医院说我有脑梗、冠心病、糖尿病，不敢手术治疗，连康复科扎针都不敢，又不能乱吃药，因而只有勉强忍受，每走一步路都很疼。"说话间正好见路边生长有一小片老鹳草，随即拔了一把给他说："明天用一大把煎水加陈醋 150mL，适温泡足，看看效果如何。"不到半月时间，路上又遇到李某，看他走路的样子，应该疼痛已有减轻。

李某言道:"效果是有,疼痛轻了些,就是不能根治。我也准备了很多,有空就泡,权当洗脚,又不花钱,谢谢您呀!"

一黄姓患者足胫软组织损伤,肿胀木痛半月不消,用老鹳草泡洗法同李某,1次见效,3次肿消痛止,5次痊愈。

一七旬余张姓患者,足膝疼痛多年,活动不便,用老鹳草一把煎水,饮下约150mL,其余适温泡足,足膝沉重疼痛如释重负,却感到大便秘结。后仅用泡足,消肿止痛效果亦很显著。

一偏瘫多年患者,双足沉重木痛微肿,用老鹳草150g煎水加陈醋150mL,适温泡足,亦有消肿止痛作用。连续泡洗数次,感觉关节稍微灵活。

一腰椎间盘突出症患者,半边腰腿疼痛麻木,用老鹳草30g,穿山龙60g,威灵仙、千年健各18g,水煎服,药渣加陈醋、白酒各适量,加热敷腰胯1小时,再加热水泡足,连续3天初见成效,腰腿疼痛减轻。后又加制川、草乌各6g,鸡矢藤90g,续治半月,疼痛大为减轻,劳作基本正常。

此类验案很多,以上数例皆与应用老鹳草有关,可见其祛风除湿、消肿止痛之一斑。

鹿衔草——祛风止痛,补肾止血

鹿衔草,为鹿蹄草科多年生常绿草本植物鹿蹄草的全草。味涩、微苦,性平。入肝、脾经(应当还入肺经,因为不少老草医用来治疗久咳、哮喘、咳嗽咯血)。功能祛风除湿,补肾涩精,收敛止咳,止血。主治风湿痹痛、肾虚腰痛、肺虚久咳、吐血、崩漏等症。

【临证应用】此药是一味无不良反应、疗效较为可靠的祛湿止痛、补肾涩精、敛肺止咳良药。用于风湿痹痛,常与老鹳草、石楠叶、独活、桑寄生等味同用,以祛风除湿,通络止痛。用于肾虚腰痛,多与续断、杜仲、巴戟天、金毛狗脊等味配伍,以补肾强腰,舒筋止痛。

用于肺虚久咳,则与川贝母、知母、百合、五味子等味配合,以敛肺润肺,收敛止咳;用于肺痨咳血,常与天冬、百部、冬虫夏草、川贝母、桔梗、蜜炙款冬花、蜜炙紫菀、地骨皮、白及等味同用,以润肺敛肺,止咳止血。

用于慢性肾炎蛋白尿,则与芡实、五味子、莲须、桑螵蛸等味同用,以补肾涩精,控制或减少蛋白渗出。

常用量1日30～60g,水煎服。浸酒服、为丸服适量。

鹿衔草，在我数十年的应用中，已经反复证明它敛肺止咳、止血及治疗肾虚腰痛等症，效果明显。用我自采的鹿衔草为主，曾治过一空洞型肺结核女患者，23 岁，大小医院都不予续治，连发病危通知书，昏迷不醒，不吃不喝，调治将近 2 个月病愈，翌年结婚生子，母子平安。至今已有二十余年，身体依然健康。用于肺虚咳嗽日久，也能敛肺止咳、止血，效果显著。但初起咳嗽不可用，因为不属肺虚，过早使用，收敛滞邪，反而咳嗽难愈。

有一山西籍八旬老草医，在 70 年代初传给一位老教师治疗哮喘病的秘方：鹿衔草 90g，知母、川贝母各 30g，甘草 9g，4 味用纱布包成小包，放入 1 只重约 4 斤老母鸡腹内（老母鸡宰杀去净毛及肠杂），用棉线缝紧破口，不放油盐等佐料，文火炖至鸡肉熟烂，去药，连汤带鸡肉 7 天食尽。据说连吃 3～6 只鸡，可根治哮喘。老教师亲口所说，并说已经根治近 10 人。因为老教师不会采药，见我采到鹿衔草，说是此药难得，故而将"真方"说给我。我因为无法证实是否有效，故至今尚未使用。如实记述于此，仅供参考。

【成方举例】止咳止血方（经验方）：鹿衔草 18g，川贝母 9g（为细末，分 3 次吞服），知母 15g，百合、蜜炙款冬花、蜜炙紫菀各 18g，地骨皮 15g，五味子 3g，甘草 6g，水煎服。功能滋阴润肺，止咳止血。主治肺虚久咳、痰中带血或兼胸燥潮热等症。

补肾止血方（经验方）：鹿衔草 60g，当归、熟地黄各 15g，续断、杜仲、枸杞子各 18g，桑寄生、仙鹤草各 30g，水煎服。功能补肾止血。主治肾虚崩漏、尿血、便血、腰腿酸痛乏力等症。

祛湿止痛方（经验方）：鹿衔草 30～60g，独活、羌活、威灵仙各 15g，石楠叶、金毛狗脊、老鹳草、千年健各 18g，薏苡仁 30g，水煎服。功能祛风除湿，通络止痛。主治风湿痹痛、关节不利、腰膝酸软、手脚麻木等症。

【治验举例】腰肌劳损，腰膝酸痛　常某，男，48 岁。2006 年 8 月 9 日首诊。自诉："腰痛多年，遇劳即发。有时痛得不能直起腰，劳作受限，甚至就是休息也不舒服。腰椎磁共振检查未见异常，康复理疗只管一时轻松。人们都说腰为身之柱，肾主骨，是不是肾虚引起的？因为有时候性生活也不行，勉强为之腰也痛，总之不能劳累。"视其形体气色不像有病，观其舌质偏淡，舌苔白润；切其脉，略显细缓。辨证：肾气不足之腰肌劳损。治宜补肾强腰，舒络止痛。用补肾止血方为主加减。鹿衔草 60g，当归、熟地黄各 18g，续断、杜仲各 30g，千年健、独活、枸杞子各 18g，桑寄生、巴戟天、金毛狗脊各 30g，3 剂。水煎温服。药渣加陈醋、白酒各约 50mL 拌匀，加热布包敷腰部，冷则加热再敷不计时，以感到温暖舒适为度。注意保暖，劳逸适度。

8 月 15 日二诊。自诉："我这腰痛可是有几年了，3 剂药服下已有减轻，恐怕短时间内难以治愈。我会饮酒，若能泡制药酒常饮最好，也不影响劳作。汤药我还喝着，内服外敷见效快。"常某就是肾气不足之腰肌劳损，却如其说"短时间内难以治愈"，用汤药治疗基本消除不适症状后，接着饮用药酒续治，亦可加热外擦，确实合适。上方汤药续服 6 剂，服用法同首诊。另将上方加味浸泡药酒，方药如下：鹿衔草 120g，当归、熟地黄、续断、杜仲、千年健、石楠藤、独活、桑寄生、巴戟天、金毛狗脊、怀牛膝、枸杞子、肉苁蓉、菟丝子、三七、生黄芪各 90g，核桃仁 120g，纯玉米大曲白酒 15L。以上诸药及白酒等，共入细釉陶坛或玻璃瓶中（不得分开泡），浸泡 1 个月后即可饮用。每次饮 25～50mL，日饮 2～3 次。亦可加热外擦患处。

12 月 30 日三诊。自诉："服药、饮酒效果满意，腰痛已经基本控制，性生活方面也有改善。药酒能否续配 1 料？您好像说药酒泡的时间越长越好，药味是否调整？"我告知患者："药味不必更动，可以取 2 料，或将三七再加 30～60g，用白酒 30L 浸泡，这样就可以服用时间长些。"患者欣然应允。

后得知常某腰肌劳损腰痛治愈，断续饮用药酒，即使过度劳累，不适症状也未再明显出现，劳作及性生活正常。

月经淋沥，腰痛膝软　孙某，女，52 岁。2007 年 9 月 6 日首诊。自诉："月经近一年多来，每月淋沥不净半个月，量也不多，就是老不干净，腰部酸痛，双腿无力。吃过不少止血药，头天止住，翌日再来。幸亏我身体还算健康，要不然恐怕难以支撑。这次已经超过 10 天，依然还没干净。人家说我是崩漏，应该请老中医调治。"视其形体尚健，面色㿠白乏泽，舌苔薄白津润；切其脉，细缓乏力。辨证：脾肾两虚，冲任不固。治宜补肾固下，益气摄血。用补肾止血方为主加减。鹿衔草 60g，当归、熟地黄、白芍各 15g，续断、杜仲、桑寄生、山茱萸各 24g，党参、白术、山药各 18g，炙黄芪 24g，仙鹤草 30g，3 剂。水煎温服。注意保暖，劳逸适度，暂勿饮酒，饮食以温和为要，勿进辛辣、寒凉之物。

9 月 15 日二诊。自诉："服药至第 2 剂时已经干净，腰痛腿软略有减轻，效果满意。"上方加泽兰 18g，丹参 30g，以增强和血调经之功，续服 5 剂。服用法及注意同首诊。如果下次经期 5 天以内结束，或者从此绝经，都属于正常，则漏下淋沥治愈。身体如无不适，即可不再服药。

200

12 月 30 日孙某来咨询："月经已有 2 个月未潮，自我感觉身体没啥不适，算不算已经绝经？"问她以前是否也出现过 2 个月经血不潮？患者回言道："从来没有过。"再问她腰痛膝软现在如何？孙某回言："已经基本消除。自我感觉没啥不适。"鉴于以上表现，应该属于正常绝经。并嘱咐她：如有不适，速来再诊。1 年后偶遇孙某，主动告知："我现在感觉一切正常，老先生不必担心。"

菝葜——祛风除湿，消肿止痛

菝葜，为百合科落叶攀援灌木菝葜的块根。俗称"金刚刺疙瘩"。林间山坡多有生长，地下根状茎硕大，状似生姜而粗大褐色。采挖后去其黑灰色细硬根，切片晒干备用。味微甘、酸、涩，性平。入肝、肾经。功能祛风除湿，消肿止痛。主治风湿痹痛、筋骨酸痛、湿毒疮肿等症。

【临证应用】用于风湿痹痛、筋骨不利等症，常与川牛膝、薏苡仁、木瓜、独活、穿山龙、伸筋草、赤芍、透骨草等味同用，以祛风除湿，活血止痛。用于风湿痹痛、筋骨酸痛等症，配方基本与鹿衔草相同。

用于湿毒疮疹、痒痛肿胀等症，可与土茯苓、三颗针、白鲜皮、苍术、苦参、薏苡仁等味配合，以清热燥湿，解毒消肿，止痛止痒。用于湿毒疮疹痒痛配伍，基本与土茯苓相近。亦有用于胃癌、食管癌、直肠癌等癌症的。

常用量 1 日 15 ~ 30g，水煎服。使用此药应与白术、薏苡仁等健脾渗湿之味同用，以免酸涩伤胃，而致胃脘嘈杂、泛吐清水或酸水。二味且能助菝葜除湿消肿，而治湿痹、湿毒。

【经验小方】菝葜 90g，苦参、黄柏、土槿皮各 30g，白鲜皮 60g，煎水熏洗全身或局部湿毒瘙痒，效果显著。再加雄黄、枯矾各 6 ~ 15g，清热燥湿、解毒止痒作用更强，但绝不能内服。单味菝葜不拘多少水煎饮少量，其余外洗局部或全身，亦有祛湿止痛、解毒止痒作用，但不如配方功效大。用于湿痹筋骨酸痛、湿毒疮疹瘙痒等症，为民间常用之法。

【治验举例】湿痹脚气，足膝肿胀　苏某，男，67 岁。2009 年 7 月 30 日首诊。自诉："年轻时常在船上、水里劳作，60 岁以后逐渐感觉腰膝沉重，双脚麻木，甚至肿胀，行走不便，严重时还感到疼痛。这几年又加上湿毒瘙痒，抓破流黄水。医院抽血查血沉、抗'O'、类风湿因子等，皆属正常。中医当风湿治也有效，就是病情越来越重，现在走路都很艰难。"观察患者形体尚健，精神正常，就是双足肤色灰暗、漫肿；面色黄垢乏泽，舌质滞暗，边有齿痕明显，舌苔灰厚微腻；切其脉，弦滑微迟之象。病属湿痹、脚气同患，辨证当为脾肾不足，湿邪留恋。治宜健脾燥湿，活血解毒。方用实脾饮为主加菝葜等味。菝葜、生黄芪各30g，白术 60g，茯苓皮 15g，薏苡仁 90g，槟榔、木瓜各 5g，附子 9g（先煎），细辛 6g，独活、川牛膝各 18g，甘草 6g，3 剂。水煎温服。四煎药渣宽水，煎开后加陈醋 250mL，适温泡足。注意保暖，谨防感冒、水湿，饮食以温和为要，忌食寒凉、鱼虾等发病之物（湿毒还要忌酒），劳逸适度。

8 月 6 日二诊。自诉："足膝肿胀已有消退，沉重疼痛减轻，3 剂药的效果很明显。"视其足膝已经皱皮，色泽尚无明显变化，面色、脉象均与首诊时相近。方中黄芪、白术、薏苡仁各加 30g，续服 5 剂，服用法及注意同首诊。

8 月 15 日三诊。自诉："按我的感觉已经治愈，因为肿胀已消，走路感觉轻松多了，湿毒瘙痒也减轻不少，至少未再溃破流水。但不知道能管多久？"视其面色已见微润，足膝肤色微泽，舌质微红，齿痕及灰厚苔已退；复切其脉，已见缓滑之象。此为脾肾阳气复振，湿邪凝滞已化之兆。嘱其二诊方汤药续服 3 剂，服用法仍同首诊。另取 5 剂，共为细末，炼蜜为丸绿豆大。汤药尽剂，接服丸药，每服 9g，日服 2 ～ 3 次，用土茯苓或菝葜任选一种，1 日 15g 煎汤送服。以巩固疗效，争取以后少复发到根治。

断续顺访 2 年，苏某湿痹脚气肿胀治愈，丸药持续服用，未再明显复发。

松节——祛风燥湿，舒筋止痛

松节，为松科马尾松及其同属常绿乔木茎干的瘤状节。味苦、辛，性温。入肝、肾经。功能祛风燥湿。主治风湿痹痛，关节酸痛。打碎浸酒良，史国公药酒方中用之，主要用于治疗风湿关节痛、腰痛沉重乏力等症。

【临证应用】用于风湿痹痛，常与羌活、独活、防风、桑枝、海风藤、川芎、当归、石楠叶、赤芍、红花等味同用，以祛风燥湿，活血止痛。

常用量 1 日 9 ～ 15g，水煎服。

松针（即松树的针状叶），性味功能主治与松节相似，既能水煎服（1 日30g），亦可煎水熏洗患处及全身。

【成方举例】史国公药酒方（引自《成方切用》）：晚蚕沙（炒）、鳖甲（醋炒）、虎胫骨（酥炙）、松节（杵）、防风、杜仲（姜汁炒断丝）、川草薢、川牛膝（酒浸）、当归（酒洗）、白术（土炒）、羌活各 60g，苍耳子（锉碎）、秦艽各120g，枸杞子 150g，茄根（蒸熟）240g。共为粗末，绢袋盛。浸无灰酒 30 斤，煮熟，退火毒服。每日数次，常令醺醺不断。主治中风语言謇涩，手足拘挛，半身不遂，痿痹不仁。

松节饮（经验方）：松节、透骨草、白茄根、独活、当归各15g，金毛狗脊、川牛膝各18g，红花12g，鸡血藤、鸡矢藤各30g，木瓜15g，薏苡仁30g，水煎服，药渣热敷患处。功能祛风通络，活血止痛。主治风湿痹痛，陈伤作痛，关节酸痛，活动不便。

舒筋活络止痛外用方（经验方）：松节、白茄根、当归尾、川芎各30g，生草乌、生川乌各15g，海风藤、寻骨风、生乳香、生没药、红花、赤芍各30g，用高度白酒2500mL，浸泡1个月即可。用时以适量外擦患处，1日2～3次。此方仅作外用涂擦患处，不可内服！功能祛风燥湿，活血止痛。主治风湿痹痛，陈伤作痛，跌打伤肿，腰腿疼痛，关节不利。

【经验小方】松节、千年健各15～24g，木瓜各15g，水煎服或泡酒饮。功能祛湿活络，舒筋止痛。可用于治疗风湿痹痛、筋骨关节不利等症。或用松节15g，鸡矢藤60g，煎水服或泡酒饮，祛风除湿、活血止痛效果亦佳。红肿热痛者，上方再加赤芍15g，络石藤30g，以清热活血止痛。

【治验举例】风湿宿疾，关节酸痛　张某，男，70岁。2001年9月1日首诊。自诉："我的风湿关节痛已有几十年，不断医治还能坚持劳作。这两三年关节疼痛逐渐加重，以前用过的方药作用也随之不够明显。听说您治疗风湿痹痛有把握，特远道而来请您调治。"视其古稀老人，其气色精神、形体动作等犹如天命（50岁）之年人的身体，可见居住于依山傍水（堵河岸边）、勤奋劳作、民风淳朴、心无妄念之人，虽然肢体患有风湿劳伤宿疾，但五脏六腑功能正常，故70岁尚能劳作。观其舌质、舌苔未见病象，切其脉，微显弦迟。辨证：风湿日久，筋骨不健。治宜祛风除湿，强筋健骨。用史国公药酒方为主加减。松节（去外层栓皮，切片）、防风、秦艽、苍耳子、羌活、独活各90g，续断、杜仲（姜汁炒断丝）、川萆薢、川牛膝（酒浸）、当归（酒洗）、熟地黄、人参、白术、薏苡仁、巴戟天、金毛狗脊、生黄芪、枸杞子各120g，千年健、木瓜各90g，三七180g，红糖1500g，核桃仁180g，约50度纯玉米大曲白酒15L。以上连酒25味，同浸泡于一细釉陶坛或大玻璃瓶中，密封坛（瓶）口，1个月后即可取出1500mL，再加1500mL白酒，1料药可泡25L白酒，切勿每次饮用都打开坛（瓶）口，以防走散药效。每次饮25～50mL，1日饮1～3次。亦可加热外擦患处，内外兼治可提高疗效。如感觉效果满意，作用理想，最好连泡2料，因为泡制时间越长，效果越好。如感效果不够满意，速来告知。

2004 年 9 月 25 日，患者专程跑来告知："效果很好，非常满意。虽然一次性花点钱，但是算总账，可是比其他治疗方法便宜多了。饮药酒至今已有 3 年，除关节酸痛已经很轻外，劳作时的耐力似乎也较以往稍好。我怕您操心，故特来汇报饮药酒后的感觉。"

五加皮——祛风除湿，强筋壮骨

五加皮，为五加科落叶灌木五加的根皮或茎皮。味辛、苦，性温。功能祛风湿，强筋骨。主治风湿痹痛，筋骨拘挛；肝肾不足，腰膝酸软，下肢痿弱；脚气水肿，小便不利等症。

【临证应用】用于风湿痹痛、筋骨拘挛，常与羌活、独活、秦艽、威灵仙、川牛膝、石楠叶、千年健等味同用，以祛风除湿，通络止痛。

用于肝肾不足腰膝酸软，则与当归、熟地黄、怀牛膝、续断、金毛狗脊、巴戟天等味配合，以滋补肝肾，强筋壮骨。

用于湿滞水肿、小便不利，则与茯苓皮、大腹皮、生姜皮、地骨皮、薏苡仁、冬瓜皮等味配伍，以渗湿利水，利尿消肿。

单味浸酒服，亦可祛风除湿，治痹痛筋骨拘挛。

常用量 1 日 9 ~ 18g，水煎服。入丸散、浸酒适量。

市售五加皮有两种，一为五加科五加皮，性味辛温无毒，亦称"南五加"，主要作用为强筋壮骨，舒络止痛，有补益抗疲劳作用，用量 1 日 15 ~ 24g；一种为萝藦科植物杠柳的根皮，性味相近而有小毒，亦称北五加或香加皮，仅能祛风除湿，通络止痛，而无补肝肾、强筋骨功效，常用量 1 日一般不超过 15g，水煎服。

【成方举例】祛湿通痹汤（经验方）：五加皮 18g，羌活、独活各 15g，桑寄生、石楠藤、当归、川芎、熟地黄、川牛膝各 18g，续断、杜仲、巴戟天各 30g，木瓜 15g，水煎服、浸酒服、为丸服均可。功能祛风除湿，补益肝肾。主治肝肾不足，筋骨痿软；风湿缠绵，腰膝酸痛，关节不利等症。

古方如五加皮酒（《太平圣惠方》，五加皮、熟地黄、丹参、杜仲、蛇床子、干姜、地骨皮、天冬、钟乳石），治小便余沥、妇人阴冷、腰膝时痛、瘫痪拘挛等症。

【经验小方】南五加皮 180g，三七 120g，玉米大曲白酒 5000mL，同入玻璃瓶中浸泡1个月，每次饮50mL，日饮2次，亦可加热外擦患处。功能活血通络止痛。主治风湿痹痛、陈伤作痛、关节不利等症，亦可用于解乏。

南五加皮15～30g水煎，加老黄酒适量温服。治疗筋骨关节酸痛，屈伸活动不利，亦有较好效果。

以上用法，高血压、糖尿病、上消化道溃疡等患者忌服。

【治验举例】肝肾不足，腰腿酸痛　洪某，男，65岁。2006年3月4日首诊。自诉："50岁以后，逐渐感觉腰腿乏力，不耐疲劳，力气活越来越干不了。医院检查无病，吃补药作用也不大。您能给我配1料泡酒慢慢饮，能保持正常劳作就行。反正我一日三餐，除过早饭，剩下两餐都饮酒，并非有啥酒瘾，主要是用来解乏。"视其形体尚健，精神气色正常。舌质淡红，舌苔白润；切其脉，细缓之象。辨证：肝肾不足，腰膝乏力。治宜补益肝肾，强壮腰膝。方用祛湿通痹汤为主加减。南五加皮180g，千年健、三七、独活、木瓜、桑寄生、石楠藤、当归、熟地黄、枸杞子、肉苁蓉、锁阳、川牛膝、续断、杜仲、巴戟天、金毛狗脊、人参各90g，黄芪180g，白术90g，砂仁30g，冰糖1000g，50度纯玉米大曲白酒15L。同泡于一容器，密封口，泡1个月后即可饮用。每次饮25～50mL，1日饮2次。关节疼痛亦可加热外擦。最好一次取出1500mL药酒，加入白酒1500mL，1料药可以入白酒20～25L，药力即可保持有效，健身增力，缓解疲乏。将药方收存，如感效果满意，即可随时自行泡制、饮用。若要解乏止痛再强点，可将南五加皮、三七剂量适当增加（各约60～120g），含药量增大，饮用量不可增加。虽无任何不良反应，但保健药需要持续饮用，多饮、急饮，等于浪费。

千年健——祛风除湿，强筋壮骨

千年健，为天南星科多年生草本植物千年健的根茎。味辛、微甘，性温。入肝、肾经。功能祛风湿，强筋骨。主治风湿痹痛、腰酸脚软、拘挛麻木等症。

【临证应用】用于治疗以上病症，常与海风藤、络石藤、川牛膝、熟地黄、当归、石楠藤、五加皮等味同用，以祛风除湿，强壮筋骨，而治风湿痹痛、腰腿酸软无力等症。

常用量1日15～30g，水煎服。浸酒服、为丸服适量。

【成方举例】健腰壮膝药酒方（经验方）：千年健120g，杜仲、续断、熟地黄、当归、南五加皮、怀牛膝、肉苁蓉、巴戟天、金毛狗脊、石楠藤、生黄芪、独活、补骨脂、核桃仁各 90g，纯玉米大曲白酒 10L，红糖 600g，同浸泡于细釉瓷罐或玻璃瓶中 3 个月。每次饮 25 ~ 50mL，日饮 2 ~ 3 次。功能补益肝肾，强壮筋骨，壮腰健膝，止痛增力。主治风湿痹痛，筋骨酸痛，肾虚腰痛，足膝无力。此方亦可减量水煎服，药渣热敷腰膝等疼痛不适处。

【治验举例】治验案例同五加皮、威灵仙等药，不复重述。

两面针——祛风除湿，活络止痛

两面针，为芸香科常绿木质藤本植物两面针的根及茎皮。味辛、微苦，性温，有小毒。功能祛风通络，散瘀止痛，解毒消肿。主治心胃气痛、风湿痹痛、跌打伤痛、腰肌劳损腰腿痛、虫蛇咬伤肿痛等症。

【临证应用】用于风湿痹痛、腰肌劳损腰腿痛，常与独活、桑寄生、续断、杜仲、金毛狗脊、牛膝、熟地黄、当归等味同用，以补益肝肾，祛湿止痛。

用于跌打伤痛，可与八棱麻根、川牛膝、当归尾、红花等味配合，以活血散瘀，消肿止痛。

用于虫蛇咬伤，则与生半夏、生南星、白蔹休、蛇倒退（扛板归）等味同用，捣融外敷患处，以解毒消肿止痛。

常用量 1 日 3 ~ 9g，水煎服。此药用量过大，可引起呕吐、眩晕、眼花等不良反应。内热及体虚者慎用。

两面针的根亦名"入地金牛"，性味辛温，有小毒。主治风湿痹痛、跌打伤痛、湿寒性腰腿痛、四肢麻木不仁等症，配伍适宜，疗效显著。

【经验小方】两面针 6 ~ 9g，八棱麻根鲜品 60 ~ 120g（干品减半），水煎入老黄酒适量内服，药渣捣融加白酒、陈醋适量，外敷患处。活血散瘀，消肿止痛。可用于治疗风湿痹痛、新旧外伤肿痛。

两面针 3 ~ 6g，佛手 6 ~ 15g，水煎服或开水泡饮。功能温胃行气，和中止痛。治疗胃寒气滞作痛、胸脘痞闷等症，轻者症状可以消除，重者亦可减轻。痛甚者再加寻骨风 3 ~ 9g，行气止痛效果更速。

牙痛用两面针 6 ~ 9g，生石膏 30 ~ 90g，水煎温服。无论寒热牙痛，均可消肿止痛。虚火牙痛者慎用。

【治验举例】**寒湿痹痛，外加旧伤**　李某，女，59 岁。2001 年 4 月 7 日首诊。自诉："从小里外劳作，落下一身伤力，腰腿关节常痛，劳累天阴更甚。前年秋天负重下山不慎跌跤，又把左腿扭伤了。拍片检查股骨裂伤、腰椎骨刺、腰椎间盘突出，从此不敢负重用力过度。劳作已成习惯，不干活心里着急。用过不少方法治疗，总感没有显效。您是老中医，能否给我配制药酒慢慢饮，能够控制疼痛至不明显即可。"视其年近六旬的女性，据其所述自幼辛劳，至今还每天饮酒一二次，饮食消化正常，除过肢体伤痛外，其余未见异常，形体尚健。观其舌质、舌苔，亦无病象表现；切其脉，细弦微迟之象。辨证：风湿陈伤，筋骨不健。治宜祛湿通痹，强筋健骨。药用：两面针、千年健、石楠藤、鸡矢藤各60g，三七180g，红花、川牛膝、独活、桑寄生、续断、杜仲、金毛狗脊、骨碎补、熟地黄、当归、黄芪、枸杞子各90g，白术60g，砂仁30g，红糖1000g，纯玉米大曲白酒（45～50度）10L。以上连酒共21味，同泡于一容器内，勿令泄气，1个月后即可饮用。每次饮25～50mL，1日2次。亦可加热外擦疼痛麻木处，1日1～2次，以感到温热舒适为度。劳逸适度，少近寒凉水湿。自己感觉效果满意，即可连续泡制饮用。

半年后李某来告知："效果完全满意，服用方便有效，疼痛逐渐减轻，基本不影响劳作。今天来是几个邻居和我身体、症状都差不多，也想请您开个药方泡酒行不行？"我说没有高血压、糖尿病、严重胃病如溃疡等疾病，饮食正常，经常饮酒的方可。李某言道："和我一样，都会饮酒，还有不大的酒瘾呐。"遂将李某药酒方交与李某，并嘱其泡制及饮用法。

络石藤——祛风凉血，通络止痛

络石藤，为夹竹桃科常绿藤本植物络石的带叶茎枝。味苦，性微寒，入心、肝、肾经。功能疏风通络，清热消痛。主治行痹热痹，走注疼痛，或关节红肿，筋骨拘挛，热毒疮疡红肿疼痛等症。

【临证应用】用于风湿痹痛，偏于风热而走注疼痛，甚或关节红肿者，常与桑枝、防风、秦艽、生薏苡仁、丹参、木瓜、红花、赤芍、桂枝、红藤等味同用，以疏风清热，通络止痛。

用于热毒疮疡红肿焮痛，或湿毒疮疹痛痒相兼者，则与蒲公英、金银花或忍冬藤、制乳香、制没药、生甘草等味配合，以清热解毒，消肿止痛。

常用量1日15～30g，水煎服。

【成方举例】络石藤汤（经验方）：络石藤24g，桂枝6g，赤芍、红花、青风藤各15g，红藤、伸筋草、桑枝各18g，秦艽、防风、木瓜各15g，甘草6g，水煎服。功能疏风清热，活络止痛。主治行痹热痹，走注疼痛，甚或关节红肿，筋骨拘挛等症。

【经验小方】络石藤、桑枝、鸡矢藤各 30g，水煎服，药渣再煎熏洗或泡足。功能祛风通络，活血止痛。主治关节走注疼痛及痛风等症。关节灼热者加忍冬藤 30g，不红而痛者加海风藤、川芎各 15g。3 味主药不变，因为络石藤、桑枝为主以疏风清热通络，佐以鸡矢藤活血行瘀止痛，因而用于以风邪为胜的"行痹"，即所谓"游走性风湿"及痛风，均有一定效果。方中药物平淡易寻，对证应用，多能药到病轻。

络石藤、忍冬藤、千里光、槐枝不拘多少煎水，内服少量，其余外用熏洗，治疗湿毒、热毒疮疹，痒痛交加，有祛风清热、解毒消肿、止痛止痒作用。或用络石藤、地肤子各 30g，水煎内服外洗，亦有疏风止痒之功。

【治验举例】**痹痛走注，关节灼热** 王某，男，50 岁。2006 年 5 月 3 日首诊。自诉："先是右侧肩肘关节疼痛，举手、活动受限，不久左侧开始，连及腕关节，甚至手指麻木，之后又传至腰胯、膝、足等处。起初游走疼痛，微感麻木，活动不便。一年多以后，不知道是中医说的'风邪日久化热'，还是我饮治风湿酒太多，而致关节疼痛灼热，甚则微微红肿。特别是有蝎子、蜈蚣、乌梢蛇、桂枝、麻黄之类药，服后容易出汗，关节灼热更甚，疼痛也没减轻，好像治疗越来越难。"视其形体不虚，精神正常，面色暗红，舌质深红，舌苔薄黄乏津；切其脉，细弦微数。辨证：风血相搏，走注痹痛。治宜疏风活血，通络止痛。方用络石藤饮为主加减。络石藤 30g，防风、秦艽、桑枝各 18g，桂枝 9g，当归、赤芍、生地黄、黄芪各 18g，红花 15g，忍冬藤、鸡血藤、伸筋草、鸡矢藤各 30g，甘草 6g，3 剂。水煎温服。四煎药渣宽水，煎开后加陈醋 250mL，适温泡足。饮食以温和为要，勿进寒凉油腻及辛辣上火等过于偏颇之味，祛寒燥湿的药酒不可再饮。劳逸适度，谨防感冒。

5 月 9 日二诊。自诉："服药有一定效果，关节热痛有所减轻，活动稍感灵活，疗效基本满意。"思其病程较长，且饮燥热药酒耗伤阴血，以致筋脉失于润养，故见关节热痛强滞，活动不便。方中益气养血的当归、生地黄、黄芪量各加 6g，再加祛风通络的天麻、钩藤各 18g，续服 6 剂，服用法及注意首诊。

5 月 25 日三诊。自诉："症状续有明显减轻，效果我很满意。"视其面色暗红已不明显，显露微红而润，舌质红润，舌苔薄黄津回；复切其脉，由细弦微数转为微缓之象。此为风燥已缓、血脉顺和之征。嘱其上方汤药再服 3 剂，服用法仍同首诊。另取 6 剂，共为细末，炼蜜为丸绿豆大。汤药尽剂，接服丸药，每服

15g，日服 2 次，用丹参、忍冬藤各 15 ~ 30g 煎水送服。

6 月 30 日王某来告知："关节走注热痛已经治愈，丸药刚刚服至一半。您开的药不贵还有效，我会坚持续服。另外咨询下：原来的药酒还有不少，别人湿寒性腰腿痛麻木、不红不肿、畏寒怕冷者，能不能喝？"我回言："根据你说的，有麻黄、细辛、蝎子、蜈蚣、白花蛇等味，喝了关节灼热肿痛更甚，对寒湿性腰腿痛畏寒的，应属对证，可以试饮，有效则续饮，并可加热外擦疼痛麻木处。你属于所谓'热性风湿'，故不对证，因而饮后症状反而加重。"

海风藤——祛风除湿，通络止痛

海风藤，为胡椒科常绿木质藤本植物风藤的藤茎。味辛、微苦，性温。入肝经。功能祛风除湿，通络止痛。主治风湿痹痛偏于湿寒，经脉拘挛，关节冷痛或麻木，肢体酸痛或畏寒等症。

【临证应用】用于风湿痹痛、关节不利等症，常与桂枝、石楠藤、羌活、独活、威灵仙、当归、川芎、桑寄生、金毛狗脊等味配合，祛风除湿，通络止痛。

常用量 1 日 9 ~ 24g，水煎服。

【成方举例】海风藤饮（经验方）：海风藤 18g，桂枝 9g，羌活、独活、当归、赤芍各 15g，红花 12g，威灵仙 15g，桑寄生、鸡矢藤各 30g，制川乌（先煎）、制草乌（先煎）各 6g，水煎服。药渣加陈醋、白酒各适量，加热敷患处。功能温经散寒，通络止痛。主治风寒湿痹，关节冷痛麻木、经脉拘挛等症。

【经验小方】海风藤、木瓜、千年健各 15 ~ 24g，水煎加黄酒适量温服，不能饮酒者不用酒亦可。药渣捣融加白酒、陈醋各适量，加热布包热敷患处。有祛湿散寒、通络止痛作用。用治风湿痹痛偏寒者。上肢痛甚者加桑枝 30g，石楠藤 15g，桂枝 6 ~ 12g；下肢痛甚者，加川牛膝、独活、巴戟天各 15 ~ 30g，服用法同原方。勿轻视小方，能对证及时治疗，除可以迅速减轻症状外，亦多有治愈者。属于热性风湿的慎用。

【治验举例】关节冷痛，麻木不仁 洪某，男，66 岁。2009 年 4 月 9 日首诊。自诉："肩肘、腰膝等多处疼痛麻木亦近 10 年。多种方法治疗，肩肘等处现在功能基本正常，剩下腰膝及膝后、足踝处疼痛不能屈伸加重，上厕所蹲不下，腿既痛又强，屈伸很难，足踝走路沉重麻木，如此状况亦有 3 年。幸亏我身体还算健康，饮食、睡眠正常，要不然会卧床不起。大医院检查有'腰椎间盘突出症'、'膝关节炎'、多处骨刺、'静脉曲张'等，其他都还正常。我是从几百里外来此求诊的，还望先生费心。"视其形体尚健，精神气色正常，但坐下诊脉却很艰难，左腿难以弯曲；舌质红润，舌苔白滑；切其寸口，弦迟为其主脉。辨证：寒湿留恋，血脉失活。治宜祛湿通络，活血止痛。方用海风藤饮为主加减。海风藤 18g，千年健、威灵仙、独活各 15g，桑寄生、当归、续断、杜仲各 18g，赤芍、红花各 12g，鸡矢藤 30g，制川乌（先煎）、制草乌（先煎）各 6g，川牛膝 18g，甘草 6g，6 剂。水煎温服。药渣加陈醋、白酒各适量拌匀，加热布包，热敷疼痛强滞处不计时，以感到温暖痛减为度。饮食勿近生冷寒凉之物，注意保暖，谨防感冒，适度运动，但勿勉强为之。

4 月 23 日二诊。自诉："遵嘱内服外敷，服药尽剂，仍在热敷。效果比较满意，腰腿膝踝等处疼痛麻木减轻，腿能勉强弯曲。就是离此太远，这次能否多开几剂？听人说您治这病泡制药酒也很得力，我会饮酒，需不需要？玉米大曲白酒我有现成的。"患者的精神、气色本无病象，复诊其脉象依然与首诊时相近，肢体上的病症，6 剂药能有自感减轻效果，乃是用药对证的反应。原方汤药续服 15 剂，服用法及注意仍同首诊。再取 5 剂，加黄芪 120g，人参、熟地黄、巴戟天、金毛狗脊、天麻、钩藤、木瓜各 90g，红糖 1000g，纯玉米大曲白酒 15L，装入一个容器密封，浸泡 1 个月即可饮用。每次饮 25～50mL，1 日饮 2 次。并可加热外擦疼痛麻木较甚处。1 料药可续入白酒至 25L，如能治愈，则不必再服汤药。仅以药酒缓饮，以巩固疗效。

后通过洪某介绍来的症状相近患者得知，洪某服药 21 剂之后，腰腿疼痛明显减轻，腿屈伸续有好转。饮药酒后，腰腿感觉较以往有力，轻微劳作正常。

青风藤——祛湿通络，利尿消肿

青风藤（木防己的藤茎），为防己科缠绕灌木藤本植物青藤的藤茎。味苦、微辛，性微寒。入肝、脾经。功能祛风除湿，通络利尿，消肿止痛。主治风湿痹痛偏于湿热，肢体疼痛，关节不利，甚或小便不利，腰膝肿胀等症。

【临证应用】用于以上诸症，常与络石藤、桑枝、独活、苍术、生薏苡仁、木瓜、赤芍、红花、川牛膝、木通等味同用，以祛湿清热，通络止痛。

常用量 1 日 9～15g，水煎服。

青风藤性微寒，主要功能为祛风除湿、利尿消肿，故用于痹证属于湿热偏盛，小便不利、足膝肿胀者，效果较为显著。它与海风藤的性温、祛风除湿、通络止痛作用不同。海风藤主要用于风湿痹痛偏于湿寒、经脉拘挛、关节冷痛麻木、肢体酸痛畏寒为表现的所谓"寒性风湿"。二药虽然同属祛风湿药，但其性味作用各异，应用时需要区别。

我个人所用的青风藤主要为木防己的藤茎，其他品种尚未用过。它的祛风除湿、利水消肿、活络止痛效果较好。湿痹肿胀常与薏苡仁配伍，青风藤 15～24g，薏苡仁 60～120g，水煎温服，为最大剂量。病情不甚严重者，仅此二味即有清热渗湿、利尿消肿、通痹止痛之功。病情较重者，对证加味木瓜、川牛膝、独活、桑寄生等，对于湿痹肿胀、小便不利、肢体重着、关节不利等症，均有较好疗效。寒痹肢体关节冷痛麻木者忌用。

【成方举例】青风藤饮（经验方）：青风藤 15g，桑寄生、桑枝、鸡矢藤各 18g，独活、苍术各 15g，生薏苡仁 60g，木瓜、赤芍、川牛膝各 15g，川木通 12g，络石藤 30g，水煎服。功能祛湿清热，通络止痛。主治风湿痹痛偏于湿热，肢体重着，关节不利，甚或红肿疼痛等症。

【治验举例】湿热偏重，膝足肿痛　明某，女，60 岁。2007 年 9 月 3 日首诊。自诉："腰部胀痛，膝盖以下沉重木痛，劳累时肿胀，足心燥热，小便色黄不利，偶尔口苦心烦，严重时双腿屈伸不利，行走不便。大医院多次检查，肾及泌尿系正常，打针吃药，效果都不明显。如此已有 3 年之久，不适症状有加重之势。"视其形体尚健，面色滞暗，舌质深红，舌苔黄腻；切其脉，沉滑偏数之象。辨证：湿热偏盛，脉络瘀阻。治宜清热利湿，通络止痛。方用青风藤饮为主加减。青风藤 15g，黄柏、苍术各 15g，生薏苡仁 90g，木瓜、赤芍、川牛膝、川木通各 15g，络石藤 30g，桑寄生、独活、五加皮、菝葜各 15g，3 剂。水煎温服。三煎药渣宽水，煎开后加陈醋 250mL，适温泡足。注意保暖，谨防感冒，劳逸适度。饮食以温和为要，勿食寒凉油腻及辛辣过度之物。

9 月 9 日二诊，自诉："服药后小便已经基本色清顺畅，足膝肿胀也随之消退，行走已感轻松，只是仍觉无力。"视其面色微润，其余均与首诊时相近。上方续服 3 剂再诊。

9 月 14 日三诊。自诉："不适症状续有减轻，肿胀未再出现，依然感觉乏力。"视其舌质红润，舌苔薄黄；复切其脉，数象已不明显。湿热已利之象，不可清利太过，以防伤阴耗津。方中减去木通、菝葜之清热利湿之味，换以续断、巴戟天各 30g，以益肾强筋。续服 3 剂，服用法及注意仍同首诊。

9 月 19 日四诊。自诉："三诊方再服几剂，我看就差不多了。因为腰胀腿沉、膝足肿胀一直未再出现，第三次药服后，下肢无力也有好转。已经服了 9 剂药，有点厌烦了。但是还得听医生的。"复诊其舌脉已接近常人。建议她把三诊方坚持再服6剂,湿热偏重的腰腿肿胀疼痛,以及肿胀消退后下肢无力,凭经验判断,应算临床治愈。患者虽然吃药已经厌烦,但还是接受了建议。

对于上例患者,做过留心追访:3年的湿热偏盛痹痛伴足膝肿胀,共服药15剂临床治愈。加上本人注意养护,2年中未见明显反复,一般劳作正常。

桑枝——疏风通络,舒筋止痛

桑枝,为桑科落叶小乔木桑树的嫩枝。味淡、微苦,性平。入肝经。功能疏风通络,舒筋止痛。主治风湿痹痛、筋骨不利、四肢拘挛等症。

【临证应用】用于以上病症,常与桂枝、木防己、威灵仙、羌活、独活、赤芍等味同用,以疏风通络,祛湿止痛;若以肩臂酸痛、活动不利为主者,则与姜黄、桂枝、川芎、当归、生黄芪、防风等味配合,以疏风通络,活血止痛。

常用量1日15～30g,水煎服。

单味桑枝量不拘多少,煎水熏洗,对于风湿痹痛,发出微汗,有一定效果。桑枝30g,桂枝15g,赤芍、透骨草各24g,水煎温服。药渣加黄酒糟、陈醋各适量拌匀,加热布包热敷疼痛麻木处,祛风除湿、通络止痛功效显著。

【成方举例】桑枝疏风饮(经验方):桑枝、生黄芪、防风各30g,桂枝9g,羌活、赤芍、川芎、姜黄、当归、威灵仙各15g,鸡矢藤30g,水煎服。药渣再煎,熏洗患处。功能疏风通络,活血止痛。桑枝善于疏风通络利关节,故为主药,主要用于风湿痹痛游走不定、关节不利、肩臂麻木疼痛等症。

【治验举例】肩肘酸痛,日久不愈 洪某,女,47岁。2007年3月3日首诊。自诉:"肩周炎已3年余,起初以为负重压伤,右侧肩颈疼痛强滞,活动不便。买了几瓶三七片用黄酒送服,之后疼痛略有减轻,能够勉强坚持,也就没太注意。到了秋冬季节,疼痛逐渐加重,手向上举时更痛,连穿衣脱衣都很困难。这半年来肘腕关节也感到酸痛,手指夜间麻木,睡眠不安。用过多种方法治疗,效果都不算理想,直接影响到劳作、生活。"视其形体健壮,精神正常,乍一看不像有病之人。唯见面色黄垢,舌质淡胖,边有齿痕,舌苔白厚微腻;切其脉,细缓之象。辨证:风湿留恋,经脉失活。治宜祛风除湿,活络止痛。方用桑枝疏风饮为主加减。桑枝、生黄芪、防风各30g,桂枝、羌活、赤芍、川芎、姜黄、当归、威灵仙各15g,鸡矢藤30g,红花、苏木各12g,3剂。水煎温服。药渣加陈醋、白酒各约50mL拌匀,加热布包敷患处,冷则加热再敷不计时,以感到温暖舒适、疼痛麻木减轻为度。注意保暖，谨防风寒水湿侵袭，劳逸适度。饮食以温和为要，勿食寒凉之物。

3月8日二诊。自诉："肩臂肘腕疼痛麻木已有减轻，特别是热敷见效最快，边敷边有感觉，患处温暖舒适，当天夜里睡眠已感安稳。"复诊其舌脉，与首诊时相比未见明显变化，遂将黄芪量加至90g，另加千年健、松节各15g，以增强祛风燥湿、通络止痛功效。续服6剂，服用法及注意同首诊。

3月18日三诊。自诉："谢谢老先生！我的手已经能够高举过头，穿脱衣服可不用别人帮忙，夜间麻木已不明显，家务劳动已能坚持。您别看我是女的，放开量饮酒胜过男人。听说您的配方泡制的药酒，能治愈多年风湿痛并控制不再明显复发，我也要求泡1料行不行？"视其面色已见亮泽，舌质微红，齿痕明显变浅，舌苔薄白微润；复切其脉，细缓转为滑匀之象。此为邪去正复、血脉顺畅之征。上方再加鸡血藤30g，汤药续服3剂，煎服用法及注意仍同首诊。另取3剂，用45～50度纯玉米大曲白酒7500mL，浸泡1个月，每次饮25～50mL，1日饮2次。并可加热外擦患处。

顺访1年余，洪某"肩周炎"共服汤药12剂，3年之患治愈。续饮药酒加外擦，疗效巩固，劳作如常。

透骨草——祛风除湿，活血止痛

透骨草，为凤仙花科一年生草本植物凤仙花的茎。此药全国各地所用品种不一，我仅用凤仙花的连根全株。味辛，性温，有小毒。入肝、肾经。功能祛风除湿，活血止痛，消肿解毒。主治风湿痹痛、筋骨拘挛、寒湿脚气、跌打伤肿、妇女闭经、虫蛇咬伤等症。

【临证应用】用于风湿痹痛、关节肿胀等症，常与五加皮、威灵仙、海风藤、赤芍、川芎、寻骨风、独活、鸡血藤等味同用，以祛风除湿，活血止痛。

用于跌打损伤、妇女闭经等症，多与当归尾、川芎、桃仁、红花、泽兰、川牛膝等味配合，以活血行瘀，调经止痛。

用于疮疖肿毒、虫蛇咬伤等症，可用鲜草适量，捣融外敷。亦可同蛇倒退（扛板归）、白蚤休各适量捣融外敷患处。再用金银花、蒲公英、紫花地丁、天葵子等味水煎服，效果更稳。

常用量1日9～18g，水煎服。熬膏外用适量。

凤仙花性味甘温，有活血解毒功效，适宜于胁痛、虫蛇咬伤等症。每用干品 9 ~ 15g（鲜品 15 ~ 30g），水煎服。亦可捣融外敷。鲜品适量合于掌中搓揉，治鹅掌风有一定作用。

凤仙花的种子名"急性子"。味苦，性温，有小毒。功能行瘀散结。主治骨刺鲠喉、妇女经闭、癥瘕积块等症。用于骨鲠咽喉，常与威灵仙等味配合，煎水含于口中，缓缓咽下，鲠于喉中之骨，即可软化吞下；治疗经闭，可与丹参、泽兰、桃仁、红花等味同用；用于积聚癥块，则与三棱、莪术、鳖甲、赤芍等味配伍；用于食管癌，多与威灵仙、生牡蛎、瓜蒌、半枝莲、蒲公英、寻骨风、八月札等味组方，初起有一定减轻症状作用。常用量 1 日 3 ~ 9g，水煎服。入丸散适量。

【成方举例】透骨草止痛汤（经验方）：透骨草 18g，白茄根、寻骨风、当归尾、川芎、赤芍各 15g，红花 12g，鸡矢藤、鸡血藤各 24g，威灵仙、川牛膝各 15g，水煎温服。药渣加陈醋、白酒各适量，加热布包敷患处。功能祛风除湿，活络止痛。主治风湿痹痛、跌打伤痛、关节不利、筋骨拘挛等症。

其他方如伤湿膏（《上海中成药》，生川乌、干姜、山柰、甘松、生延胡索、透骨草、羌活、肉桂、防己、五加皮、樟脑、薄荷脑、冬绿油、颠茄浸膏），治风湿痹痛、跌打伤痛。

【经验小方】透骨草、白茄根去净泥土杂质，鲜品不拘多少捣融，加麦麸（微炒）、生姜（捣融）、陈醋、白酒各适量拌匀，炒热布包，温敷患处。有祛湿散寒、通络止痛功效。可用于风湿痹痛麻木、陈伤作痛、关节不利等症。有人多种治法效果不佳，用此法治疗 3 日见效，最终治愈多年风寒湿痹关节痛。

透骨草干品 15g，白茄根 30g，水煎，兑入老黄酒适量温服，药渣捣融加陈醋、白酒各适量，炒麦麸 250g，加热布包敷患处，治疗寒湿痹痛及陈伤作痛，疗效甚佳。热性风湿局部红肿者禁用。

【治验举例】膝踝冷痛，麻木强滞　孙某，男，70 岁。2004 年 9 月 30 日首诊。自诉："膝盖、脚踝疼痛麻木已有六七年，不肿不红，即使夏天三伏，也常感皮肤不温，膝踝关节强滞，行走活动，关节不利。熏蒸、火疗、敷贴、拔罐等多种方法治疗，多有暂时减轻症状的作用，但都管不了多久，病状如旧。随着年龄增长，病情有明显加重趋势。您是老中医，能把我的病情减轻到不影响正常活动、无明显不适即可。"视其七旬之人，身体还算健康，就是走路不够矫健。观其舌质偏淡，舌苔白润；切其脉，细弦微迟之象。辨证：寒湿痹痛，筋骨不健。治宜散寒祛湿，通利关节。方用透骨草止痛汤为主加减。透骨草、白茄根、寻骨风、千年健各 18g，制川乌（先煎）、制草乌（先煎）各 6g，独活、当归、川芎、赤芍、川牛膝各 18g，金毛狗脊 30g，3 剂。水煎温服。四煎药渣加陈醋、白酒各约 50mL 拌匀，加热布包热敷膝踝等冷痛麻木处不计时，感到温暖舒适即可，然后加热泡足。注意保暖，勿近寒湿。饮食以温和为要，忌食寒凉油腻之物，劳逸适度。

10 月 5 日二诊。自诉："冷痛麻木略感减轻，踝关节稍微灵活，还算对路有效。"思其年龄较大，病程较久，正气不足难免，方中加生黄芪 60g，白术 30g，以健脾燥湿，益气扶正，续服 6 剂，服用法及注意同首诊。

10 月 15 日三诊。自诉："根据服药 9 剂体会，我这老毛病说不定还能治好。走路动作比服药前灵活多了。"视其舌质已见微红，舌苔薄黄津润；复切其脉，已见缓和滑匀之象。嘱其二诊方续服 6 剂再诊，服用法及注意仍同首诊。

12 月 20 日路上偶遇孙某，他好像有些不好意思地说："第三次的 6 剂汤药，我只煎服了 3 剂，也没征求您的意见，我把剩下的 3 剂药加入广三七 120g，用 20 斤（10L）苞谷酒泡了半个月，每次饮大约 1 两（50mL），现在老毛病基本好了，没啥问题吧？"我笑言道："没问题，你还是懂点中药知识的啊！"

伸筋草——祛风通络，舒筋止痛

伸筋草，为石松科多年生草本植物石松的全草。味苦、辛，性温。功能祛风通络，舒筋止痛。主治风湿痹痛、经脉拘挛、关节不利等症。

【临证应用】伸筋草对于经脉拘挛，即俗称"抽筋"，关节屈伸不利的风湿痹痛，较大剂量应用，有明显舒筋活络、通利关节作用。民间常单味 30g 水煎，加老黄酒适量温服，有较好的舒筋止痛功效。

用于经脉拘挛、关节不利等症，常与千年健、钩藤、天麻、续断、当归、巴戟天、金毛狗脊、木瓜等味同用，以祛风通络，舒筋止痛。

治疗风湿痹痛、经脉拘挛偏于湿寒冷痛者，常与桂枝、细辛、羌活、独活等味同用，以辛温散寒，通痹止痛；风热偏盛，感觉热痛者，则与桑枝、络石藤、忍冬藤、豨莶草等味配合，以疏风清热，通络止痛；痹证日久，肝肾不足，关节酸痛拘挛者，可与续断、当归、巴戟天、怀牛膝之类配伍，以补益肝肾，舒筋活络止痛。

常用量 1 日 15 ~ 30g，水煎服。

【成方举例】舒筋止痛饮（经验方）：伸筋草 30g，天麻、钩藤、桑枝、续断各 18g，当归 15g，黄芪 24g，防风、川牛膝、木瓜各 15g，甘草 6g，水煎服。功能疏风通络，舒筋止痛。主治风湿痹痛、关节不利、经脉拘挛等症。末煎药渣水煎熏洗，或加陈醋、白酒各适量加热布包敷患处，有助于祛除风湿，通络止痛。

【治验举例】此药所治病症，大致与桑枝、海风藤、千年健之类药物相近，治验案例亦基本相同，故不重复赘入。

寻骨风——祛风除湿，理气止痛

寻骨风，为马兜铃科多年生攀援草本植物绵马兜铃的全草（根作用良）。味辛、苦，性微温。入脾、胃经。功能祛风除湿通络，理气活血止痛。主治风湿痹痛、气滞胃痛、睾丸坠胀疼痛、刀伤出血等症。

【临证应用】用于风湿痹痛、肢体强痛等症，常与钩藤、桑枝、羌活、独活、桂枝、赤芍等味同用，以疏风祛湿，活络止痛。

用于胃脘疼痛、气滞胁满等症，可与乌药、佛手、砂仁、延胡索、郁金、香附等味配合，以疏肝理气，散瘀止痛；亦可用于胃癌、食管癌的辅助治疗，以理气散瘀缓痛。单味 9～30g 水煎服，治脘胁胀闷疼痛，亦有显著效果。

用于睾丸坠胀疼痛，可与八月札、荔枝核、橘核、沉香、柴胡等味配合，以疏肝理气，行滞止痛。

用于刀伤出血，可用鲜寻骨风根 15g，鲜白茅根 60g，仙鹤草 30g，水煎服，以凉血止血。捣融外敷，亦可止血。

常用量 1 日 15～30g，水煎服。

【成方举例】寻骨风止痛汤（经验方）：寻骨风、钩藤、桑枝各 24g，羌活、独活、当归、赤芍、红花、川芎、木瓜各 15g，石楠藤 18g，水煎服。药渣加陈醋、白酒各适量，拌匀加热，布包热敷患处。功能祛风除湿，通络止痛。主治风湿痹痛麻木、关节不利疼痛等症。

理气散瘀汤（经验方）：寻骨风 18g，八月札、郁金、延胡索、香附、佛手各 15g，砂仁 9g（后下），蒲公英 30g，海螵蛸 12g，牡蛎 24g，甘草 6g，粳米 15g，水煎服。功能理气散郁，活血止痛。主治肝胃失和之脘胁胀闷、胃痛泛酸、胀痛刺痛等症。

【经验小方】寻骨风、千年健各 15g，伸筋草 30g，水煎温服。会饮酒者兑入黄酒适量。有祛风除湿、通经活络功效。用于风湿痹痛、关节强痛、屈伸不利等症，病情不重的，多可治愈；重情较重者，亦可减轻疼痛。

寻骨风9～15g，佛手、砂仁各9～15g，开水泡饮或水煎温服，用于气滞胃胀胃痛、纳差食少等症，有理气和胃、消胀止痛作用。

寻骨风、郁金、香附各15g，水煎温服。功能疏肝解郁，理气止痛。用于胃痛胁满、肝胃气滞等症，效果亦良。

寻骨风15g，八月札、橘核各15～30g，水煎温服。功能疏肝理气，用于疝气睾丸坠胀疼痛，有缓解作用。

【治验举例】**胃胀膝肿，胀消肿退**　秦某，女，43岁。2013年3月7日首诊。自诉："双下肢膝部肿胀发热潮红2年余，中西医治疗效果都不显著。到过北、上、广及武汉等多家大医院治疗，花费10万余元，也无明显作用。某三甲医院理疗科抽出积水后暂时消肿，但随之又肿，而且抽过水的患侧疼痛加重，胃燥胀满愈甚，膝部肿胀加剧。大便通畅胀消，膝肿不抽水亦随之肿消痛轻。后来找到您的弟子鲍某，扎针、服汤药，没花啥钱，也能通便消肿止痛，感觉看到了希望。不久又反复了两次，他就赶紧让我请您诊治。"观其形体气色尚可，身体健康状况一般，走路未见明显异常。见她情绪有些不宁，可能是病久不愈，精神失落所致。双膝微肿微红，患处皮肤较热；视其舌质乏泽，舌苔微黄津少；切其脉，弦滑微数之象。辨证：中焦湿热偏盛，双膝脉络痹阻。治宜清泄阳明燥热，活血通络止痛。方用调胃承气汤合寻骨风止痛汤加减。寻骨风18g，钩藤、桑枝、忍冬藤、络石藤各30g，独活、当归、赤芍、红花各15g，大黄12g（后下），枳壳、厚朴各15g，川牛膝、生薏苡仁各30g，3剂。水煎温服。药渣加陈醋、白酒各约50mL拌匀，加热温敷患处不计时，以感到舒适为度，然后加温水泡足。饮食以温和为要，勿进生冷寒凉及辛辣热燥之物。劳逸适度，谨防感冒。

3月12日二诊。自诉："效果很好，服药至第2剂时，大便已经基本顺畅，胃胀随之减轻，膝肿随之亦消，灼热疼痛大减。但又感到食欲不佳，心慌气短。"观其情绪明显舒缓，舌质、舌苔及脉象未见明显变化。思其已近3年之患，加之反复无度，不免气阴耗伤。遂在方中加入生黄芪30g，党参18g，石斛30g，鸡内金15g，大黄量减至6g，去枳壳、厚朴宽胀下气之味，续服3剂。服用法及注意同首诊。处方自带，效果满意，病情续有好转，即用上方继续调治。如有复发，速来换方。

3月31日三诊。自诉："这半个月病情基本稳定，胃也未见明显热胀，膝部缓慢皱皮，感觉疼痛继续减轻。前天夜里莫名其妙地胃又开始灼热胀痛，双膝随之肿胀疼痛，虽然比以前症状较轻，但也是明显反弹。"仔细观察秦某，与首诊时情绪接近，舌脉几乎相同。遂单用调胃承气汤为主加减，大黄 15g（后下），枳壳、厚朴各 12g，郁李仁 15g，火麻仁 30g，寻骨风 15g，川牛膝、络石藤、忍冬藤各 30g，生薏苡仁 90g，赤芍 18g，2 剂，煎服法及注意同首诊。

4 月 10 日四诊。自诉："服下头煎少时，大便通畅，胃热胃胀、双膝肿痛大减，心烦随安。"鉴于患者病情的反复状况及治疗效果，控制阳明燥热不再明显反弹，也就能控制住膝肿。首诊方加生石膏 90g，黄柏 15g，配制丸药方坚持服用，每服 9～15g，日服 2～3 次，温开水送服。病情不再明显反弹，就以此方续治；若出现胃燥胀气、膝肿反弹，即加服三诊方汤药。同时嘱咐弟子鲍某：因为你离患者较近，亦可加以针灸、外敷等方法配合治疗，认真总结经验，不断提高疗效。如有难题，及时沟通。

时间过去了将近半年，弟子鲍某经常沟通秦某病情，经过以上方药及加用敷贴等方法持续调治，病情大致稳定。出现反复，及时加以三诊方服一二剂调治，患者对治疗效果表示基本满意。

按语：此位患者膝肿热痛，时伴腰腿强痛、沉重，病名类似于"鹤膝风"，但又与湿痹、热痹及所谓"膝关节炎积水"更为接近，病因病机乃是阳明燥热、脉络痹阻。刻意定名何病，意义不大。只有对证用药，以泻阳明燥热，上下通畅，方能胃胀气滞消除，膝肿热痛大减，病情得以控制。虽无贴切成法可循，但能因人因证施治，亦可控制或治愈顽疾。为何寻骨风始终使用？因为此药既能祛风除湿通络，又可理气活血止痛，用于风湿痹痛、气滞胃痛，故始终用之。

胃癌术后，拒做化疗　陈某，男，49 岁。2005 年 4 月 9 日首诊。自诉："胃癌术后 1 月余，当时要我做化疗未允，因为我看到别人化疗后吃不下饭、毛发脱落的样子很害怕。现在胃部、两胁依然胀气隐痛，本身我已胃病多年，故术后一直食欲不振，多食不易消化，胃胀胃痛。多年前您给我治过胃病，十几年来身体一直很好，劳作如常。今天来请您调治，我一定耐心配合。"回忆起多年前陈某形影，今天显得有些憔悴，较以往身体偏瘦，但总体还算不差，尚未出现羸弱之象。视其面色乏泽，舌质偏暗，舌苔略显微黄厚腻；切其脉，弦滑偏弱。辨证：脾虚湿滞，肝胃失和。治宜健脾化湿，和胃理气。方用理气散瘀汤为主加减。寻骨风、八月札、郁金、延胡素、香附、佛手、砂仁（后下）各 12g，白术 15g，炒薏苡仁 30g，野葡萄藤、蒲公英各 18g，海螵蛸 12g，牡蛎 24g，甘草 6g，大枣 3 枚，粳米 15g，6 剂。1 剂药水煎 3 次，药汁混合一处，早、晚饭后半小时各温服 1 次，1 日半服 1 剂。四煎药渣宽水，煎开后适温泡足。缓服调治，不可急功近利，以免出现不适。饮食以五谷为主，其余仅作搭配，总以温和、容易消化吸收而且营养适度为要，切勿陡进大补。注意保暖，谨防感冒，劳逸适度，不可劳累，心情保持平和。

4 月 19 日二诊。自诉："服药感觉平稳，胃胀胁满隐痛明显减轻，食欲略振，食量稍加，消化基本正常。调治 3 个月后，再去复查。"视其面色微润，精神略振，其余无明显变化。上方加人参 9g，黄芪 24g，以益气扶正。续服 10 剂，服用法及注意同首诊。

7 月 30 日三诊。自诉："二诊方服用期间身体逐渐感觉好转，胃胀隐痛已不明显，饮食、精神逐渐恢复。经过复查，医生说恢复良好，各方面都很稳定。问我吃的啥药？我说家住大山堵河岸边，空气清新，水质良好，加上心情平和，请老中医调治，自我感觉也很好。"观察患者精神、气色均较二诊时为好，舌质红润，舌苔白润；复切其脉，弦滑偏弱转为缓滑而匀之象。嘱其二诊方继续调治，如有不适，速来告知。

2008 年 5 月 3 日陈某来告知："复查第三次时，医生感到惊讶，说是癌细胞已经不见，各方面恢复得异常良好。问我自己感觉如何？我说基本恢复到病前身体状况，医生又说很好。"其实陈某服药并不多，只是断断续续调治，心态好，注意自我调养，以及他居住的环境等，都对他身体的健康恢复有利。

按语：用此方曾治愈一例与陈某年龄相近同病患者，既不手术，也不放化疗，坚持治疗 3 个月后复查，肿块基本消尽，胃痛逐渐消除；又 3 个月复查，医生都很惊讶，不但癌肿消尽，而且癌细胞也难检出。身体恢复健康，劳作正常。尚有多例如陈某胃癌、肝癌患者的调治，都有不同程度的较好疗效。可见寻骨风、八月札、野葡萄藤、蒲公英等味，确有一定抗癌作用。配伍得当，均有一定消肿散结、行气止痛功效。但离有把握治愈癌症，仍是大海捞针，难之又难。临证偶拾，小结梳理于此，仅供读者参考。

白花蛇——透骨搜风，通络定惊

白花蛇，为蝮蛇科动物五步蛇除去内脏的干燥全体。味甘、咸，性温，有毒。入肝经。功能祛风通络，搜风定惊。主治风湿痹痛，经脉拘挛，口眼㖞斜，半身不遂，以及破伤风项强身直、麻风、疥癣等症。

【临证应用】此药能祛风通络，透骨搜风。与豨莶草、威灵仙、独活、桑寄生等味同用，以治风湿痹痛、筋骨拘挛；与全蝎、当归、羌活、白芷等味配合，以治口眼㖞斜、语言謇涩，或筋骨挛急、肌肉麻痹等症，亦可浸酒服；与乌梢蛇、蜈蚣、白附子、防风等味配伍，则治破伤风项强身直等症。

常用量 1 日 3 ~ 9g，水煎服。为末吞服，1 次 1 ~ 2g，1 日 2 次。浸酒服适量。

【成方举例】 古方如白花蛇酒（《濒湖集验方》，白花蛇、全蝎、当归、防风、羌活、独活、白芷、天麻、赤芍、甘草、升麻），治诸风顽痹，瘫缓挛急。

【治验举例】风寒湿痹，肢体麻木 沈某，男，53 岁。2001 年 5 月 3 日首诊。自诉："我这老风湿已有多年，一般的药很难起作用。有时喝药酒还能有效，但药店卖的那些低度药酒，喝下没啥反应。听老一辈人说您父亲治这病有把握，特别是他开的药泡酒，效果很好。不知道传给您没？因为我不想再吃中药，多处检查也没有什么三高、五高，肝、胃也都正常，能吃能消化，饮酒 1 日不少于 2 次，听说您给不少人开药泡酒饮，效果大多满意，不愧为家传世医。"视其形体尚健，精神气色正常，如果患者不讲，乍一看真不像有病之人。舌质偏淡，舌苔白润；切其脉，颇显细迟。辨证：寒湿痹久，经脉失活。治宜祛湿散寒，通经活络。方用白花蛇酒为主加减。白花蛇 6 条（18 ~ 36g，超大的效果不佳），乌梢蛇、全蝎各 90g，当归、熟地黄各 120g，防风、羌活、独活、白芷、天麻、赤芍、升麻各 90g，黄芪 180g，千年健 90g，红花、苏木、赤芍各 90g，制川乌、制草乌各 30g，薏苡仁 180g，甘草 30g，生姜 90g，红糖 1000g，纯玉米大曲白酒 15L。以上 24 味用一容器浸泡，密封勿令泄气。1 个月后即可取出 1500L 药酒、加入白酒 1500L，1 料药可入白酒 20 ~ 25L。不可一次性将药酒饮尽再加酒，那样后入之酒即无药效。每次饮 25 ~ 50mL，日饮 2 次。亦可加热外擦疼痛麻木较甚处。

2002 年 7 月 6 日二诊。自诉："药酒口感、疗效都很满意。就是后来的药味越来越淡，疗效也慢慢差些。能不能把药量再加大点，泡上个 60 斤（30L）酒，您看可否？"问他除疼痛麻木减轻外，腰腿是否也感觉有力点？患者回言道："疼痛麻木减轻，自然感到关节灵活有力，若能加点增加力气的药更好。"复在方中加入巴戟天、金毛狗脊、菟丝子、枸杞子、续断、杜仲、怀牛膝、三七各 120g，人参 90g，取 3 剂，用以上白酒 50L，浸泡 100 天后，开坛取饮同首诊方。沈某闻言，甚是满意。因为既能治病，又可过酒瘾，而且方便省事。

断续询访 3 年以上，沈某对药酒的疗效很是满意。按他的话说："疼痛麻木消除，干活越来越有劲。"

乌梢蛇——祛风通络，止痛定惊

乌梢蛇，为游蛇科动物乌风蛇除去内脏的干燥全体。味甘，性平。入肝经。功能祛风通络止痛，搜风截惊定搐。主治风湿痹痛、肌肤麻痹、关节酸痛、惊痫、皮肤疥癣等症。

【临证应用】用于风湿痹痛、关节酸痛等症，常与羌活、防风、天麻、秦艽、当归、川芎、伸筋草等味同用，以祛风通络，舒筋止痛。

用于惊痫抽搐等症，多与全蝎、蜈蚣、天麻、防风、钩藤、制南星等味配合，以祛风定惊。

用于皮肤疥癣等症，则与苦参、黄柏、白鲜皮、紫草、当归、苍耳子、千里光等味配伍，以搜风止痒，清热燥湿。

蛇蜕皮，性咸、甘，味平。功能祛风定惊，适用于皮肤疥癣、风疹、惊痫等症。一般用量为 2～3g，水煎服。研末吞服 1g 分 2 次服下。外用适量。

常用量 1 日 9～15g，水煎服。浸酒服、为丸服适量。

【成方举例】乌梢蛇药酒方（经验方）：乌梢蛇 90g，白花蛇 30g，天麻、防风、独活、羌活、当归、续断、熟地黄、枸杞子、金毛狗脊、桑寄生、石楠藤、川牛膝、木瓜、薏苡仁、威灵仙各 120g，红花、苏木各 30g，白术 60g，砂仁 30g，40～50 度玉米大曲白酒 15～25L，同泡于一个容器中 3 个月。每次饮 25mL，1 日饮 2 次。亦可加热外擦患处。功能祛风除湿，活血通络。主要用于风湿痹痛、陈伤作痛、腰腿疼痛麻木、关节屈伸不利等症。

【经验小方】乌梢蛇肉 60g，焙干研细粉，猪油调糊外敷，可治面疮暗斑。

聤耳痒痛流水方：净蛇蜕皮不拘多少，蚕茧 1 个，破开一孔，将蛇蜕皮塞入蚕茧内，用棉线扎紧，放炭火上缓缓焙焦，去净杂质，研为细粉。另加入冰片、枯矾、雄黄各少许（各约 1g），再研极细粉备用。功能燥湿解毒，杀虫止痒。主治同方名。若耳内流出脓血或臭水，先以淡盐开水用棉签洗净，再以药粉少许撒于患耳内，1 日 2 次。若是干痛或痒痛交加，则以药粉适量，用麻油调稀糊，直接涂擦耳孔内。忌食辛辣上火之物，无论大人小儿，用之皆验。

【治验举例】风湿痹痛治验近同于白花蛇、千年健等药，其他治验举例如下。

湿毒顽癣，皮肤奇痒　张某，男，30 岁。2007 年 7 月 21 日首诊。自诉："起初为'顽固性湿疹'，百治不愈，之后缠绵为顽癣，现在又成'银屑病'，奇痒难忍。真不知道还到哪儿去治？"视其身体健壮，面色滞暗，几乎全身都是瘢痕，肤色乏泽，不少处瘢痕白屑脱落。我行医已逾半个世纪，但遇到这种顽疾，也是暗暗"麻头"。虽能想象到患者的苦楚，但却没有十足把握的良方。只有尽其所能，想方设法治之。观其舌质滞暗而腻，舌苔灰腻；切其脉，滑迟有力。辨证：湿毒滞留，营血失和。治宜搜风胜湿，活血排毒。方用自拟乌蛇搜风饮。乌梢蛇、全蝎、僵蚕各 15g，黄芪、防风各 24g，黄柏、苍术、当归、赤芍、紫草各 18g，土茯苓、薏苡仁、白鲜皮各 30g，甘草 6g，6 剂。水煎温服。四煎药渣宽水，煎开后先熏后洗全身。饮食务必清淡，戒酒，忌食一切发病之物，如所有水生动物、猪头、猪爪、香菜等，注意避免感冒。

7 月 29 日二诊。自诉："内服熏洗加忌口，七八天下来，感觉还是比以往治法有效些，首先痒的程度减轻，其次新老瘢痕色泽变浅，干燥白屑脱落不少，总的效果较好。"复诊舌脉，未见明显变化，原方续服 6 剂再诊。

8 月 6 日三诊。自诉："凭感觉及观察皮肤颜色变化，病情有进一步好转，就是胃部稍感不适，效果基本满意。"视其面色微泽，瘢痕色泽变浅，白屑明显减少，舌质微泽，舌苔白润；复切其脉，缓滑之象。原方加白术、茯苓各 18g，陈皮 12g，续服 10 剂，服用法及注意仍同首诊。

8 月 21 日三诊。自诉："感觉奇痒、难看的程度已减去七成，皮肤略嫌干燥，胃部不适已不明显。"复诊其舌脉及观察皮肤瘢痕变化，湿毒有进一步减轻之势。方中再加酒炒生地黄 24g，玄参 18g，以增强清热解毒养阴之功。这样药味已达 19 种之多，在我来说，可谓大处方了。汤药续服 10 剂，服用法同首诊。另取 10 剂，共为细末，炼蜜为丸绿豆大。汤药尽剂，接服丸药，每服 15g，日服 2～3 次，用千里光、土茯苓各 15g 煎水送服。服丸药时无药渣熏洗，可用槐枝、地肤子、菝葜、苦参、黄柏、苦楝树皮、臭椿树皮、千里光、土槿皮、蛇蜕皮、白鲜皮、赤芍、紫草、雷公藤根（俗称"菜药"）、露蜂房等味，每用三五种，量不拘多少，同枯矾、雄黄、藤黄各 6～15g，宽水同煎，熏洗全身，注意勿将药水进入眼、鼻、口、耳，严禁口服！首诊时所嘱注意事项，即使皮肤病痊愈 3 年，也还要谨记。以防再度复发，治疗起来更难。

断续顺访 3 年，此例常见而又令人头痛的皮肤顽疾总算基本治愈。虽不算效果最好的完全治愈者，但按张某的评价，在他身上就是效果最满意的。治疗此类顽疾，固然很难，但能倾其所学，对证使用非常规方药，加以嘱咐患者忌口等，不见效者尚无，完全治愈者亦有。个人真实经验，小结仅供参考。

按语：个人应用乌梢蛇最多的病症为风湿痹痛、关节酸痛、皮肤顽麻及湿毒疥癣。对证配以相须之味，与一般同类植物药相比较，效果确实较优。例如张某、沈某案等，可见一斑。

马钱子——疏通经络，散结止痛

马钱子，为马钱科常绿乔木马钱的成熟种子。味苦，性寒，有大毒。入肝、脾经。功能通经络，消结肿，止疼痛。主治风湿痹痛、经络拘挛、跌仆损伤肿痛、疮疡结肿、手足麻痹、半身不遂、口眼㖞斜等症。

【临证应用】用于风湿痹痛、经络拘挛，常与羌活、川乌、乳香、没药、天麻、钩藤等味配合，以疏风祛湿，通络止痛。

用于跌打损伤瘀阻肿痛、骨折，则与自然铜、骨碎补、土鳖虫、乳香、没药、红花、三七等味同用，以祛瘀活血，消肿止痛。

用于阴疽肿毒、肿硬不消，可与草乌、当归、地龙、干姜等味配伍，以软坚散结，消肿止痛。

用于手足麻痹、半身不遂，多与草乌、川乌、麻黄、桂枝、赤芍、红花等味同用，以搜风胜湿，散寒活络，活血止痛。

炮制成马钱子霜吞服，常用量 1 日 0.2g 分 2 次吞服，用温开水送服。一般不入煎剂。也有老中医用于水煎服，1 日用量达 3g 左右于群药中，是根据体质、病情而定，除此不可随意加量。既要治病有效，更要考虑保证安全。

【成方举例】古方如散瘀和伤汤（《医宗金鉴·正骨心法要旨》，马钱子、红花、生半夏、骨碎补、甘草、葱须），治一切碰撞损伤，瘀血积聚。

马钱子散（民间秘方）：僵蚕、牛膝、甘草、苍术、麻黄、乳香、没药、全蝎各 40g，生马钱子 300g。制法：将乳香、没药放置净瓦上炭火焙去油，一直焙到不起黄泡为止；再将牛膝、甘草等 6 味用锅炒起黄泡，但不要过度变黑，以免损伤药力；将马钱子放锅内加一把绿豆宽水煮之，煮到绿豆开花后，剥去马钱子外壳，切成薄片，以防硬化；各药炮制完毕，混合一处，研为细粉备用。成人身体强壮者 1 次口服 1 ~ 2g，日服 1 次，用温黄酒少许为引送服。12 岁以下小儿禁服。成人亦不可随意超量服，以免引起中毒。万一中毒，牙关噤闭，全身发冷，无生命危险，切勿恐慌，喝几口冷开水即可好转。若服药后头晕，入睡半小时即可消除。破伤风未愈者，有严重慢性疾患如高血压、糖尿病、脑梗等病症者禁服。服用期间勿饮茶及冷水，忌食绿豆，谨避风寒水湿。

此方主治风湿痹痛，手足麻木，半身不遂，或腰椎间盘突出压迫神经，血液循环不良，腰胯腿足麻木疼痛等症，均有显著效果。一般风湿痹痛麻木，1 料药服至 1/4 即可痊愈，至多不超过半料，疗效甚佳。

我已传给弟子杨某、鲍某，杨某夫妇专治疼痛病症，为人比较严谨。经过多人使用，只要剂量控制适宜，未见明显不良反应，治病疗效显著。

【治验举例】腰椎膨出，下肢麻木　黄某，男，46 岁。2005 年 4 月 7 日首诊。自诉："腰部数次岔气，多因负重用力过度，或不经意闪挫所致，当时即感腰痛难忍，屈伸艰难，甚至腰痛如折，难以俯仰直身。以前用八棱麻根鲜品二三两切碎，煎水大半碗，加入老黄酒半斤温服，药渣再加陈醋、白酒各 1 两拌匀加热，布包敷患处，一般三五天即可基本治愈，劳作正常。后来一次比一次症状加重，用八棱麻煎水加黄酒送服三七粉，1 次 3g，1 日 3 次，效果也比不上起初单用八棱麻根煎水加黄酒内服、外敷有效。这次腰痛已近 3 年，腰很难直起，腿外侧至足趾疼痛麻木，皮肤不温。您看我走路屁股都撅着，好不自在啊！数家三甲医院磁共振成像显示腰椎 1～5 到尾骶都有不同程度异常，尤以腰 4～5 膨出较为明显，说是压迫神经根，病情较严重，需要住院手术治疗。但又说不能保证不出意外，手术即使成功，以后也不能再干重活，还要注意保护。这样的治疗结果我不能接受。因而慕名从数百里之外来此，专请您调治。"

观其走路身躬，步履不够协调，气色、精神一般，形体略瘦；舌质偏淡津润，舌苔白厚微腻；切其脉，弦迟微滑之象。辨证：肝肾不足，筋骨不健，寒湿痹阻，脉络失活。治宜补益肝肾，舒筋活络。方用独活寄生汤为主加减，水煎送服验方马钱子散。独活、桑寄生、当归、续断、杜仲、熟地黄各 18g，川芎 15g，牛膝 24g，白术、党参各 24g，黄芪 60g，千年健 18g，巴戟天、金毛狗脊各 30g，肉桂 9g，甘草 6g，6 剂。1 剂药煎 3 次，文火缓煎，药汁混合一处，早、晚饭后半小时各温服 1 次，1 日半服 1 剂。病久体质不健，不可服药太急。同时用汤药送服马钱子散，1 次 1.5g，1 日勿超过 3g。药渣加陈醋、白酒各约 50mL拌匀，加热布包敷腰、髋、小腿外侧等疼痛麻木较重处不计时，以感到温暖痛轻时为度。药渣太多时可取出适量，用水煎开后适温泡足。注意保暖，谨防感冒，劳逸适度。饮食以温和为要，勿食生冷寒凉之物。

4 月 18 日二诊。自诉："服药至 3 剂后，已经大有感觉，腰痛腰僵、腿胯外侧至足趾麻木都有减轻。您说争取 20 剂汤药加 1 料泡酒药续饮，基本治愈，我看很有可能。泡酒方最好今天就开，以免汤药服后药酒跟不上。另外，马钱子散能不能适当加点量？它好像是主药吧？"观察他的行走动作较首诊时灵活，腰勉强可以直起。舌质微红，舌苔白润；复切其脉，细缓之象。上方党参改为人参用15g，以增强益气扶正之功。续服6剂，服用法及注意同首诊，马钱子散1次再加0.5g，1日量不能超过4g，分2次汤药送服。另取5剂，加三七180g，核桃仁120g，红糖1000g，砂仁90g，用纯玉米大曲白酒15L同泡于一个容器，密封坛（瓶）口，勿令泄气。1个月后即可饮用。每次饮25～50mL，1日饮2次。亦可外擦疼痛麻木较甚处。

4月29日三诊。自诉："我现在的动作和正常人已没啥区别，自己感觉疼痛麻木已经消除了八九成，精神精力也有提升。"黄某的服药效果确实较为理想，根据病情减轻的状况，马钱子散可以停服。汤药再取10剂，即可接着饮用药酒。首诊时所嘱事项，最好继续注意。

顺访3年，黄某腰腿痛完全治愈，劳作无误，身体较以往健康。

按语：马钱子散用于骨痹（股骨头坏死）引起的臀部疼痛麻木、肌肤不温、遇寒则甚者，我亦用治疗黄某腰椎间盘突出症方法，汤散并进，效果同样显著。包括中风偏瘫、寒湿痹痛、陈伤作痛等症，其用法都大致与黄某相近，疗效大多较好。可见马钱子的通经活络、散结止痛之功，确与一般祛风湿药不同。但是切勿过量服用，以免引起中毒。治病效果很重要，用药安全更重要。

制川乌——祛风除湿，散寒止痛

制川乌，为毛茛科多年生草本植物乌头的肥大块根。味辛，性温，有大毒。入心、肝、脾、肾经。功能祛风除湿，温经散寒，通痹止痛。主治风寒湿痹、肢体麻木、半身不遂、头风头痛、心腹冷痛、跌打瘀痛、阴疽肿痛等症。

【临证应用】用于风寒湿痹、半身不遂，常与生黄芪、当归、赤芍、红花、海风藤等味同用；用于阴疽肿硬、皮色不变，制草乌与麝香、木鳖子、乳香、没药等味配伍，小金丸即是代表名方；生用研细末，外敷阴性疮疡及跌打损伤、外伤出血，有止血消肿止痛、预防破伤风作用。二乌（制草乌、制川乌）功效主治基本相同，二味亦常同用。

此药驱寒止痛效果极佳，但必须炮制到位，且用量不可过大。本地常有人生用泡酒服，中毒导致牙关噤闭、目瞪抽搐，甚至死亡者亦有之。中毒甚者，或解救方法不对，或抢救不及时，偶有造成严重后果的。欲其安全，必须在医生指导下使用，切勿擅自加量！尤其是生川乌、生草乌，切不可轻易口服，因为毒性更大! 较轻中毒, 口僵舌麻, 四肢沉重, 语言不清, 已是明显中毒表现, 速用生绿豆粉 30 ~ 60g, 冷开水 500mL 以上, 搅拌均匀服下, 便可解除不良反应。我用此法解救川乌、草乌、马钱子中毒者多人, 皆安全脱险, 未发现一人有任何后遗症。但仍要警示用此药者: 切不可贪功, 妄自加量, 以免造成难以挽回的严重后果!

常用量 1 日 (如法制透, 无明显麻味)3 ~ 6g, 先煎半小时, 再入群药同煎。阴虚阳旺、热证疼痛、小儿及孕妇忌用。

【成方举例】乌头汤、三生饮、小活络丸、瘫痪药酒等。

【治验举例】此药所治病症与制草乌相同, 且常与制草乌同用, 故不专述治验案例, 以免雷同。

制草乌——搜风胜湿, 消肿止痛

制草乌, 系毛茛科多年生草本野生乌头属植物块根的统称。味辛、甘、苦, 性大热, 有大毒。入心、肝、脾经。有搜风胜湿、温经散寒、通痹止痛、消肿软坚之功。作用与制川乌相近, 而驱寒止痛、消肿散结之力更胜。常用于风寒湿痹, 关节冷痛; 头风头痛; 中风偏瘫, 麻木不仁; 心腹冷痛, 寒疝作痛; 跌打损伤, 瘀滞肿痛; 阴疽肿硬, 皮色不变; 陈伤作痛, 遇寒则甚, 关节冷木, 强滞疼痛等症。运用对证, 均有显著效果。

【临证应用】制川乌、草乌二药, 都具有祛风除湿、散寒止痛之功。用于风寒湿痹、中风偏瘫、腰椎间盘突出之类疾患, 症状多为肢体关节强痛、冷痛、活动不便等, 个人用法, 二乌常与生黄芪、当归、熟地黄、金毛狗脊、红花、牛膝等味配合, 内服外敷, 疗效得到众多患者认可。本人骨刺、腰椎间盘突出用之, 亦免去手术治疗等, 且肢体功能恢复得也很快, 几乎不影响坐诊、书写及其他劳作。但其毒性较大, 内服必须使用炮制品, 生用极其危险! 虽然有人认为中毒与有效成正比, 主张生用效果更好。我试用过 2 次, 一人为中风偏瘫, 一人为痛痹麻木, 效果确如其说。但二人均中毒较为严重: 中风者舌麻口强; 痛痹者牙关噤闭、目瞪、肢强。因早备生绿豆粉, 用冷开水拌匀速速灌下, 不到 15 分钟毒性即见缓解, 继而恢复正常。治病效果亦很显著。但因为十分吓人, 若不早做解救准备, 细心观察, 及时抢救, 其后果不难想象! 因此行医五十余年, 仅生用草乌 2 人次, 1 次使用不足 3g。解毒时, 生绿豆粉每次用 30g, 冷开水不少于 500mL。冷开水灌下越多, 毒性解除越快。

不但生二乌不主张内服，即使制二乌，亦要看清是否炮制到位？无论整个或饮片，首先看是否有白心？白心面积大小？一般而言，有白心即为炮制未透，白心面积越大，其毒性也就越大。炮制品呈乌黑或灰黑而透彻均匀者，细嚼麻味不浓，口舌不觉明显麻强，则可称为制透。炮制合格品仍然有毒，用量亦不可随意过大。有白心，尤其是白心面积过大之品，用量更需要谨慎，几乎与生用二乌同样注意。此为个人使用二乌亲历经验，附记于此，仅供参考。

至于用到有草乌之方如小金丸，以治乳癖、乳癌，效果亦良；大、小活络丹治疗中风偏瘫，亦多有效验。于对证方药中适量加入使用，有较为明显祛寒止痛效果。但若辨证有误，贸然用于热证、虚热证、假寒真热证，或者用到炮制不透之品，或者用量过大，必会立即加重病情，甚至出现险情！生用危险性更大，经验不足者很难驾驭。故生药口服及泡酒饮，皆当严谨！

外用合独活等份，捣融加陈醋适量敷患处，祛湿散寒、消肿止痛效果极佳。但用过的器皿需要用凉水反复洗涤至净，以防残留之毒误入口内。

常用量1日（如法制透，内无白心，细嚼无明显麻味，口舌不强，方为制品）3～6g（先煎20分钟，后入群药再煎），水煎服。药渣加陈醋、白酒适量，布包热敷患处，止痛效果甚速。外用敷阴疽肿毒适量，生用、制品俱可。

【成方举例】大活络丹、小活络丹、小金丸等。

【治验举例】寒湿痹痛，下肢麻木　杨某，男，43岁。2001年5月5日首诊。自诉："腰胯木痛，足膝怕冷。若逢天阴下雨，则小趾麻木，全身强痛。封闭、理疗、针灸、拔罐，以及火疗、熏蒸、贴膏药等，都能见效，但是效果不能持久，不几天复发如旧，而且疼痛麻木越来越重，直接影响工作。"观察杨某气色精神无碍，唯见步履蹒跚，腰曲行迟；舌质微淡，边有齿痕，舌苔白滑；脉来滑迟之象。辨证：寒湿凝滞，血脉瘀阻。治宜祛湿散寒，活血通络。方用自拟乌龙饮内服外敷。制川乌（先煎）、制草乌（先煎）各6g，穿山龙60g，独活、羌活、石楠藤、杜仲、续断、金毛狗脊、川牛膝、白术、当归各18g，红花、苏木、生姜各15g，甘草6g，粳米15g，5剂。水煎温服。药渣加陈醋、白酒各适量，拌匀加热，布包热敷疼痛麻木最甚之处，冷则加热再敷，1日不少于1小时。敷后谨避风寒，劳逸适度。

5月12日二诊。自诉："服药有效。特别是外用热敷，随敷疼痛随轻，见效最快。听说您配方泡药酒效果更好，不知我是否适合？"杨某继续介绍，每年体检，未发现任何异常，仅是疑有风湿，腰椎骨刺，腰椎间盘突出。复诊其舌象，齿痕略浅，余无变化，脉来依然偏于滑迟。上方制二乌各加 3g，穿山龙加至 120g，生姜加至 30g，续服 5 剂，服用法同首诊。另取 2 剂，用纯玉米大曲白酒 5000mL，浸泡 1 个月。待汤药尽剂，续饮药酒，每次饮 25mL，日饮 2 次。亦可加热外擦疼痛麻木处，1 日 2 ~ 3 次，以感觉舒适为度。

12 月初偶遇杨某，见他腰直步健之状，问及寒湿痹痛症如何？答道："谢谢先生，风湿腰腿痛基本治愈。我已经将泡酒方又泡 1 料，偶尔感觉微痛，及时饮药酒三五次，加上外擦，即可控制。"

中风偏瘫，肢体强痛　张某，男，49 岁。1990 年 12 月 1 日首诊。见其家人搀扶，患者拄拐，步履艰难而来。自诉："偏瘫已近 1 年，左侧半边身子死沉，时感疼痛麻木，屈伸活动十分吃力。连续理疗十天半月，强滞略微轻松，但管不了多久，症状依旧。"视其精神、气色及言谈尚可，舌质微暗，边有齿痕不深，舌苔白厚滑腻；脉来右手缓滑而匀，左手却见弦迟之象。此为脾胃有湿，肝肾虚寒，精血不足，寒湿凝滞，脉络失活。治宜温阳散寒，养血活血。方用乌龙饮加减。制川乌（先煎）、制草乌（先煎）各 6g，生黄芪 30g，桂枝 12g，天麻、钩藤、续断、当归、熟地黄各 18g，红花、苏木各 12g，制乳香、制没药、全蝎各 9g，甘草 6g，粳米、生姜各 15g，5 剂。服用法同杨某寒湿痹痛症。并加强运动，注意保暖。

12 月 9 日二诊。自诉："有效果但不明显，仅感觉强痛略轻，活动依然受限。"复诊其舌脉，与首诊相比，几无明显变化。上方制二乌、红花、苏木、全蝎 5 味各加 3g，续服 10 剂。服用法同首诊。

12 月 27 日三诊。自诉："服药期间，自感血脉上下跳动，有时跳痛，好像不通畅的样子。药渣热敷、熏洗，增加肢体活动，配合治疗，症状已有明显减轻，走路好像较以往稳当，上肢可以抬起较高，总之效果满意。"视其舌质微红，齿痕基本消退，舌苔薄白津润，左手脉来细缓之象。病情已见好转，复将生黄芪量加至 60g，以实表温里，宣导百药，鼓舞正气。汤药续服 10 剂，另取 5 剂，共为细末，炼蜜为丸绿豆大。待汤药尽剂，接服丸药，每服 9g，日服 2 次，生姜红枣粥送服。继续加强锻炼，防寒保暖，谨防感冒。

翌年 5 月中旬偶遇张某，见他路上散步，问及偏瘫病情如何？答道："遵您所嘱，共服汤药 25 剂、丸药 1 料，身体基本恢复到正常的八九成，坚持锻炼，基本不影响工作、生活。"

穿山龙——通痹止痛，祛痰止嗽

穿山龙，为薯蓣科多年生草本植物穿山龙的根茎。味甘、苦，性温。入肝、肺经。功能祛风除湿，活血止痛，祛痰止咳平喘。常用于风湿痹痛、闪腰岔气、腰腿疼痛、肢体麻木、跌打损伤、痰多咳喘、大骨节病等症。

【临证应用】用于风湿痹痛，常配合豨莶草、老鹳草、制草乌、两面针根等味使用；用于闪腰岔气、扭挫伤痛，常与八棱麻根、鸡矢藤、红花、赤芍等味配合；用于腰腿疼痛、大骨关节病，可浸酒饮（白酒 500mL，本品 60g，浸泡半月，每次饮 25mL，1 日 2 次）。

用于"慢支"咳嗽气喘，常与旋覆花、桔梗、杏仁、白芥子等味配合，或与映山红叶、胡颓子叶同用，或单味连服 7 天等，都有较好的止咳平喘作用。

常用量 1 日 15～60g，水煎温服。药渣加生姜适量捣融，再加陈醋、白酒适量，加热布包热敷患处，可增强疗效。

【成方举例】自拟复方穿山龙饮、穿山龙止痛药酒方等，已经使用 30 年，治疗风湿痹痛、闪腰岔气、骨刺、腰椎间盘突出症等，均有较好效果，方见《医门课徒录》。

咳喘方（自拟方）：穿山龙 30g，映山红叶、胡颓子叶各 18g，桔梗、杏仁各 12g，甘草 6g，水煎服。

【经验小方】穿山龙、八棱麻根、鸡矢藤、石楠藤、兔儿伞各 90g，50 度白酒 2500mL，放入玻璃瓶中浸泡半月，每服 25mL，日服 2 次，并加热外擦患处。功能祛风除湿，活血通络。主治闪腰岔气及风湿痹痛，有较好止痛作用。对腰椎间盘突出症，效果较为显著。复方配伍，较单味使用效果更佳。

穿山龙 120g，独活 90g，制草乌 9g，川牛膝、千年健各 60g，红糖 300g，玉米大曲白酒 2500mL，浸泡 1 个月。每次饮 20mL，至多不超过 30mL，日饮 2 次。功能祛湿通痹。主治风湿痹痛、骨刺与腰腿疼痛日久等症。亦可加热外擦患处，祛湿通痹止痛效果较佳。若加入穿山甲 9g，可提高通络止痛疗效。

穿山龙 60g，胡颓子叶、映山红叶、杏仁、桔梗各 12g，甘草 6g，水煎温服。1 日 1 剂，连服 7 天。或单味 1 日 60g 水煎服，连服 7 天，均有祛痰止咳平喘作用。常用于治疗痰多咳嗽或"慢支"气喘。

【治验举例】治验案例前书多有，再举例如下。

闪腰岔气，腰胁强痛　梁某，男，40 岁。2005 年 5 月 20 日首诊。自诉："昨日干活不慎，用力过猛，当时即感腰部一酸，一股气憋于左侧腰胁之间，疼痛难忍，连吸气都疼，腰不能直。"梁某平素无病，体健力大，只因不慎，腰胁岔气。用药直达病所可矣。穿山龙、八棱麻根、鸡矢藤各90g，小茴香15g。清黄酒一大碗，冷水一大碗，煎取一碗，温服，1剂二煎。药渣加陈醋、白酒各50mL拌匀，加热布包敷患处，冷则加热再敷。翌日梁某来告知："已经轻松多了。"嘱其再服2剂，便可痊愈。患者遵嘱，续服2日，其病若失。

痰多喘嗽，常方乏效　王某，男，55岁。2001年12月3日首诊。自诉："咳嗽痰多，长达2个月不愈。中西医都看过，效果皆不显著。近来痰多胸闷，偶尔喘气，若遇饮食寒凉，症状随之加剧，是否已成'慢支'？"视其面色㿠白，舌质偏淡，舌苔白厚微腻；切其脉，浮滑微迟。辨证：寒湿滞留，肺失宣畅。治宜温肺化痰，止咳平喘。由于从患者口中得知麻杏石甘汤、大小青龙汤、平喘汤、二陈汤等方均已用过，并言效果皆不显著，无奈只有另寻新药，寄希服下有效。遂用草药方龙菜饮与服，穿山龙60g，岩白菜30g，胡颓子叶、映山红叶各18g，茯苓15g，厚朴、苏子、白芥子、浙贝母、桔梗各12g，甘草6g，生姜5片（约15g），3剂。水煎温服。四煎药渣宽水，煎开后适温泡足。饮食勿近生冷，暂勿饮酒、抽烟，注意保暖，谨防感冒。

12月8日二诊。自诉："还是野生草药有效，这3剂药服下，喘嗽大有减轻，再服3剂，我看就好了。"复视其舌质微红，舌苔薄白，切其脉来滑缓。如其所述，寒湿已散，痰嗽减轻之象。但寒痰不易速除，喘嗽亦难痊愈。嘱其上方续服5剂，服用法同首诊。若自感痰嗽已愈，症状消除，可注意养护，尽量避免致病原因，以减少复发。如病未痊愈，应再来调治。3年之中，偶遇王某多次，问其痰嗽旧疾如何？言已戒烟酒，感冒不重时，痰嗽亦未复作。

按语：我用穿山龙治疗风湿腰腿痛、髋骨酸痛、膝关节疼痛，以及跌打陈伤作痛之类病症较多，效果都较显著。案例已见前书相关方证下，不复赘述。

石楠藤——祛风除湿，强筋壮骨

石楠藤，为蔷薇科常绿灌木或乔木石楠树的带叶细枝，叶和细枝功用相同。味辛、苦，性微温，有小毒。入肝、肾经。功能祛风止痛，强筋壮骨。常用于风湿痹痛、脚膝酸软、头风头痛、眩晕、筋骨酸痛等症。

【临证应用】石楠藤、叶，即石楠树（赤楠）之细枝、叶子。除春季外，其余季节均可采集。取叶颇易，又不伤树。用于治疗风湿痹痛、陈伤作痛，以及肝肾不足引起的腰膝乏力、手足麻木等症，效果均较理想。

用于头风头痛畏寒、眩晕、颈强指麻，石楠藤 15 ~ 30g，川芎 12 ~ 18g，天麻、钩藤各 15 ~ 24g，白芷、羌活、防风、蝉蜕各 12 ~ 15g，细辛 5g。水煎，饭后半小时温服。药渣再煎，加陈醋适量，适温泡足，或熏洗全身，谨避风寒。此方无论新久头风头痛、颈强指麻，包括颈椎病引起的颈强指麻、头痛眩晕等症，均有一定效果。

用于风湿痹痛、陈伤作痛，石楠藤 30g，独活、桑寄生、杜仲、续断各 18g，鸡矢藤、穿山龙各 90g，金毛狗脊 30g，当归、赤芍、红花、川牛膝、木瓜各 15g，煎服法同上，药渣加陈醋、白酒各适量拌匀，加热敷患处。

用于肾虚腰痛、足膝乏力，石楠藤、杜仲、续断、怀牛膝、当归、熟地黄、金毛狗脊、巴戟天、肉苁蓉、锁阳、桑寄生、补骨脂、胡芦巴各 90g，鹿茸 60g，核桃仁 120g，纯玉米大曲白酒 10L。上药浸泡 1 个月后即可饮用。每次饮 25 ~ 50mL，日饮 2 次。此方并治肾虚阳痿、腰膝畏寒等症。

石楠叶与石楠藤功效相同，常与祛风止痛、补益肝肾药如羌活、独活、续断、当归、金毛狗脊、巴戟天等配合使用。常用量 1 日 15 ~ 30g，水煎温服。外用适量，捣融加陈醋、白酒各适量，加热敷患处。浸酒饮适量。

老鹳草在农历四至五月间采拔最佳，五月后已经枯死。此草田埂、路边、河岸等空旷处多有生长，取之更易。

【成方举例】石楠散（《普济方》，石楠、藜芦、瓜丁），治小儿误跌，或打着头脑受惊，肝系受风致瞳仁不正。此系催吐方，一般不用，暂存借鉴。

石楠方（自拟方）：石楠藤、托腰七、续断、杜仲、金毛狗脊、川牛膝、穿山龙、鸡矢藤各 30g，制草乌 6g，菝葜 18g，水煎温服。药渣加陈醋、白酒各约 50mL 拌匀，加热布包敷患处不计时。功能祛风除湿，活络止痛。主治风湿痹痛、腰腿酸痛、关节不利、活动不便等症。

【经验小方】单味石楠藤或叶，鲜品 300g（干品减半），水煎数滚，趁热先熏后泡全身或局部患处，或为末加陈醋、白酒适量令其湿透，加热布包热敷患处，皆有较好的治疗风湿痹痛效果。与老鹳草等量同用，尚有消肿止痛功效。

【治验举例】**陈伤作痛，行走不便**　一周日进山采药，遇见熟人张某，见他挂拐行走，面带愁容，问他何故？张某坐下言道："3 年前因为左下肢胫骨骨折，治疗后过早劳作，落下宿疾。每遇天阴下雨，或者劳累过度，伤处即感疼痛肿胀，行走不便。"视其患肢胫、踝处肿胀，肤色微暗，温度较健肢偏低。便随手采来石楠细枝连叶约 1500g，拔老鹳草 2000g，嘱其作 3 日量，水煎饮少量，其余加陈醋、白酒各约 500mL，适温泡足。如果有效，肿消痛减，而症状未能完全消除，可照此续用。1 周后进山，张某在他门前地里劳作，见到我热情地言道："谢谢先生教我单方，每次饮小半碗，1 天饮 2 次，晚间熏洗泡足，当即感到轻松，早晨起床，肿胀全消，疼痛大减。难怪人们说'认得是宝，不认得是草'，门前路边都有，不是先生教认，谁知道它们有这么大用处？"

屡受风寒，双膝木痛　此类患者，在 20 世纪 80 年代前后来诊者较多，基本都是长期开手扶拖拉机或其他农用车，不分雨晴，双膝暴露，反复感受风寒侵袭所致。其中较为典型、而有记录者不下十余人。皆用上第二方水煎内服，药渣外敷，或单味石楠叶内服外敷，用治风湿痹痛、陈伤作痛药酒方治之，基本痊愈。续访多年，多未反复。其中不乏 1 料药酒尚未尽剂病愈，送于他人亦治愈者有之。可见石楠藤或叶祛风止痛、强壮筋骨功效之一斑。因为容易采到，加以运用观察记录，故有以上点滴经验。小结于此，仅供参考。

祖师麻——祛风通络，散瘀止痛

祖师麻，为瑞香科瑞香属植物黄瑞香、陕甘瑞香及凹叶瑞香的茎皮和根皮。味辛、苦，性温。功能祛风通络，散瘀止痛。常用于跌打损伤、风湿痹痛、四肢麻木、腰腿疼痛、胃寒胃痛等症。

个人经过多年反复品尝、自用及他人使用观察，此药高山生长、花色淡红或大红、植株柔软、外皮浅褐色、内白微黄的，味微甘、辛、微苦，性大热，入脾、胃、肝经。仅供参考。

【临证应用】用治风湿腰腿痛，祖师麻 6g，独活、当归、熟地黄、金毛狗脊、牛膝各 18g，红花 12g，穿山龙 30g，水煎服。药渣热敷患处。

跌打损伤肿痛，闪腰岔气，腰椎间盘突出症，祖师麻 6g，五加皮、八棱麻根、鸡矢藤各 30g，土鳖虫 9g，水煎服。药渣热敷患处。

本品治疗重伤及寒湿痹痛，效果十分了得。其见效之速、散瘀止痛效果之佳，包括三七在内，一般药物疗效皆不如此药效速。前书已经多处提到治验案例，已经反复证明此药功效。

常用量 1 日 3 ~ 6g，水煎服。单味为末吞服，1 次 0.5 ~ 1g，1 日 2 次，温黄酒送服。浸酒服适量。个人使用均为末吞服，效果极佳。水煎服用量来自《中药大辞典》。此药为末吞服用量稍大（超过 2g），便肠鸣声响如雷，随之泄泻，但消肿止痛效果甚速，尤其是外伤内有瘀血者，见效甚速。老年、体弱、小儿、孕妇患者禁用。

此药效果优劣及是否安全，全在用药是否对证、用量多寡。虽无毒性反应，但活血散瘀及泻下作用极强，需要审慎之处，就在于此。

【经验小方】臼麻散（自拟方）：鬼臼（即八角莲，俗称江边一碗水）、祖师麻（俗称金腰带）各等份为细末，每服 0.5 ～ 1g，温黄酒或温开水送服，1 日 2 次。功能活血散瘀，消肿止痛。主治跌打损伤内有瘀血、外见瘀紫肿痛，风湿痹痛，闪腰岔气，腰椎间盘突出症等。

二麻散（自拟方）：祖师麻研细末，八棱麻根 30g（鲜品 90g），煎水少加老黄酒，送服祖师麻细末，1 次 1g，1 日 1 ～ 2 次。功能活血散瘀，消肿止痛。主治基本同上方，但较上方安全。且八棱麻根容易寻到，山野及空旷处多有生长。

【治验举例】**外伤骨折，肿胀不消**　郑某，男，43 岁。1991 年 7 月 7 日首诊。自诉："左下肢胫骨、腓骨中断粉碎性骨折，手术钢板固定已有半年，肿胀不消，肤色紫暗，强痛、沉重，活动极其不便。听说您有妙方，服下便可消肿止痛，是否是真？"见郑某精神、气色尚可，舌苔、脉象亦属正常，便给予臼麻散 6g，共分 6 次服下，每次服 1g，1 日服 2 次，用温黄酒 150mL 送服，3 日尽剂。如有不适，需要及时告知。翌日下午郑某来告知："药已服下 3 次，还剩下一半。第一次服下不久，即觉肠鸣声响如雷，1 小时后泻下臭腐夹杂酱油状污水，腹部骤感轻松。今天早上肿胀明显见消，紫暗色退。您看，现在已经消肿大半，腿也感到轻松许多。您不要一分钱，效果还如此之好，真是妙方！"

3 日后郑某又来告知："肿胀疼痛全消，皮肤颜色基本正常，感觉良好，过一段时间就可以取出钢板了。以后若有不适，还请先生调治。"

闪腰岔气，腰椎突出　徐某，男，57 岁，个体医者。2001 年 11 月 30 日来求教："闪腰岔气已有 3 天，医院 CT 检查为腰椎间盘突出，要求住院手术，我未允，您可有妙方？"遂送给臼麻散 6g，服法同郑某。半月后听闻徐某熟人言：周先生的一丁点药管大用，尚未尽剂，徐医生的腰胯竟然不痛了！

风寒湿痹，腰腿冷痛　王某，男，49 岁。1993 年 9 月 15 日首诊。自诉："能吃、能喝、能睡，就是不能干活。风湿腰痛多年，屡治不能断根。天冷潮湿，腰腿凉痛加重，甚至麻木沉重。"观察王某虽然年近半百，但精神无碍，面色略显㿠白，舌质微淡，舌苔白润，脉来沉迟微滑。病属风寒湿痹无疑。治宜祛湿散寒，活血通络。方用乌龙饮（方见制草乌下杨某寒湿痹痛案）煎汤，送服祖师麻细末，1次1g，1日2次。仍用药渣加陈醋、白酒各适量拌匀，加热布包热敷腰腿，敷2小时后，药渣加水煎滚，再泡双足。1日1剂，连服7日。

9月23日二诊。自诉："效果满意，腰腿凉痛已有好转，泡足后脚凉腿木亦随之减轻。若能泡酒饮，或许更有效。"遂用祖师麻30g，石楠藤90g，穿山龙120g，白术90g，制草乌、制川乌各15g，干姜60g，独活、川牛膝各60g，用清黄酒3000mL、高粱白酒3000mL，同装入陶瓷小口罐内，细布封口。再往锅里加水，将瓷罐放于水上，缓缓加热，慢炖12小时，取下放12小时待冷。每服25mL，日服2次。亦可加热外擦腰腿凉痛麻木之处，1日2～3次。

3个月后王某来告知："药酒效果比汤药效果明显为好，现在腰腿冷痛已基本治愈，不影响劳作。我正准备再配1料续饮，花钱不多，服用方便，既过酒瘾，又能治病。制法听起来有点麻烦，实际用煤炉升火加热，亦不算复杂。"

卷末絮语

出书后不久，陆续有从全国各地来的读者，有拿着书让我签字的，有要求拜师学医的，有来求治疾病的，有问后续的书何时出版的，也有求证某味药的，还有从淄博、周口、内蒙古、广西、湖南等地跑来要求合个影的，等等。

仅黑龙江就有不少读者，从数千里之外来到十堰，不为别的，仅仅是拿着我写的书让我签个名，"您能写句鼓励的话更好"，这使我颇受感动！能有如此执着的中医后来人，我甚感欣慰。尽管当时我很忙，还是认真签了名。看到读者的那种满足感和感激心情，我有些忐忑不安。更使我意外的是，有个读者是他家第五代中医传人，他的儿子也将继承家传，我立刻站起来言道："哎呀！失敬！"这个读者慌忙回言："老师，您太客气，我家特别重视您的书，所以让我来请您签个字，不但要学，还要珍藏。"

一个从青岛来的，比我年龄还大的读者，离我大约几十米远，就用他那洪亮的声音喊道："周老师好！"同时还敬了个军礼。我慌忙点头回礼道："您认识我吗？"他顺手拿出我写的三本书，说道："您看，这封面上有您的像，我可是当过侦察兵啊！您的书可是解除了我多年的皮肤顽疾，只是现在还有三小块不能治愈，故而特来请您看看。"后来全家人同来致谢，他老伴说："周老师，您是不知道啊，他全身顽癣多年，到处都治不好，我给他换药时，看那皮肤溃烂的样子，我每次都忍不住地哭起来，他还反过来安慰我，我好心疼啊！后来他买到您的书，就照书上写的方法治疗，渐渐就好了起来。还有三块不好，您让我们想办法买一味药（雷公藤根皮）加入吃过的药渣煎水熏洗。我姑娘在网上找了个遍，只有一家有那味药，可是人家不随便卖，因为毒性太大。经过对方仔细询问，知道是老中医反复嘱咐过的，仅作外用熏洗，严禁内服，才卖给了我们。您看，他除了右踝上小腿处还有一小片偶尔复发，生出小暗疹觉痒外，全身都好了。我们来致谢，是出于诚意，切莫委屈了我们的心啊！"

一位老者来到门诊，从容不迫地坐下，顺手拿出一本《草木皆为药》，说道："您认识它吗？这里边的药方可是解决了我多年腰腿疼痛的毛病，几家大医院都没治好，用这本书的方法治疗让我行走恢复正常。您这本书里的所有内容，我都反复认真地阅读过多遍，一般的大夫是写不出来这样扎实稳验的药方的。我也算是大城市（武汉）居住、工作的，大医院常来往，可就是治不好我多年的风湿关节痛。照您书里写的，1剂药内服后，少加陈醋、白酒，加热布包外敷，效果的确不凡。您看我现在走路，和常人差不多吧？我是搞大工程设计的，可能与职业有关，今年已经75岁，精神状态还行吧！"过了不到1个月，这位老者竟把他的一家人都领了来，我在给人诊病，只听他给家人言道："你们看，这三本书就是他写的。他说没上过学，你们信吗？只是他不张扬而已，山里有高人啊！"这位老者两次莅临，也没让我看病，只是让我看他在三本书里用各种颜色笔做的评语，夸张点说，几乎比正文还多。特别是他的一句话，"你我都是知识分子"，这使我突感不安！慌忙给他解释：我就是个祖传传统中医，知识分子实不敢当！可是他们咋也不信。

　　他们从祖国的东西南北，边陲数千里来访，虽有一定的愿望和期待，但都没有过高的要求，这使我深受感动。我不能辜负他（她）们对我的信任，只有写好廉价、实效、安全而又实用、方便的方药，以回馈广大读者的期待。但一个人的知识、阅历有限，难以满足众多读者的所有愿望，还望大家体谅。我一定记住你们对我的认可！虽然年近八旬，仍在抓紧时间整理梳理实用验方，在编辑的鼎力支持下，努力为广大读者和中医爱好者做点实实在在的贡献，以回馈对我拙作的肯定。

周正祎

2018年夏

受学感言

耳濡目染，影响终生。在我幼小之时，便闻父亲言及恩师大名，且敬重有加。因为族人及邻里乡亲，多患沉疴顽疾，凡经恩师父子治之，多获痊愈。先生知近料远，把握病情变化，所言皆验。如我二姐 9 岁时，外感发热 3 天，咳逆喘促不退，恩师诊之曰："悬饮也（大叶性肺炎，胸中积液），若 3 小时内药未服下，需要立即住院，不然，必会高热惊厥！"果如所料，半日未到，二姐突然惊叫抽搐，医院诊断如恩师所料。住院 7 日，高热依然不退，神志不清，二便不通。父亲又急往求恩师，恩师用药 1 剂，服下二便通畅，诸症平息。恩师嘱父曰："你家千金先天不足，后天多病，今又高热神昏、二便不通、喘闷不食近 10 天，元气复伤，本来筋骨不健，加以抽水数次，故而须防百日内上肢脱臼。"后未及 2 个月，因背 2 岁小弟，果然如是。又，我三祖父年不及四旬，患臌症（肝硬化腹水），腹大如鼓，小便癃闭，住院多家，效果皆不显著。虽然抽水暂消，但日抽夜肿、夜抽日满。父亲求恩师赐一验方，用甘遂研细末陈醋调厚糊敷于神阙穴，再以甘草水煎温服，随即小便通畅，肿胀亦消。因为秋收劳累过度，旧疾复发，医院不予收治。父亲邀恩师往诊，诊毕，恩师悄声对父亲曰："病人脉来雀啄、虾游，说话有声无音，且闻尸臭浓烈，虽然精神尚佳，恐是回光返照，寿不及 9 日矣！"父亲闻言大惊，果于第九日凌晨命殂。又我表弟，自出生至 3 岁，难离医院 3 日，发热喘促，嘴唇发绀，专家诊断为"先心病"（肺动脉瓣狭窄），并言寿不及 9 岁。后经恩师诊治，服汤药 6 剂、丸药 1 料，病愈。今已 46 岁，娶妻生子，工作无误，身体比我犹健。本人上初中时患乙肝，服恩师汤药 30 剂，"大三阳"转阴，肝功正常，时逾十余载，未出现异常。有新生儿及产妇破伤风命危，他医不敢接诊，恩师以针灸、用自配麝香线焠灯火、内服中药等方法，皆一一治愈，且无任何后患。帕金森病，西医无有效方法，严重者生活不能自理，恩师均予治愈。亲历目睹，不少因为创伤、丹毒及骨髓炎引起的肌死骨坏患者，需要锯腿、截足等，恩师皆都一一用中药内服外敷，而保全其身。小儿及青壮年哮喘久治不愈，虽然抬肩驼背，恩师治之，皆多痊愈。治疗不孕不育，疗效甚佳，患者来自省内外，络绎不绝。亲历见闻，难以胜举。恩师年二旬之时，即名噪一方，遐迩传闻。一家四代人被恩师治过病者，亦不为奇。我受恩师影响深矣，立志从医，亦为家人、亲朋之凤愿。

　　恩师年古稀，依然上午坐诊，患者来自全国各地。虽累而不言，总以患者为重。稍有闲暇，继续寻找野生有效草药。恩师常曰："学如逆水行舟，不进则退。"恩师如长青之树，荫及许多欲残及不育不孕、哮喘等病患者，终得满意疗效。癌症病人，亦有痊愈者。纵如是，却未见恩师欢颜。依然老骥伏枥，苦苦求索。多家著名媒体及学术机构诚邀发奖，皆被婉言谢绝。名利对恩师而言，不为所动，一生只求治病效验。人们心中，视为少有之仁医。

　　国医悠久，名家众多。我虽入门七载，早获中级职称，但每遇疑难杂症，依然难施方药。得到恩师指点，心中豁然开朗；读恩师所治验案，疗效随即提高。恩师教人，必立志不移，心怀仁慈，先明中医渊源，学从根柢，而后四诊方药，辨证论治。不可一知半解，故弄玄虚。因为人命关天，至上无比。恩师躬勤医林数十载，与世无争，恬淡自得，颇有隐士风范。晚年将其所学实践，无论祖传世秘，或者临证治验，凡效果可靠屡验者，皆有所辑，《医门课徒录》系列书籍乃恩师毕生之心血也。寄望于弟子们，香火传承，发扬光大。身为长弟子，颇感责任重大。若得早日出版，实乃很多人心愿！并望有识之士助力，利人利己，善莫大焉。

长弟子田秀春谨识